## OTHER TITLES OF INTEREST

### CODING AND REIMBURSEMENT

*CPT Coders Choice®, Thumb Indexed*
*CPT TimeSaver®, Ring Binder, Tab Indexed*
*CPT & HCPCS Coding Made Easy!*
*HCPCS Coders Choice®*
*Health Insurance Carrier Directory*
*ICD-9-CM, Coders Choice®, Thumb Indexed*
*ICD-9-CM, TimeSaver®, Ring Binder, Tab Indexed*
*ICD-9-CM Coding Made Easy!*
*Make Medicare Work for You*
*Medicare Rules & Regulations*
*Physicians Fee Guide*
*RBRVS: Impact and Implications*
*Reimbursement Manual for the Medical Office*
*Understanding Medical Insurance*

### PRACTICE MANAGEMENT

*365 Ways to Manage the Business Called Private Practice*
*A Practical Guide to Financial Management of
   the Laboratory*
*Choosing and Using a Medical Office Computer*
*Computerizing Your Medical Office*
*Designing and Building Your Professional Office*
*Effective Laboratory Supervision*
*Encyclopedia of Practice and Financial Management*
*Health Information Management*
*Managing Medical Office Personnel*
*Marketing Healthcare*
*Marketing Strategies for Physicians*
*Medical Practice Handbook*
*Medical Software, Systems & Services Directory*
*Medical Staff Privileges*
*On-Line Systems: How to Access and Use Databases*
*Patient Satisfaction*
*Performance Standards for the Laboratory*
*Physician's Office Laboratory*
*Professional and Practice Development*
*Promoting Your Medical Practice*
*Remodeling Your Professional Office*
*Starting in Medical Practice*
*Spanish/English Handbook for Medical Professionals*

---

**AVAILABLE FROM YOUR LOCAL MEDICAL
BOOKSTORE OR CALL 1-800-MED-SHOP**

# OTHER TITLES OF INTEREST

**FINANCIAL MANAGEMENT**

*A Physician's Guide to Financial Independence*
*Business Ventures for Physicians*
*Financial Planning Workbook for Physicians*
*Financial Valuation of Your Practice*
*Personal Money Management for Physicians*
*Personal Pension Plan Strategies for Physicians*
*Securing Your Assets*
*Selling or Buying a Medical Practice*

**RISK MANAGEMENT**

*Law, Liability and Ethics for Medical Office Personnel*
*Malpractice Depositions*
*Malpractice: Managing Your Defense*
*Medical Risk Management*
*Preventing Emergency Malpractice*
*Testifying in Court*

**DICTIONARIES AND OTHER REFERENCE**

*Drug Interactions Index*
*Hospital and Medical Facilities Directory*
*Isler's Pocket Dictionary*
*Medical Acronyms and Abbreviations*
*Medical Phrase Index*
*Medical Word Building*
*Medico-Legal Glossary*

**MEDICAL REFERENCE AND CLINICAL**

*Anesthesiology: Problems in Primary Care*
*Cardiology: Problems in Primary Care*
*Gastroenterology: Problems in Primary Care*
*Medical Care of the Adolescent Athlete*
*Medical Procedures for Referral*
*Neurology: Problems in Primary Care*
*Orthopaedics: Problems in Primary Care*
*Patient Care Emergency Handbook*
*Patient Care Flowchart Manual*
*Patient Care Procedures for Your Practice*
*Pulmonary Medicine: Problems in Primary Care*
*Questions & Answers on AIDS*
*Sexually Transmitted Diseases: Problems in Primary Care*
*Urology: Problems in Primary Care*

**AVAILABLE FROM YOUR LOCAL MEDICAL BOOKSTORE OR CALL 1-800-MED-SHOP**

# SPANISH ENGLISH HANDBOOK
## For Medical Professionals
### Fourth Edition

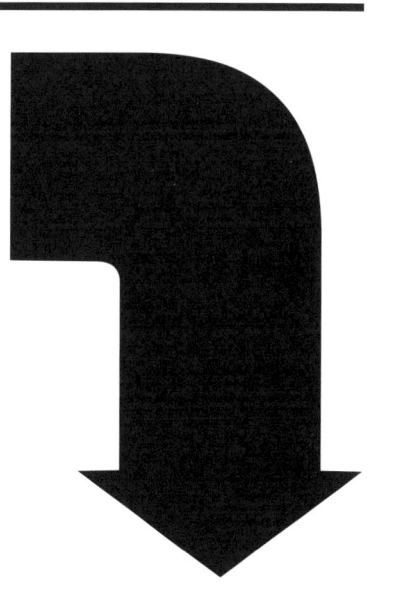

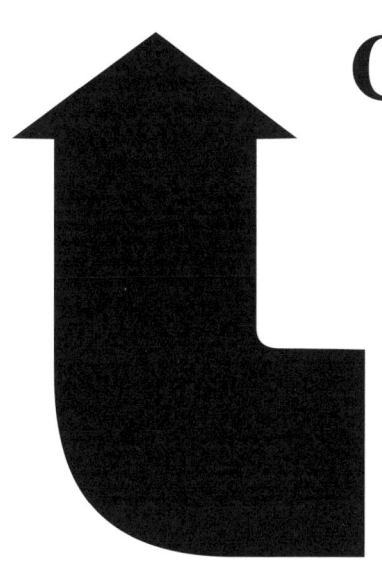

# COMPENDIO EN INGLÉS Y ESPAÑOL
## Para Profesionales de la Medicina
### Cuarta Edición

Jesús Pérez-Sabido

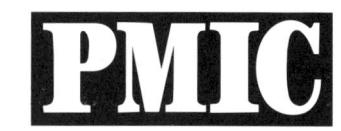

**PMIC**

Library of Congress Cataloging-in-Publication Data

Pérez-Sabido, Jesús
　Spanish-English handbook for medical professionals = Compendio en inglés y español para profesionales de la medicina / Jesús Pérez-Sabido. --4th ed. = cuarta edición.
　　　p. cm.
　　ISBN 1-878487-61-2
　　1. Spanish language--Conversation and phrase books (for medical personnel) 2. Medicine--Terminology. I. Title II. Title: Compendio en inglés y español para profesionales de la medicina.
　　[DNLM: 1. Medicine--phrases--Spanish. 2. Nursing--phrases--Spanish. W 13 P438s 1994]
　PC4120.M3P47 1994
　DNLM/DLC
　for Library of Congress　　　　　　　　　　　　　　　　93-37022
　　　　　　　　　　　　　　　　　　　　　　　　　　　　　　　　　CIP

ISBN 1-878487-61-2

Practice Management Information Corporation
4727 Wilshire Boulevard
Los Angeles, CA 90010

Printed in the United States of America
Copyright ©1994 Practice Management Information Corporation, 4727 Wilshire Boulevard, Los Angeles, CA 90010. All rights reserved. None of the content of this publication may be reproduced, stored in a retrieval system, or transmitted in any form or by any means (electronic, mechanical, photocopying, recording, or otherwise) without the prior written consent of the publisher.

# ABOUT THE AUTHOR

Jesús Pérez-Sabido is a retired professor and former chairman of the Foreign Languages Department, Lansing Community College, Lansing Michigan. Prior to that, he held a number of teaching positions including professor of English at the School of Modern Languages, Central University, Cuba. He is author of several bilingual books for use by business and health care professionals, and has organized and conducted tours for students and other travellers in Mexico, Spain, Portugal, Italy, Switzerland, England, France, and Holland. Prof. Pérez-Sabido currently resides in Miami, Florida.

# DISCLAIMER

This publication is designed to offer basic and practical information about Spanish/English translations of common medical words and phrases. The information presented is based on the experience and interpretations of the author. Though all of the information has been carefully researched and checked for currentness, accuracy, and completeness, neither the author nor the publisher accept any responsibility or liability with regard to errors, omissions, misuse, or misinterpretation.

# DEDICATION

This book is affectionately dedicated to my grandson Mike Fernández for the courage shown in his uphill fight against leukemia.

Este libro va dedicado con cariño a mi nieto Mike Fernández por el coraje demostrado en su titánica lucha contra la leucemia.

# CONTENTS

Preface .................................................. xii

Acknowledgements ......................................... xvi

Section 1
The Spanish Sound System ................................. 1

Section 2
La pronunciación del inglés .............................. 11

Section 3
Emergency Treatment ...................................... 16

Section 4
Admission Data ........................................... 28

Section 5
Medical History and Physical Examination ................. 32

Section 6
Nurse to Patient ......................................... 46

Section 7
Patient to Nurse ......................................... 66

Section 8
Patient Information on Tests and Special Care Situations ............. 68

    Accurate intake and output, barium sulfate enema, barium milkshake, complete bed rest, bone marrow aspiration (biopsy), bone scan, bronchoscopy, CAT scan, subclavian catheter, colonoscopy, colon x-ray, cystoscopy, echocardiogram, electrocardiogram, electroencephalogram, gastric analysis, intravenous pyelogram, isolation care, laboratory tests, magnetic resonance imaging, Papanicolaou (Pap smear), proctoscopy, spinal tap, thyroid scan, abdominal or pelvic ultrasound.

Section 9
Diseases and Their Nature ................................ 108

Section 10
Surgery .................................................. 122

# ÍNDICE DE MATERIAS

Prefacio .................................................. xiii

Reconocimiento ........................................... xvii

Sección 1
The Spanish Sound System ................................. 1

Sección 2
La pronunciación del inglés .............................. 11

Sección 3
Tratamiento en emergencias ............................... 17

Sección 4
Datos para el ingreso .................................... 29

Sección 5
Historia clínica y examen físico ......................... 33

Sección 6
Del enfermero al paciente ................................ 47

Sección 7
Del paciente al enfermero ................................ 67

Sección 8
Datos para el paciente sobre pruebas y aquellas
situaciones que requieren un cuidado especial ............ 69

    Ingestión y excreción, enema de sulfato de bario, bario por vía oral, reposo absoluto en cama, biopsia de la médula ósea, exploración de los huesos, broncoscopía, CAT scan, catéter subclavio, colonoscopía, radiografía del colon, cistoscopía, ecocardiograma, electrocardiograma, electroencefalograma, análisis del jugo gástrico, pielograma intravenoso, aislamiento absoluto, pruebas o análisis de laboratorio, exploración M.R.I., Papanicolaou, proctoscopía, punción lumbar, exploración del tiroides, ultrasonido abdominal o pélvico.

Sección 9
Enfermedades y su naturaleza ............................ 109

Sección 10
Cirugía ................................................. 123

Contents

Section 11
Cardiology .......................................... 136

Section 12
Oncology ........................................... 144

Section 13
Gynecology and Obstetrics ............................ 156

Section 14
Pediatrics .......................................... 170

Section 15
Urology ............................................ 184

Section 16
Neurology and Psychiatry ............................. 192

Section 17
Orthopedics ........................................ 204

Section 18
Dermatology ........................................ 216

Section 19
Radiology and Nuclear Medicine ....................... 230

Section 20
Dentistry .......................................... 242

Section 21
Geriatrics and Gerontology ........................... 258

Section 22
The Social Diseases ................................. 266

Section 23
Genetics ........................................... 282

Section 24
How to Interpret Laboratory Tests .................... 292

Índice de materias

Sección 11
Cardiología .......................................... 137

Sección 12
Oncología ........................................... 145

Sección 13
Ginecología y obstetricia ............................. 157

Sección 14
Pediatría ............................................ 171

Sección 15
Urología ............................................. 185

Sección 16
Neurología y siquiatría ............................... 193

Sección 17
Ortopedia ........................................... 205

Sección 18
Dermatología ........................................ 217

Sección 19
Radiología y medicina nuclear ........................ 231

Sección 20
Odontología ......................................... 243

Sección 21
Geriatría y gerontología .............................. 259

Sección 22
Los males sociales ................................... 269

Sección 23
Genética ............................................ 283

Sección 24
Como interpretar los análisis de laboratorio ........... 293

Contents

<u>Section 25</u>
First Aid in Emergencies .................................. 314

<u>Appendix A</u>
Medical Abbreviations .................................... 352

<u>Appendix B</u>
Menus ................................................... 356

<u>Appendix C</u>
Miscellaneous ............................................ 362

> Marital and family relations, numbers, temperature, weights and measures, time, calendar, time expressions, activities, condition and positions of the body, periods of human growth and development, professions related to medicine, equipment and materials.

<u>Appendix D</u>
Medical Etymology ....................................... 373

Índice de materias

Sección 25
Primeros auxilios en casos de emergencia . . . . . . . . . . . . . . . . . . . . . . 315

Apéndice A
Abreviaturas médicas . . . . . . . . . . . . . . . . . . . . . . . . . . . . . . . . . . . . . 352

Apéndice B
Menús . . . . . . . . . . . . . . . . . . . . . . . . . . . . . . . . . . . . . . . . . . . . . . . . 357

Apéndice C
Miscelánea . . . . . . . . . . . . . . . . . . . . . . . . . . . . . . . . . . . . . . . . . . . . 362

    Estado civil y parentesco, números, temperatura, pesos y medidas, la hora, el calendario, expresiones de tiempo, actividades, condiciones y posición del cuerpo, etapas del crecimiento y del desarrollo humano, profesiones relacionadas con la medicina, equipos y materiales.

Apéndice D
Etimología médica . . . . . . . . . . . . . . . . . . . . . . . . . . . . . . . . . . . . . . 373

# PREFACE

The favorable acceptance of the three previous editions of this handbook has prompted the publication of this expanded and updated Fourth Edition. A new format, the incorporation of several new sections, and a substantial amount of new material aim to provide English- and Spanish-speaking people in the health careers with a practical bilingual guide. This is not a "medical book." Its purpose is merely to inform; our intention is not to propose or recommend treatment of any kind. This edition is designed to address the needs of a wide audience, including:

1. Patients, whose ability to communicate with doctors, nurses, and all those involved in their care is important. This book will minimize the anxiety and emotional trauma experienced often by people with health problems; a series of questions and answers covering typical office and hospital procedures have been given, as well as lists of common terms likely to be heard in medical settings to keep patients informed as to what to expect before, during, and after treatment.

2. Medical, dental, nursing, and other health-care students, whose knowledge of specific medical terminology in English and Spanish will assist them both in their studies and in their careers.

3. Members of the medical and allied professions, who require a bilingual reference text for general use in hospitals in the United States and abroad.

4. Physicians, nurses, and medical students in and/or from Spanish-speaking countries who will benefit from the understanding of common medical terminology in English-language texts and periodicals.

The first two sections of the handbook provide an overview of English and Spanish pronunciation. The following five sections concentrate on the information-gathering process that takes place between emergency room and hospital staff, and patients.

Section 8 describes twenty-five of the most common diagnostic tests and procedures; Section 9 defines and explains some of the most common diseases, as well as their symptoms and treatment.

# PREFACIO

La favorable acogida que han tenido las tres ediciones anteriores de esta obra nos ha estimulado a publicar esta Cuarta Edición, aumentada y puesta al día. Un plan nuevo y varias secciones nuevas con información de acuerdo con los avances modernos de la tecnología y de la medicina le brindan a la población de habla inglesa y española relacionada con la salud una obra práctica de referencia bilingüe. Éste no es un "libro de medicina". Es simplemente un libro para informar; no intentamos proponer ni recomendar ninguna clase de tratamiento. Esta edición se dirige a lectores con varios propósitos.

1. A los pacientes, cuya habilidad de comunicarse con los médicos, con los enfermeros y con todos los que intervengan en su cuidado y atención disminuirá el estado de ansiedad y de trauma emocional del cual sufren frecuentemente las personas con problemas de la salud; aparecen varias preguntas y respuestas relacionadas con los procedimientos típicos de consultas y hospitales, así como también listas de términos comunes de ambientes médicos, para mantener al tanto a los pacientes de lo que pueden esperar antes, durante y después del tratamiento.

2. A los estudiantes de medicina, odontología, enfermería y de otras profesiones de salud, cuyo conocimiento de la terminología médica específica en inglés y en español les ayudará con sus estudios y en sus profesiones.

3. A los miembros de las profesiones médicas y sus afines, que necesiten una obra de referencia bilingüe para el uso general en hospitales en los Estados Unidos y en el extranjero.

4. A los médicos, enfermeros y estudiantes de medicina en y/o de los países de habla hispana, quienes se beneficiarán al tener una comprensión mejor de la terminología médica que se encuentra frecuentemente en textos y publicaciones periódicas de lengua inglesa.

Las primeras dos secciones de este libro dan una guía para la pronunciación tanto del inglés como del español. Las cinco secciones que siguen se dedican al proceso de adquirir la información necesaria entre el personal de la sala de emergencias y del hospital, y los pacientes.

La Sección 8 describe 25 de las pruebas y procedimientos diagnósticos más comunes; la Sección 9 define y explica algunas de las enfermedades más comunes, así como también los síntomas y tratamientos.

## Preface

Sections 10 to 19 deal with specific areas of medicine and are generally organized as follows: a brief description of the specialization; a list of some of the most common terms; questions (and possible answers, where appropriate) related to patients' medical history and present illness; and related topics for additional reading.

The remaining sections, 20-25, deal with dentistry, geriatrics and gerontology, social problems and social diseases, genetics and heredity, the interpretation of lab tests, and emergency first aid.

The appendices at the back of the book are intended to provide miscellaneous information useful to both medical professionals and patients.

J. Pérez-Sabido
Miami, Florida
September 1993

**Note**: The generalized use of masculine pronouns and nouns in various parts of the text is for the sake of simplicity and clarity, and does not by any means reflect a philosophical point of view.

# Prefacio

Las secciones del 10 al 19 se dedican a las ramas específicas de la medicina, y se organizan generalmente como sigue: una descripción breve de la especialización; una lista de algunos de los términos más comunes; preguntas y posibles respuestas apropiadas relacionadas con la historia clínica del paciente, el mal que le aqueja, y temas o tópicos relacionados como lectura adicional.

El resto de las secciones, del 20 al 25, están dedicadas a la odontología, a la geriatría y gerontología, a los problemas y los males sociales, la herencia genética, a la interpretación de los análisis de laboratorio, y a los primeros auxilios en casos de emergencia.

Los apéndices que se encuentran al final del libro dan otros datos de gran utilidad tanto a los profesionales de la medicina como a los pacientes.

J. Pérez-Sabido<br>
Miami, Florida<br>
Septiembre de 1993

**Nota**: El uso generalizado del pronombre y del sustantivo masculino en varias partes de esta obra es simplemente por motivo de simplicidad y claridad, y no refleja bajo concepto alguno ningún punto de vista filosófico.

# ACKNOWLEDGMENTS

First and foremost, my indebtedness to the late Grace A. Howell, for many years Clinical Instructor of Nursing at Sparrow Hospital, Lansing, Michigan, and Professor of Nursing at Lansing Community College, for her steadying influence and invaluable cooperation in connection with the previous editions of this handbook. This new and extensively revised edition, reflecting many of her earlier contributions, is dedicated to her memory as a perennial tribute to a loyal and courageous friend and colleague.

It is a pleasure and a "must" to acknowledge the assistance of people who have contributed to the development and completion of this new edition. The original manuscripts were read and reviewed by physicians, nurses, and dentists, most of whom are fully bilingual and whose advice and comments were very helpful. In this respect I am particularly grateful to Drs. Ramón Azaret, Sr. and Jr., of Miami, for their contributions, time, and interest in reviewing the section on pediatrics and in reading the manuscript during its formative and final stages. A special note of gratitude is also due to Dr. Francisco González-Abreu of Miami, for his timely and useful suggestions on urology and other sections of the book; to Dr. Joaquín J. Novoa, D.D.S., of Miami, for his considerable assistance and advice on dentistry; and to Dr. Rodolfo E. Bustamante, board-certified pathologist, for his interest and advice in connection with the interpretation of laboratory tests.

I owe special thanks to Rex A. Miller, R.T., of the Clinical Center, Department of Radiology at Michigan State University, East Lansing, for his valuable assistance during my visits to observe the various imaging equipment at work, and for the privilege of using the department's specialized library. My appreciation also for his valuable suggestions and time in reviewing the original draft on radiology and nuclear medicine.

# RECONOCIMIENTO

Primero, y antes que nada, mi gratitud a la extinta Grace A. Howell, por muchos años instructora de enfermeras en el Hospital Sparrow, Lansing, Michigan, y también profesora de enfermería en el Lansing Community College, por su eficaz, decidida e invaluable colaboración en las ediciones anteriores. Esta nueva edición, corregida y aumentada, donde muchas de sus ideas y sugerencias están plasmadas, va dedicada como tributo imperecedero a honrar su memoria como colaboradora, amiga y colega.

Es tanto un placer como una obligación el reconocer la ayuda y la colaboración de las personas que han coadyuvado en el desarrollo de este proyecto y su felíz terminación. Los manuscritos originales fueron leídos y revisados por médicos, enfermeras y dentistas, la mayoría de ellos competentes en los dos idiomas y cuyos consejos y comentarios me fueron de gran utilidad. En este aspecto mi mayor reconocimiento va para los Doctores Ramón Azaret, Padre e Hijo, de Miami, por su colaboración, su tiempo e interés en lo relacionado con la pediatría y en la lectura y revisión del manuscrito desde su etapa inicial hasta la terminación del mismo. Mi gratitud y agradecimiento muy especial para el Doctor Francisco González-Abreu, de Miami, por sus atinadas sugerencias sobre urología y otras secciones del libro; también para el Doctor Joaquín J. Novoa, de Miami, por la gran ayuda prestada y consejos sobre odontología; y al Doctor Rodolfo E. Bustamante, Certificado por la Junta de Patología Nacional, por su interés y buenos consejos en relación con la interpretación de las pruebas de laboratorio.

Mis gracias en particular a Rex A. Miller, R.T., del Departamento de Radiología en el Centro Clinico de la Universidad de Michigan State, East Lansing, por su eficaz y desinteresada ayuda durante mis visitas a ese departamento para observar de cerca el funcionamiento de los distintos equipos, y por el privilegio de poder usar su biblioteca especializada. Mi agradecimiento también por sus atinadas sugerencias y el tiempo dedicado a la revisión del manuscrito sobre radiología y medicina nuclear.

## Acknowledgments

My thanks also to the many other persons who helped me in one way or another: Dr. Carol L. Rapson, Oncologist, Lansing, Michigan; Karen J. Pyle, Leukemia Society of America, Michigan Chapter; Robin A. McFarland, Clinical Nurse Manager, Bone Marrow Transplant Program, University of Kentucky Medical Center; Dr. Jesús R. Rodríguez, Ph.D., former Dean at Universidad Central, Cuba, and at Loyola University, New Orleans; María de Medina, M.S. in Public Health, and Senior Research Associate, University of Miami School of Medicine; Blanca Fernández, R.N., Pan-American Hospital, Miami; and to Melanie C. Karaffa, Managing Editor, Practice Management Information Corporation, for her cooperation and timely advice in the preparation of this new and updated edition.

To all, my most sincere thanks, and in particular to dear Sylvia, my beloved wife, for her support and enduring patience.

J.P.S.

Mi agradecimiento también para todas las otras personas que de una manera o de otra me brindaron su cooperación: la Doctora Carol L. Rapson, Oncóloga, en Lansing, Michigan; Karen J. Pyle, de la Sociedad Americana para la Leucemia, Capítulo de Michigan; Robin A. McFarland, Directora de Enfermedades Clínicas Programa de Transplantación del Centro Medical de la Universidad de Kentucky; Doctor Jesús R. Rodríguez, Doctor en Filosofía y Letras y ex-decano de la Universidad Central en Cuba, y de la Universidad de Loyola, en Nueva Orleans; María de Medina, Maestría en Ciencias en Salud Pública, Asociada del Departamento de Investigaciones de la Escuela de Medicina de la Universidad de Miami; Blanca Fernández, R.N., enfermera graduada del Pan-American Hospital, Miami; y a Melanie C. Karaffa, Directora Editorial de la Practice Management Information Corporation, por su cooperación y acertados consejos en la preparación de esta nueva edición.

A todos, mis más expresivas y sinceras gracias, y muy en particular a mi amantísima esposa Sylvia, por su ayuda moral y su inquebrantable paciencia.

J.P.S.

# SECTION 1

# THE SPANISH SOUND SYSTEM

The Spanish sound system has thirty symbols or letters. Five of those letters are called VOWELS (a, e, i, o, u), which are short, and with a basic sound which never varies. The remaining 25 letters are called CONSONANTS, which are pronounced with force and vigor and have more or less the same sound as in English, with the exception of "h" which is never pronounced, and the "ñ" (nyeh) which is not used in English spelling. The "w" and the "k" are used only in the spelling of certain foreign words.

Each of the symbols "ch" (cheh), "ll" (yeh or djeh), and "rr" (rreh) is considered as only one letter and cannot be divided or separated. Special care should be taken also with the symbol "c" which has two variants (*ce*—seh, *ci*—sih, and *ca*—kah, *co*—koh, *cu*—kuh); the "j" (hoh); the "r" (reh); the "ñ" (nyeh); the "s" (seh); the "z" (theh); the "g" (*ga*—gah, *go*—goh, *gu*—guh; *ge*—heh, *gi*—heeh; *gue*—geh, *gui*—gih). Note also that the "u" in *que* and *qui* is not pronounced.

In general terms it may be said that Spanish has more uniformity in pronunciation than English, and the symbols mentioned above will be the only troublesome ones. The words in Spanish are pronounced just as they are written, while in English if you are not familiar with a word, you have to look for its pronunciation in the dictionary.

Word stress in Spanish is governed by: (a) the last letter in the word, (b) the number of syllables, and (c) the written stress (´) on certain syllables, as follows:

1. Words ending in a consonant other than "n" or "s" are stressed on the last syllable: Bra*sil*, fa*vor*, doc*tor*, pa*pel*, do*lor*, Ma*drid*, o*ral*.

    Words ending in a vowel, "n, " or "s" are stressed on the next-to-last syllable: *Chi*le, *lu*nes, *co*men, *as*ma, *bi*lis, *co*ma, *co*lon, *cor*tes, ter*mi*no, *pa*pa.

2. Words of three syllables or more generally have a written stress mark (´) either after the first or after the second syllable: pe*rió*dico (pe/rió/di/co), mu*chí*simo (mu/chí/si/mo), sim*pá*tico (sim/pá/ti/co).

3. Words stressed in any other way bear a written stress mark on the vowel of the syllable that is stressed: ca*fé*, *ú*til, Pe*rú*, Cor*tés*, Je*sús*, vol*cán*, *tér*mino, termi*nó*, pa*pá*.

Syllables in Spanish are easier to determine than in English. It is very important for the proper pronunciation of Spanish to know where one syllable ends and where the next one begins, and once you can do this unconsciously, you will be able to pronounce any word whatsoever, no matter how long it is. This is also helpful for dividing words at the end of a line. The rules are as follows:

1. Words beginning with only one consonant, including "ll," "rr," and "ch," form a syllable with the vowel that follows: Caracas (Ca/ra/cas), natalidad (na/ta/li/dad), nasal (na/sal), retina (re/ti/na).

   When a single consonant is followed by "r" or "l," as in "br, bl, cr, cl, dr, gr, gl, pr, pl," etc., the syllable includes the vowel following the consonant cluster (br, bl, etc.): flema (fle/ma), glucosa (glu/co/sa), crisis (cri/sis), problema (pro/ble/ma), crónico (cró/ni/co).

2. Two consonants are usually divided, *except* "rr," "ll," and "ch" (because they are considered as a single symbol in Spanish), and any consonant followed by "r" or "l": cistitis (cis/ti/tis), columna (co/lum/na), cáncer (cán/cer), canceroso (can/ce/ro/so), electrocardiograma (e/lec/tro/car/dio/gra/ma).

3. When three consonants appear together and the last consonant is neither "l" nor "r," the first two consonants are part of one syllable, and the third consonant starts the following syllable: constitución (cons/ti/tu/ción), transporte (trans/por/te), obstáculo (obs/tá/cu/lo), instrumento (ins/tru/men/to); páncreas (pán/cre/as), cumplir (cum/plir), inglés (in/glés).

4. In words beginning with a single vowel followed by a single consonant (including "ll," "rr," "ch," or a consonant followed by "l" or "r"), the one vowel forms the first syllable by itself: esófago (e/só/fa/go), erisipela (e/ri/si/pe/la), epidermis (e/pi/der/mis), iris (i/ris), útero (ú/te/ro), uretra (u/re/tra), anemia (a/ne/mia), aborto (a/bor/to).

   In words beginning with a vowel followed by two or more consonants, the vowel is attached to the following consonant: abdomen (ab/do/men), asma (as/ma), amnesia (am/ne/sia), antídoto (an/tí/do/to), úlcera (úl/ce/ra), umbilical (um/bi/li/cal).

5. Two vowels together are always divided, except when they form a diphthong

(two vowels pronounced together). Diphthongs are formed only with the unstressed "i" before or after another vowel, or with the unstressed "u" before or after another vowel. The possible combinations for diphthongs with unstressed "i" are: *ia, ie, io, iu; ai; ei; oi; uy* or *ui*. With unstressed "u": *ua; ue; iu* or *uy; uo; eu, au, iu*. Diphthongs are never split, but any other vowel combination is always separated into two different syllables: zoológico (zo/o/ló/gi/co), venérea (ve/né/re/a), urea (u/re/a), rubeola (ru/be/o/la). Diphthongs, or combinations of unstressed "i" or "u" with any vowel, are not separated—ciudad (ciu/dad), cuidado (cui/da/do), visual (vi/sual), visión (vi/sión), uremia (u/re/mia).

Stressed "i" or "u" combinations are separated: países (pa/í/ses), heroína (he/ro/í/na), sacroilíaco (sa/cro/i/lí/a/co), pleuresía (pleu/re/sí/a), disentería (di/sen/te/rí/a).

The only letters that are doubled in Spanish are "e" (ee), "o" (oo), and "c" (cc), in which case each letter forms a different syllable: leer (le/er), zoología (zo/o/lo/gí/a), tracción (trac/ción), lección (lec/ción).

## THE SPANISH ALPHABET

| Symbol | Individual Pronunciation | Syllabic Pronunciation | |
|---|---|---|---|
| a | (ah) | (ah) | a/la, a/re/na, am/ne/sia; Granada, Italia, Isaac, área, aorta, aspirina, albúmina, antiácido, adrenal, ameba, asma, anemia, anestesia, amoníaco, adrenalina, ano, arterial, anestesista |
| b | (beh) | (bh) | be/be, be/bé, bo/ti/ca, ab/ce/so, la/bial; labio, laboratorio, obeso, biópsis, bacteria, barbitúrico, púbico, fibrosis, fibra, fiebre, embolia, embrión, tableta, aborto, diabetes, cerebral |

Spanish-English Handbook

| Symbol | Individual Pronunciation | Syllabic Pronunciation | |
|---|---|---|---|
| c | (seh) (theh) | (seh) in Latin America; (theh) in Castilian (k) | (*ce, ci*) Ce/ci/lia, ciu/dad, ce/re/al, ce/sá/re/a, cia/no/sis; cine, ciática, cerebelo<br><br>(ca,co,cu) co/ca//í/na, cál/cu/lo, car/dio/vas/cu/lar, cla/ví/cu/la; cuello, cual, casa, cama, coco, capilares, coágulo, cortisona, coronaria, coma, cromosomas, calorías |
| ch | (cheh) | (ch) | mu/cha/cho, Chi/ca/go; chícharo, leche, mucho, chachachá |
| d | (deh) | (d) | i/dio/ta, dia/be/tes, dis/ne/a, di/sen/te/rí/a, dia/ter/mia; dedo, todo, dado, sed, dime, medida, dedicado, dietética, delirio, cardíaco, codeína, adulto, adenoides, radiología |
| e | (eh) | (eh) | e/ra, e/lec/trón, e/lec/tri/ci/dad, e/clip/se, cór/ne/a, neu/ro/sis, pre/ma/tu/ro; paciente, prescripción, pleura, orine, piel, pediatra, medicina, intravenoso, genes, feto, fémur, fetal, endémico, enema, euforia, uretra, uremia |
| f | (ehfeh) | (feh) | Fi/la/del/fía, fí/lo/so/fí/a, lin/fá/ti/co, ra/dio/gra/fí/a; nefritis, oftalmólogo, nefrosis, infancia, infantil, infección, flebitis, fractura, falopio, fibrosis, falange, fórceps, fórmula, físico, faringe, cloroformo, tifus |

## The Spanish Sound System

| Symbol | Individual Pronunciation | Syllabic Pronunciation | |
|--------|--------------------------|------------------------|---|
| g | (heh) | (heh) | (*ge, gi*)<br>ge/la/ti/na, ge/ne/ral, gen/te, gi/ro, gi/ne/bra; vegetal, vaginal, vagina, virginidad, virgen, laringe, laringitis, carcinógenos, congénito, contagioso, cirugía, sugerencia, contagioso, cardiología, neuralgia, oxígeno, zoología, bacteriología, blenorragia, paraplegia, genitales, ginecología, gestación, genes, génesis, analgésico |
| g | | (gh-) | (ga, go, gu)<br>a/gua, gua/po, go/no/rre/a, gan/gre/na, gas/trec/to/mí/a; ganglio, gárgara, gastritis, gases, glaucoma, glandular, glándula, neurólogo, ombligo, coagulación, laringotomía, lumbago |
| g | (heh) | (gh-) | (gue, gui: do not pronounce the "u")<br>gui/ta/rra, Gui/ne/a, gue/rra pa/gue, con/san/guí/ne/o, guí/a, gui/san/te, gue/rre/ro |
| h | (ahcheh) | (—) | (always silent in Spanish)<br>he/pa/ti/tis, al/co/hol, her/nia, car/bo/hi/dra/tos, an/ti/his/ta/mí/ni/cos, al/co/hó/li/co, hi/gie/ne; hematoma, halucinógeno, hemoglobina, hemorroides, hemofilia, hemorragia, hepatitis, hospital, histérico, marihuana, histerectomía, hipnosis, hipnotismo, humano, hormonas, hipertrofia, homosexual, hipodérmica, herpes |

Spanish-English Handbook

| Symbol | Individual Pronunciation | Syllabic Pronunciation | |
|---|---|---|---|
| i | (ee) | (ih) | i/ra, i/ris, Mi/si/si/pí, i/de/a, I/be/ria, in/se/mi/na/ción, i/no/cu/la/ción, in/yec/ción, i/dio/sin/cra/cia; ictericia, indigestión, infancia, intravenoso, insomnio, inhalación, inmunización, infarto, inguinal, impotencia, intestino, bilirrubina, digestivo, difteria, dietético, dermatitis |
| j | (hohtah) | (heh) | ju/ve/nil, ju/go, ci/ru/ja/no; reflejos, relajante, jabón, jamón, Jamaica, Japón, japonés, jipijapa, julio, junio, Jerusalén, jota, jugar |
| k | (kah) | | kilo, kilogramo, kilómetro, kindergarten |
| l | (ehleh) | (leh) | la/rin/ge, lin/fá/ti/co, le/sión, le/pra; lacrimal, lactancia, laboratorio, luxación, ligamento, litro, labial, laringitis |
| ll | (ehyeh) | (yeh) | a/ni/llo, ca/lle, ca/ba/llo, ce/bo/lla; silla, bello |
| m | (ehmeh) | (mh) | mag/ne/sia, Má/la/ga, ma/la/gue/ña, mas/tec/to/mí/a; menopausia, metátesis, muscular, mielitis, miocarditis, miopía, microscopio, metabolismo, membrana, meningitis |
| n | (ehneh) | (nh) | nar/có/ti/co, neu/ro/sis, neu/mo/tó/rax, neu/mo/ní/a; natalidad, neuro-cirujano, nariz, novocaína, náusea, nervio, necrología, nefrosis, circuncisión, ansiedad |
| ñ | (ehnye) | (nye) | ba/ño, pre/ñez, ca/ña; España, año, señorita, señor, cabaña, señora, cañón |

The Spanish Sound System

| Symbol | Individual Pronunciation | Syllabic Pronunciation | |
|--------|--------------------------|------------------------|---|
| o | (oh) | (oh) | o/ral, o/ti/tis, or/to/don/tis/ta, o/be/si/dad, om/bli/go; ovulación, orificio, obeso, obstrucción, odontólogo, olor, óptico, zoológico, cooperativa, octogenario, oficina, doctor, postoperatorio, obstetricia, órgano, ortopédico, osteomielitis |
| p | (peh) | (Peh) | pa/pa/ya, pán/cre/as, pa/rá/li/sis, pleu/re/sía, pio/rre/a, pú/bi/co, pul/mo/nar, pe/ri/to/ni/tis; paladar, parásito, pancreatitis, paranoico, pastilla, prostático, pulmón, pulso, presión, pleura, poliomielitis, pasteurización |
| q | (koo) | (kh) | (que, qui: do not pronounce the "u") qui/mo/te/ra/pia, que/so, quí/mi/ca, e/quis; raquitismo, líquido, taquicardia, tranquilizante, ataque, bronquios, bronquitis, esquina, quiquiriquí, Quijote, Turquía |
| r | (ehreh) | (reh) | (one single tap, or trill) para, pero, toro, cara, puro, caro, sacro, sutura, suero, bario, embarazo, estéril, cerebro, cataratas, coronaria, iris, córnea, crisis |
| rr | (ehr-reh) | (rreh) | (two or more taps, or trills) re/ti/na, ri/ni/tis, ru/bé/ola, rit/mo, reu/má/ti/co, res/pi/ra/to/rio, rec/to, ra/bia; radio, rayos, piorrea, arritmia, seborrea, verruga, error, honra, ruido, rápido, carro, corregir, cigarro, ferrocarril |

| Symbol | Individual Pronunciation | Syllabic Pronunciation | |
|---|---|---|---|
| s | (ehseh) | (seh) | e/só/fa/go, es/ter/nón, es/que/le/to, es/pas/mo, es/cle/ro/sis; esquizofrenia, estetoscopio, estetóscopo, espermatozoide, sal, sensible, semen, seminal, suicidio, supositorio, síntoma, secreción |
| t | (teh) | (teh) | tor/ti/lla, te/qui/la, ma/ta/dor, pin/to; tiroides, tétano, terapia, termómetro, transplante, tumor, tórax, temperatura, tonsilectomía, traqueotomía, traumatismo, peritonitis, próstata, pastilla, pituitaria, pancreatitis, proteína, arterias, sinusitis, septicemia, trauma, tímpano, tanto, tonto, total |
| u | (oo) | (oo) | lunático, luna, úlcera, substancia, subconsciente, sulfa, articulación, coagulación, autopsia, pulmonar, pupila, cuarentena, lumbar, flatulencia, inoculación, muscular, urticaria, útero, urea, uterino, neumonía, neuralgia |
| v | (veh) | (bh) | ve/sí/cu/la, va/cu/na, vís/ce/ra, vér/te/bra, ve/né/re/a; vitaminas, vaginal, vagina, veneno, ventrículo viril, virus, vomitar, venas, ovarios, ovulación, nervio, vasectomía, diverticulitis, intravenoso, vida |
| x | (ehkis) | (ks) | óxido, examen, sexual, sexo, tóxico, laxante, luxación, oxígeno |
| y | (yeh) | (ii) | yeso, yarda, estoy, muy, yema, yak, yanqui |

| Symbol | Individual Pronunciation | Syllabic Pronunciation | |
|--------|--------------------------|------------------------|---|
| z | (sehtah) | (theh) in Castilian and parts of Latin America; more often (seh) | zona, zoología, zumo, esquizofrenia, eczema, madurez, embarazo, arroz, azul, zigzag, lápiz, Pérez, Gómez, zanahoria |

**Note**: There is a list of common terms in several sections of this new edition. In these lists, the stressed syllable in both the English and Spanish word is indicated with italics.

Spanish-English Handbook

# SECCIÓN 2

# LA PRONUNCIACIÓN DEL INGLÉS

Aquí tenemos un sistema de pronunciación figurada que reproduce lo más exactamente posible los sonidos ingleses y combinaciones de letras, propias del español.

## VOCALES

Las vocales en inglés tienen más sonidos que en español: A, E, I, O, U, Y. La vocal inglesa a veces:

1. se pronuncia igual que la española correspondiente;

2. se pronuncia como otra vocal o grupo de vocales españolas;

3. es muda;

4. tiene un sonido peculiar que no existe en español.

| Letra | Sonido en español | |
|---|---|---|
| a | a | tiene en inglés un sonido parecido al de la "a" española, por ejemplo: abortion (abórshon) |
| a | o | tiene un sonido intermedio entre la "o" y la "a" españolas: gallstones (góalstouns) |
| a | ae | cuando la "a" figura en una sílaba acentuada que termina en consonante, tiene un sonido breve: gastritis (gáestráitis) |
| a | ei | se pronuncia como "ei": brain (brein), navel (néivel) |

| Letra | Sonido en español | |
|---|---|---|
| e | e | tiene en inglés un sonido idéntico al de la "e" española, especialmente cuando es inicial y va seguida de "m" o "n": emphysema (emfisíma) |
| e, ee | i | "e" se pronuncia como la "i" española. La "e" doble (ee) se pronuncia también así: fetus (fitus), fever (fiver), see (si) |
| i | ai | sinusitis (sainusáitis) |
| i | i | tiene un sonido breve, intermedio entre la "i" y la "e" españolas: syringe (sirínch), urine (yúrin), adrenalíne (adrénalin) |
| i | e | algunas palabras tienen el sonido de la "e" cuando va seguida de "r": circulation (serkyuléishon) |
| o | o | tiene un sonido muy parecido al de la "o" española, un poco más largo: cholesterol (colésterol) |
| oo | u | la "o" doble (oo) se pronuncia como la "u" española: stool (stul); también se pronuncia como "u" breve: foot (fut) |
| o | e | tiene un sonido casi como la "e" en "cerca": scissors (síssers) |
| o | a | tiene un sonido como la "a" en la palabra "taco": doctor (dákter) |
| o | i | en algunos casos, la "o" suena como "i" breve: women (huímen) |
| u | u | a veces la "u" en inglés suena como la española: suture (súcher) |
| u | yu | mucus (myúcus) |
| u | e | nurse (ners), surgery (sérlleri) |
| u | o | drug (drog) |

La pronunciación del inglés

| Letra | Sonido en español | |
|---|---|---|
| y | e | hysteria (jistéria) |
| y | i | pregnancy (prégnanci) |

## CONSONANTES CON PRONUNCIACIÓN PROBLEMÁTICA

| | | |
|---|---|---|
| g | ga, go, gu, gue gui | gauze (góos), gall (gol), gauge (guéich), gastritis (gastráitis), gum (gom), gulf (golf), guest (guest), guilt (guilt) |
| ge, gi, gy | ll | gesture (lléschur), gestation (llestéishon), germ (llerm), Germany (llérmani), genitals (llénitals), genes (llins), vagina (valláina), vaginal (vállinal), giant (lláiant), gingivitis (llinlliváitis), geography (lliógrafi), ecology (ecólolli), gynecology (llainecólolli o también gainecólolli) |
| gir | guer | girl (guerl), girdle (guérdel) |
| h | j | habit (jábit), homosexual (jomosékshual), halo (jéilo), hemoglobin (jímoglouben), halitosis (jalitóusis), hemorrhage (jémorich), hygiene (jaillín), hypodermic (jaipodérmic), hysterectomy (jisteréktomi), hydrophobia (jaidrofóubia), harem (járem), hernia (jérnia) |
| j | ll | jet (llet), jail (lléil), jaw (lló), jam (llam), judge (llodch), juvenile (llúvenil o llúvenail), jaundice (llóndis), jeopardize (llépardais), jejunum (llellúnum), journal (llérnal) |
| ch | cha, che, chi, cho, chu | chapter (chápter), champion (chámpyen), charge (charch), cheek (chíik), cheese (chíis), chew (chu), chicken (chíken), church (cherch), china (cháina), chalk (chok), choke (chóuk), chubby (chóbi) |
| ch | k | Generalmente en palabras de origen griego con los prefijos siguientes: |
| chol-, chlo- | | cholesterol (kolésterol), cholera (kólera), chlorine (klorín), chloroform (klóroform) |

Spanish-English Handbook

| Letra | Sonido en español | |
|---|---|---|
| chor-, chro- | | chorus (kóras), chord (kord), chromosome (krómosoum), chronic (krónik), chronometer (kranómeter), chrome (kroum) |
| chri- | | Christmas (krísmas), Christ (kráist), Christian (krístyen) |
| chiro- | | chiropractic (kairopráctik), chiropodist (kirápadist) |
| chem- | | chemist (kémist), chemistry (kémastri), chemotherapy (kimouzérapi) |
| char | | character (kárakter), characteristic (karakterístik) Otras como chaos (keías), chaotic (keiátik) |
| ch | sh | Generalmente en palabras adoptadas del francés: chalet (shaléi), chamois (shámi), chaise (shes), chablis (shablí), chauvinism (shóvanism), charlatan (shárlatan), chef (shef), chauffeur (shófer), chemise (shemís), chenille (sheníl), Charlotte (shárlot), Chicago (shicágou) |
| ph- | f | phagocyte (fágosait), phallus (fálus), physician (fisíshen), pharynx (fárinks) |
| -ph | f | phosphor (fásfer), esophagus (isáfagas) |
| -gh | f | roughage (ráfech), cough (cof) |
| gh- | g | (la "h" no se pronuncia) ghost (góust), ghetto (géto), Ghana (gána), ghastly (gástli) |
| th | z | theme (zím), thorax (zóraks), apothecary (apázekeri), theology (ziálolli), theater (zíter), therapeutical (zerapyútikal), thermal (zérmal), thesis (zísis), thigh (zái), thiourea (zaioyuría), throat (zróut), thermos (zérmas) |
| th | d | there (der), they (dey), them (dem) |

**Nota**: Se encuentra una lista de términos comunes en varias secciones de esta nueva edición. En dicha parte la sílaba que se acentúa, tanto como del vocablo en inglés como del español, va indicada con letra cursiva.

# SECTION 3

# EMERGENCY TREATMENT

The Emergency Room (E.R.), like other hospital departments, has become a highly specialized place because of the complex and extensive number of medical services it renders to the community. Highly trained personnel must be available around the clock to meet the sudden and unexpected crises that require immediate action to save the life, or to protect the health, of a person.

People needing emergency care are usually taken to the hospital by a private ambulance or by the rescue service of the local fire department. Ready to assist are paramedics or other personnel trained in the emergency treatment of shock, trauma, drug or alcohol contingencies, coronary problems, accidents, emergency delivery of a baby, burns, poisoning, drowning, and other severe cases. Through a central communications center, this highly trained personnel alerts the emergency room doctors and nurses as to the severity of the case, and they, in turn, tell the paramedic what measures to take while they are on their way to the emergency room.

## COMMON TERMS USED IN EMERGENCIES

1. *an*tidote: medicine given to counteract, or minimize, the effects of a poison or toxic substance.

2. asphyxi*at*ion: when a person has stopped breathing because of drowning, inhalation of poisonous gas, a heart attack, or electrical shock.

3. burns: injuries to the skin caused by heat from the sun, fire, electricity, or an acid. They are catalogued as: First Degree (red skin); Second Degree (blistered skin); Third Degree (charred skin).

# SECCIÓN 3

# TRATAMIENTO DE EMERGENCIAS

La Sala de Emergencias, al igual que otros departamentos de un hospital, se ha convertido en un lugar altamente especializado debido a la complejidad y gran número de servicios médicos que le rinde a la comunidad. Estos servicios requieren tener un personal bien entrenado que debe estar siempre de guardia, las 24 horas del día, para hacer frente a las situaciones críticas e inesperadas que necesitan una atención inmediata para salvarle la vida, o para restablecerle la salud, a un individuo.

Las personas que requieran ser atendidas de urgencia son generalmente llevadas al hospital en una ambulancia, o por el servicio de rescate del cuerpo local de bomberos. Estos servicios cuentan con paramédicos u otro personal entrenado para tomar medidas en casos de choque, trauma, de problemas por el uso excesivo de alcohol o de drogas, de problemas de la coronaria, accidentes, partos de emergencia, quemaduras, envenenamiento, submersión, y otras situaciones graves. Este personal bien adiestrado pone en alerta a los médicos y enfermeros de emergencias a través de un sistema de intercomunicación, informándoles de la gravedad del caso, y los médicos a su vez les aconsejan a los paramédicos sobre las medidas que deben tomar mientras llevan a los pacientes hacia la sala de emergencias.

## TÉRMINOS COMUNES EN EMERGENCIAS

1. **antídoto**: medicina para contrarrestar o atenuar los efectos de algún veneno o substancia tóxica.

2. **asfixia**: el cese de la respiración, ya sea por ahogamiento, inhalación de gases tóxicos, ataque al corazón o por contacto con la electricidad.

3. **quemaduras**: lesiones de la piel ocasionadas por exposición excesiva al sol, al fuego, a la electricidad o a algún ácido. Se catalogan como de Primer Grado (la piel roja); de Segundo Grado (la piel ampollada); de Tercer Grado (la piel achicharrada).

Emergency Treatment

4. **cardio*pul*monary resusci*ta*tion (C.P.R.)**: the use of artificial respiration (blowing into the victim's mouth) and external massage by compressing the chest.

5. **con*cus*sion**: injury to the brain or spinal cord by a violent blow, usually accompanied by unconsciousness.

6. *fra***cture**: complete or partial breakage of bones. It may be simple or compound. In the latter case, the bones protrude through the skin.

7. *poi***soning**: ingestion, inhalation, or absorption of a toxic substance that may either impair health or be fatal.

8. **shock**: a condition accompanying many emergencies as an alarm reaction to trauma. It is a weakened state of the body with lessened activity of the heart, lungs, and so on, which may cause serious physical damage.

9. **trache*o*tomy**: cutting into the windpipe, or trachea, for the insertion of a tube to allow breathing.

10. *trau***ma**: severe emotional shock.

## GENERAL INFORMATION QUESTIONS

**Note**: Along with the copy of these questions in his language, give the patient, if possible, a pencil and a pad so he may write the answers to certain questions, where indicated. If the patient can hear you but is unable to write, he can nod his head to indicate "yes" and shake it from side to side to answer "no."

1. Please show me any means of identification you may have, such as identity card, driver's license, insurance or Medicare card, Social Security card, and so on. If you don't have any, don't worry. Just relax.

2. Who is your regular or family doctor? Please write his name, address, and telephone number.

3. Whom do you want us to notify? Please write the name, address, and telephone number.

4. **resucita*ción* cardiopulmo*nar***: implica el uso de la respiración artificial (soplando por la boca de la víctima), y el masaje externo comprimiendo el pecho.

5. **conmo*ción***: lesión al cerebro o a la médula espinal ocasionada por un golpe violento. Va generalmente acompañada de la pérdida del conocimiento.

6. **frac*tura***: la rotura total o parcial de un hueso. Puede ser simple o compuesta; en una fractura compuesta el hueso sobresale a través de la piel.

7. **envenena*miento***: la ingestión, inhalación o absorción de una substancia tóxica la cual puede o bien dañar o quebrantar la salud, o ser de fatales consecuencias.

8. ***cho*que**: condición que acompaña a muchos estados de emergencia, la cual es como un aviso de posible trauma. Es un estado de debilidad física en que el corazón y los pulmones, etc., no funcionan normalmente, lo cual puede ocasionar grave daño al organismo.

9. **traqueoto*mía***: incisión en la tráquea para insertar un tubo que permita la respiración.

10. ***trau*ma**: severa sacudida emocional.

## PREGUNTAS PARA INFORMACIÓN GENERAL

**Nota**: Junto con la copia de estas preguntas en su idioma, dele al paciente, de ser posible, un lápiz y un papel para que escriba la respuesta a las siguientes preguntas, cuando así se lo indiquen. Si el paciente puede oír pero no puede escribir, indíquele que mueva la cabeza hacia adelante y hacia atrás para decir que "si", y de un lado para otro para decir que "no".

1. Enséñeme cualquier medio de identificación que tenga, tal como su tarjeta de identificación, permiso de conducir, tarjeta del seguro o Medicare o del Seguro Social del gobierno. Si no tiene ninguna, no se preocupe.

2. ¿Quién es su médico? Escriba su nombre, dirección y teléfono.

3. ¿A quién quiere usted que notifiquemos? Escriba su nombre, dirección y teléfono.

Emergency Treatment

4. What relation is this person to you? (a) Wife  (b) Husband  (c) Mother  (d) Father  (e) Mother-in-law  (f) Father-in-law  (g) Son/daughter  (h) Brother/sister  (i) Employer  (j) Friend

5. How do you feel? (a) Fine  (b) So-so  (c) Very bad

6. Point to where it hurts. (a) In the head?  (b) In the chest?  (c) On the side?  (d) In the back?

7. How much does it hurt? (a) Slightly  (b) Moderately  (c) Very much

8. Does it still hurt you?

9. Do you hurt any other place?

10. When did it start?

11. Does it hurt more: (a) when I push down?  (b) when I let up?

12. Have you had any operations? If so, name them.

13. When did you eat last? (a) An hour ago  (b) Five hours ago  (c) This evening  (d) Last night  (e) This morning  (f) Yesterday

14. What diseases do you have? (a) Diabetes  (b) Heart  (c) Lungs  (d) Kidneys  (e) Ulcer  (f) High blood pressure

15. What medications are you taking at present? (a) None  (b) Insulin  (c) For my heart  (d) Tranquilizers  (e) For my kidneys  (f) For high blood pressure  (g) Other

16. What medicines are you allergic to? (a) None  (b) Penicillin  (c) Sulfas  (d) Tetanus  (e) Codeine  (f) Aspirin

17. Do you bleed excessively? If so, do you know why?

18. What is your blood group? (a) A  (b) B  (c) O  (d) AB  (e) I don't know.

19. What is your RH in the blood? (a) Positive  (b) Negative  (c) I don't know.

20. When did this attack or sickness start? (a) This morning  (b) During the day  (c) Tonight  (d) Last night  (e) Yesterday

4. ¿Qué parentesco tiene esta persona con usted? (a) Esposa  (b) Esposo  (c) Madre  (d) Padre  (e) Suegra  (f) Suegro  (g) Hijo/hija  (h) Hermano/hermana  (i) Patrón  (j) Amigo

5. ¿Cómo se siente usted? (a) Bien  (b) Así, así  (c) Muy mal

6. Indíqueme dónde le duele. (a) ¿En la cabeza?  (b) ¿En el pecho?  (c) ¿En un costado?  (d) ¿En la espalda?

7. ¿Cómo le duele? (a) Ligeramente  (b) Moderadamente  (c) Mucho

8. ¿Todavía le duele?

9. ¿Tiene dolor en algún otro lugar?

10. ¿Cuándo le empezó?

11. ¿Le duele más cuando: (a) le aprieto?  (b) dejo de apretarle?

12. ¿Ha sido operado alguna vez? Si es así, mencione las operaciones.

13. ¿Cuándo fue la última vez que comió? (a) Hace una hora  (b) Hace cinco horas  (c) Esta tarde  (d) Anoche  (e) Esta mañana  (f) Ayer

14. ¿De qué enfermedades padece? (a) Diabetes  (b) Del corazón  (c) Los pulmones  (d) Los riñones  (e) Úlcera  (f) Presión alta

15. ¿Qué medicinas está tomando ahora? (a) Ninguna  (b) Insulina  (c) Para el corazón  (d) Calmantes  (e) Para los riñones  (f) Para la presión alta  (g) Otras

16. ¿A qué medicinas es usted alérgico? (a) Ninguna  (b) Penicilina  (c) Sulfas  (d) Tétano  (e) Codeína  (f) Aspirina

17. ¿Sangra usted en exceso? Si es así, ¿sabe por qué?

18. ¿A qué grupo sanguíneo pertenece usted? (a) A  (b) B  (c) O  (d) AB  (e) No le sé.

19. ¿Cuál es el factor RH suyo? (a) Positivo  (b) Negativo  (c) No sé.

20. ¿Cuándo le empezó este ataque o esta enfermedad? (a) Esta mañana  (b) Durante el día  (c) Esta noche  (d) Anoche  (e) Ayer

Emergency Treatment

21. Where/how were you injured? (a) I fell  (b) I became dizzy  (c) I cut myself  (d) At home  (e) At work  (f) In an accident  (g) I was attacked  (h) I was raped

22. Did you lose consciousness?

23. If you were bitten, do you know what bit you? (a) A dog  (b) A cat  (c) A rat  (d) A snake  (e) A bee/wasp  (f) A scorpion

24. When was your last tetanus shot? (a) Recently  (b) One year ago  (c) Over two years ago  (d) I don't remember

25. You have a: (a) fracture  (b) sprain  (c) torn ligament

26. What diseases does or did your father/mother have? (a) Diabetes  (b) Heart disease  (c) High blood pressure  (d) Bleeding disorders  (e) Kidney problems  (f) I don't know

27. Have you ever had any heart problems?

28. Any pain in the chest? When did it start, and how frequent is it?

29. Is it sharp, dull, or a burning pain?

30. Does it radiate to either of your arms, to your back, to the neck, to the shoulders?

31. Do you have a heaviness or squeezing sensation in your chest?

32. Do you feel numb any place? Are you short of breath?

33. Are you spitting up blood? Do you feel nauseated?

34. Are you vomiting much?

35. Did you have a bowel movement today?

36. Do you have diarrhea? How often?

37. Are you constipated?

38. Are your bowel movements bloody? Are they black? Light in color?

Tratamiento en emergencias

21. ¿Dónde/cómo se lesionó usted? (a) Me caí  (b) Me dió un mareo  (c) Me corté  (d) En casa  (e) En el trabajo  (f) En un accidente  (g) Me atacaron  (h) Me violaron

22. ¿Perdió el conocimiento?

23. Si lo mordió algo, ¿sabe usted qué lo mordió? (a) Un perro  (b) Un gato  (c) Una rata  (d) Una serpiente  (e) Una abeja/avispa  (f) Un alacrán

24. ¿Cuándo fue la última vez que lo inyectaron contra el tétano? (a) Hace poco  (b) Hace un año  (c) Hace más de dos años  (d) No lo recuerdo.

25. Usted tiene: (a) una fractura  (b) una torcedura  (c) un desgarramiento

26. ¿De qué enfermedades padece o padecía su padre/madre? (a) Diabetes  (b) Enfermedad del corazón  (c) Presión alta  (d) Hemorragias  (e) Problemas de los riñones  (f) No sé

27. ¿Ha tenido algún problema cardíaco?

28. ¿Tiene dolor en el pecho? ¿Cuándo le empezó? ¿Con qué frecuencia lo siente?

29. ¿Es un dolor fuerte, sordo o con ardor?

30. ¿Se le corre para uno de los brazos, para la espalda, para el cuello, para los hombros?

31. ¿Tiene la sensación de pesadez en el pecho?

32. ¿Siente entumecimiento en alguna parte? ¿Está corto de aliento?

33. ¿Escupe usted sangre? ¿Tiene náuseas?

34. ¿Vomita mucho?

35. ¿Ha corregido (evacuado) hoy?

36. ¿Tiene diarrea? ¿Con qué frecuencia?

37. ¿Padece de estreñimiento?

38. ¿Corrige con sangre? ¿De color negruzco? ¿Blancuzco?

## Emergency Treatment

39. Have you had fever and chills?

40. Do you sweat much?

41. Is your abdomen enlarging?

42. Are you gaining weight? Losing weight?

43. Are you passing your urine more frequently? Does it hurt?

44. Is there any blood in your urine?

45. Does one side of your body feel weaker than the other?

46. I'm going to check you now; take off your clothes, please.

47. Move your toes. Now, move your fingers.

48. Read these letters for me, please.

49. Look up. Look down. Look at me.

50. Take a deep breath. Cough. Cough again.

51. Show me your tongue. Open your mouth wide. Say "Ah."

52. Walk a little. Take a few steps.

53. Push. Bear down a little, like a bowel movement.

54. Breathe through your mouth, slowly.

55. Hold your breath. Let it out. Breathe normally.

56. Bend your arms. Now, bend your legs. Do your feet swell?

57. Twist your upper body side to side.

58. Please drink this.

59. I'm going to give you a pill: (a) to relieve your pain  (b) to make you sleep

60. I'm giving you something to make you vomit.

39. ¿Ha tenido fiebre y escalofríos?

40. ¿Suda usted mucho?

41. ¿Le está creciendo el vientre?

42. ¿Está aumentando o bajando de peso?

43. ¿Está orinando con más frecuencia? ¿Siente dolor?

44. ¿Ha notado presencia de sangre en la orina?

45. ¿Se siente un lado del cuerpo más débil que el otro?

46. Voy a reconocerlo ahora. Quítese la ropa, por favor.

47. Mueva los dedos de los pies. Ahora los de las manos.

48. Léame estas letras, por favor.

49. Mire hacia arriba. Hacia abajo. Hacia mí.

50. Respire profundo. Tosa. Tosa otra vez.

51. Enséñeme la lengua. Abra bien la boca y diga "aaa."

52. Camine un poco. Dé unos pasos.

53. Puje. Más fuerte, como si fuera a corregir.

54. Respire por la boca, despacio.

55. Aguante la respiración. Bote el aire. Respire normal.

56. Doble los brazos. Ahora las piernas. ¿Se le hinchan los pies?

57. Muévase de un lado a otro (el torso).

58. Beba esto, por favor.

59. Le voy a dar una pastilla: (a) para el dolor  (b) para que se duerma

60. Le voy a dar algo para hacerlo vomitar.

Emergency Treatment

61. I'm going to take your temperature. Open your mouth.

62. I'm going to give you an injection: (a) to relieve your pain (b) to make you sleep

63. I'm going to take a sample of your blood for the lab.

64. We have to have an X-ray made.

65. You have a slightly broken bone.

66. This is a rectal examination; it's a little uncomfortable.

67. Please give us a specimen of your: (a) urine (b) stool

68. We're almost finished. You must be careful.

61. Le voy a tomar la temperatura. Abra la boca.

62. Le voy a poner una inyección: (a) para el dolor  (b) para que se duerma

63. Le vamos a sacar un poco de sangre para analizarla en el laboratorio.

64. Le tenemos que sacar una radiografía.

65. Tiene una pequeña fractura en un hueso.

66. Le vamos a examinar el recto; será un poco incómodo.

67. Haga el favor de darnos una muestra de: (a) la orina  (b) las heces fecales

68. Ya casi hemos terminado. Tenga mucho cuidado.

# SECTION 4

# ADMISSION DATA

Hospitals are institutions for the care of the sick or injured. As a rule, all hospitals render two kinds of services: 1) inpatient—patients receiving full medical services are lodged and fed throughout their hospital stay; and 2) outpatient—patients are ambulatory, or able to move about, and not confined or hospitalized.

Besides the Emergency Medicine Department, hospitals have several other departments, such as Surgery, Cardiac and Intensive Care Units, Laboratories, Radiology, Physiotherapy, Reception and Admissions, and Records and Accounting. It is in the Reception and Admissions section where the necessary information for admission to the hospital is taken.

## ADMISSION DATA AND QUESTIONS

1. Please write on the pad your name, address, and telephone number.

2. How old are you?

3. Are you: (a) married? (b) single? (c) divorced? (d) widow? (e) widower?

4. Whom should we notify? What relation is this person to you?

5. Have you been hospitalized here before? When?

6. Do you have Medicare or Medicaid insurance?

7. Do you have any kind of medical insurance?

8. Please sign your consent giving us permission to claim charges from your insurance company; otherwise, you're responsible for the charges.

9. What is your religion?

# SECCIÓN 4

# DATOS PARA EL INGRESO

Los hospitales son centros dedicados al cuidado de las personas que están enfermas o lesionadas. Por lo general, todos los hospitales prestan dos clases de servicio: 1) para los pacientes internados, los cuales reciben atención médica y alimento mientras dure su estancia en el hospital; y 2) para los pacientes no hospitalizados, los cuales son ambulatorios y así no tienen que estar recluidos.

Además del Departamento de Emergencias, los hospitales tienen otros departamentos, tales como el de Cirugía, las Unidades Cardíacas y las de Cuidados Intensivos, los laboratorios, el de Radiología, el de Fisioterapia, el de Recepción y Admisión y el de los Archivos y la Contabilidad. Es en el departamento de Recepción y Admisión donde toman los datos necesarios para el ingreso.

## PREGUNTAS Y DATOS PARA EL INGRESO

1. Haga el favor de escribir en el papel su nombre, dirección y teléfono.

2. ¿Qué edad tiene usted?

3. ¿Es usted: (a) casado? (b) soltero? (c) divorciado? (d) viuda? (e) viudo?

4. ¿A quién debemos notificar? ¿Qué parentesco tiene esta persona con usted?

5. ¿Ha estado usted ingresado anteriormente en este hospital? ¿Cuándo?

6. ¿Recibe usted la ayuda del Medicare o del Medicaid?

7. ¿Tiene usted alguna clase de seguro médico?

8. Haga el favor de firmar esto dando su consentimiento para poder presentarle la cuenta a su compañia de seguros. De otra manera usted será responsable de los gastos.

9. ¿Cuál es su religión?

Admission Data

10. Are you: (a) working? (b) on welfare? (c) on disability?

11. When did you last see a doctor?

12. Show me where it hurts, and try to tell me what's wrong.

13. Leave your money and valuables with a relative, because the hospital is not responsible for lost articles.

14. At present we have only semiprivate rooms.

15. Before we take you to your room, we'll put an identification tag on your wrist. We also need to do a blood test, an E.K.G., a chest X-ray, and a urine analysis.

10. ¿Está usted trabajando actualmente? ¿Recibe usted ayuda del Bienestar Social o por impedimenta?

11. ¿Cuánto hace que vio a un doctor?

12. Indíqueme dónde le duele, y trate de decirme lo que tiene.

13. Deje su dinero y cosas de valor con alguien de su familia porque el hospital no se hace responsable de nada perdido.

14. Por el momento sólo tenemos cuartos semi-privados.

15. Antes de llevarlo para su cuarto le pondremos una identificación en la muñeca. También tendremos que hacerle análisis de sangre, un electrocardiograma, una radiografía del pecho y un análisis de orina.

# SECTION 5

# MEDICAL HISTORY AND PHYSICAL EXAMINATION

When a patient goes to a hospital or to visit a doctor for the first time, the nurse or the medical assistant elicits information about age, height, weight, temperature, pulse, respiration, blood pressure, present illness or current complaint, past medical history, as well as his family medical history. After this information is recorded, there are two more steps: the physical exam, which includes auscultation and palpation; and, if necessary, the scheduling of a series of tests and exams.

In the gathering of all this information, the doctor becomes a detective in order to diagnose, or identify, the illness and prescribe the adequate treatment. The doctor or his assistant will ask a series of questions to find out what is wrong with the patient, or to clarify his medical history.

## GENERAL INFORMATION QUESTIONS

1. What is your name, address, and phone number?

2. How much do you weigh now? Is it your normal weight?

3. Have you lost any weight lately?

4. What diseases or medical conditions do you have that you know about? (a) None  (b) Diabetes  (c) Heart  (d) Lungs  (e) Kidneys  (f) Ulcer  (g) High blood pressure  (h) Seizures  (i) Arthritis

5. When you were young, did you have: (a) measles?  (b) mumps?  (c) jaundice?  (d) whooping cough?  (e) chicken pox?

6. What medications are you taking at present?

7. What medicines are you allergic to? (a) None  (b) Penicillin  (c) Tetanus  (d) Sulfas  (e) Aspirin

# SECCIÓN 5

# HISTORIA CLÍNICA Y EXAMEN FÍSICO

Cuando un paciente va a un hospital o a la consulta de un médico por primera vez, el enfermero o el asistente del médico obtiene la información necesaria con relación a su edad, peso y estatura; le toma el pulso, la temperatura, la respiración y la presión arterial; le pregunta sobre el mal que le aqueja y sobre su historia clínica, así como la de su familia. Una vez terminado esto, hay dos procesos más a seguir: el examen físico, el cual incluye el auscultar y palpar al paciente, y luego, si es necesario, la programación de una serie de análisis de laboratorio y otros exámenes.

En la consecución de todos estos informes y datos podemos muy bien decir que el médico viene a ser un detective para poder identificar la enfermedad o dolencia y poder aplicar el tratamiento adecuado. El médico o su asistente hará una serie de preguntas con el fin de identificar el problema del paciente o de poner en claro su historia clínica.

## PREGUNTAS PARA INFORMACIÓN GENERAL

1. ¿Cuál es su nombre, dirección y teléfono?

2. ¿Cuánto está pesando actualmente? ¿Es su peso normal?

3. ¿Ha bajado usted de peso últimamente?

4. ¿Qué enfermedades o síntomas tiene, que sepa usted? (a) Ninguna (b) Diabetes (c) Del corazón (d) De los pulmones (e) De los riñones (f) Úlceras (g) Presión alta (h) Convulsiones (i) Artritis

5. Cuando era joven, ¿tuvo usted: (a) sarampión? (b) paperas? (c) ictericia? (d) tos ferina? (e) varicela?

6. ¿Qué medicinas está tomando actualmente?

7. ¿A qué medicinas es usted alérgico? (a) A ninguna (b) A la penicilina (c) A la vacuna contra el tétano (d) A las sulfas (e) A la aspirina

8. Do you bleed excessively? Do you know why? Hemophilia?

9. What is your usual blood pressure? (a) Low  (b) Normal  (c) High

10. Do you suffer from hypertension (high blood pressure)?

11. What kind of work do you do? (a) Heavy  (b) Light  (c) Office work  (d) Outdoor work  (e) Indoor work

## QUESTIONS FOR WOMEN

1. Have you had any children?

2. Were they born naturally, or by cesarean?

3. At what age did you begin to menstruate?

4. Do you have a Pap smear every year?

5. Do you practice birth control? What do you use? (a) Pills  (b) IUD  (c) Diaphragm  (d) I've been sterilized  (e) Other

6. Are your menstrual periods regular?

7. How many days do they last?

8. When did you last menstruate?

9. Did the flow seem normal? Painful? Any white or yellow discharge?

10. Have you had vaginal discharge between menstrual periods or post menopause?

11. Do you think you may be pregnant now?

12. When did you last have sexual intercourse?

13. Have you had bleeding or discharge from the nipples?

14. Have you noticed any abnormal change in the breasts?

Historia clínica y examen físico

8. ¿Sangra usted con exceso? ¿Sabe por qué? ¿Hemofilia?

9. ¿Cuál es su presión arterial normal? (a) Baja  (b) Normal  (c) Alta

10. ¿Padece usted de hipertensión (presión alta)?

11. ¿Que clase de trabajo hace usted? (a) Fuerte  (b) Ligero  (c) De oficina  (d) Afuera, a la intemperie  (e) Adentro, bajo techo

## PREGUNTAS PARA LAS MUJERES

1. ¿Ha tenido usted hijos?

2. ¿Los tuvo normalmente, o por cesárea?

3. ¿A qué edad le empezó la menstruación, o el período?

4. ¿Se hace usted la prueba del Papanicolaou todos los años?

5. ¿Practica usted el control de la natalidad? ¿Qué usa usted? (a) Las pastillas, o la píldora  (b) Artefacto intrauterino  (c) Diafragma  (d) Soy estéril  (e) Otro

6. ¿Es usted regular en sus períodos?

7. ¿Cuántos días le duran?

8. ¿Cuándo tuvo el período la última vez?

9. ¿Le pareció a usted que fue normal? ¿Tuvo dolor? ¿Tuvo alguna secreción de color blanco o amarillo?

10. ¿Ha tenido usted secreciones vaginales entre un período y otro, o después de la menopausia?

11. ¿Cree usted que está en estado, o encinta, ahora?

12. ¿Cuándo fue la última vez que tuvo contacto sexual?

13. ¿Le han supurado o sangrado los pezones?

14. ¿Ha notado algún cambio anormal en los senos?

Medical History and Physical Examination

15. Have you ever had an abortion? Was it induced, or was it spontaneous?

## FOR MEN AND/OR WOMEN

16. Is your mother living? How old is she? How old was she when she died? What illness caused her death?

17. Is your father living? How old is he? How old was he when he died? What illness caused his death?

18. Are you: (a) married? (b) single? (c) widow? (d) widower? (e) divorced?

19. How many children do you have? How old are they?

20. How many brothers and sisters do you have? How many are living?

21. Those who died, what did they die of?

22. Do you smoke? (a) Cigarettes  (b) Cigars  (c) Pipe  (d) Marijuana

23. Do you drink? (a) Milk  (b) Coffee  (c) Beer  (d) Wine  (e) Hard liquor

24. How much do you drink each day?

25. How many glasses of water do you drink daily?

26. Have you ever used drugs?

27. Are you on any kind of medication now? What is it?

28. Do you feel constantly nervous, irritable, or depressed?

29. Do you have trouble going to sleep?

30. Do you sleep well, or do you suffer from insomnia?

31. Does anyone in your family, or where you work, have the same illness you have?

32. Have you ever had any fractures (broken bones)? Where?

33. How did it happen?

15. ¿Ha tenido algún aborto? ¿Fue inducido, o fue natural?

## PARA HOMBRES Y/0 MUJERES

16. ¿Está viva su mamá? ¿Qué edad tiene ella? ¿Qué edad tenía cuando murió? ¿Cuál fue la causa de su muerte?

17. ¿Está vivo su papá? ¿Qué edad tiene él? ¿Qué edad tenía cuando murió? ¿Cuál fue la causa de su muerte?

18. ¿Es usted: (a) casado? (b) soltero? (c) viudo? (d) viuda? (e) divorciado?

19. ¿Cuántos hijos tiene usted? ¿Qué edad tienen?

20. ¿Cuántos hermanos tiene usted? ¿Cuántos están vivos?

21. Los que han muerto, ¿de qué murieron?

22. ¿Fuma usted? (a) Cigarrillos (b) Tabacos, puros (c) Una pipa (d) Marihuana

23. ¿Bebe usted? (a) Leche (b) Cafe (c) Cerveza (d) Vino (e) Bebidas fuertes

24. ¿Qué cantidad bebe diariamente?

25. ¿Cuántos vasos de agua bebe usted diariamente?

26. ¿Ha usado drogas?

27. ¿Está tomando alguna medicina? ¿Cuál es?

28. ¿Se siente usted constantemente nervioso, de mal genio o deprimido?

29. ¿Le cuesta trabajo dormirse?

30. ¿Duerme usted bien, o padece de insomnio?

31. ¿Hay alguien en su familia, o donde usted trabaja, que padezca de la misma dolencia que usted?

32. ¿Ha tenido usted alguna fractura? ¿Dónde?

33. ¿Cómo ocurrió?

Medical History and Physical Examination

34. How long ago was the accident?

35. If you have any scars on your body, show them to me and tell me how you got them.

36. Do you ever feel dizzy or lose your balance?

37. Are you mostly: (a) alert? (b) depressed? (c) drowsy? (d) anxious? (e) weak?

38. Do you suffer from headaches?

39. Are they severe? Do they last long?

40. Do your eyes bother you?

41. Do you have blurred or foggy vision, or see halos around lights?

42. Is there any blindness in your family? Glaucoma? Cataracts?

43. Look: (a) up  (b) down  (c) at me

44. Read these letters for me, please.

45. Do your ears bother you?

46. Do you have nosebleeds?

47. Do your teeth or gums hurt?

48. Do you have any difficulty in breathing?

49. Have you ever had any swelling in your neck?

50. Do you cough up any mucus?

51. Have you ever had: (a) emphysema? (b) pleurisy? (c) tuberculosis? (d) bronchitis? (e) asthma?

52. Have you ever had a tumor or a cyst?

53. Do you have trouble breathing when you exercise hard?

Historia clínica y examen físico

34. ¿Cuánto tiempo hace que ocurrió el accidente?

35. Si usted tiene alguna cicatriz, enséñemela y dígame cómo fue.

36. ¿Ha tenido mareos, o ha perdido el equilibrio alguna vez?

37. ¿Está usted mayormente: (a) alerta? (b) deprimido? (c) soñoliento? (d) con anxiedad? (e) débil?

38. ¿Padece usted de dolores de cabeza?

39. ¿Son fuertes? ¿Le duran mucho?

40. ¿Siente usted molestia en los ojos?

41. ¿Tiene visión opaca, o ve círculos alrededor de las luces?

42. ¿Hay alguna persona ciega en la familia? ¿Con glaucoma? ¿Con cataratas?

43. Mire: (a) para arriba (b) para abajo (c) hacia mí

44. Léame estas letras, por favor.

45. ¿Siente usted molestia en los oídos?

46. ¿Le sangra la nariz?

47. ¿Le duelen los dientes o las encías?

48. ¿Tiene alguna dificultad para respirar?

49. ¿Ha tenido hinchazón en alguna parte del cuello?

50. ¿Desgarra usted mucosidad?

51. ¿Ha tenido usted: (a) enfisema? (b) pleuresía? (c) tuberculosis? (d) bronquitis? (e) asma?

52. ¿Ha tenido algún tumor o quiste?

53. ¿Tiene problema al respirar cuando hace mucho ejercicio?

Medical History and Physical Examination

54. Do you have a persistent cough or hoarseness?

55. Do your feet swell?

56. Is your appetite good?

57. Are you in pain? Does it come before or after meals?

58. Do you feel pain in your stomach? Is the pain better after you eat or drink?

59. Does this pain bother you at night?

60. Do you belch a lot, or pass gas?

61. Have you ever vomited blood?

62. Are your bowel movements regular?

63. Do you suffer from constipation?

64. Are your stools: (a) hard? (b) soft? (c) bloody? (d) black?

65. Have you had diarrhea recently?

66. Has anything about your bowel movements changed recently? (a) Color (b) Odor (c) Consistency

67. Do you have any rectal bleeding?

68. Do you suffer from hemorrhoids?

69. About how many times do you urinate during the day?

70. How many times during the night?

71. Do you have any pain or discomfort when you urinate?

72. When does it hurt? (a) When urinating (b) After I stop (c) Later

73. Is your flow: (a) strong and continuous? (b) scanty? (c) dribbly?

74. Is there any change in the color of your urine recently? (a) Bloody (b) Pus (c) Cloudy

Historia clínica y examen físico

54. ¿Tiene tos persistente o ronquera?

55. ¿Se le hinchan los pies?

56. ¿Tiene buen apetito?

57. ¿Le duele algo? ¿Le viene el dolor antes o después de comer?

58. ¿Tiene dolor de estómago? ¿Se le mejora cuando come o bebe algo?

59. ¿Le molesta este dolor por la noche?

60. ¿Eructa usted mucho, o tiene gases?

61. ¿Ha vomitado sangre alguna vez?

62. ¿Corrige regularmente?

63. ¿Padece usted de estreñimiento?

64. ¿Corrige usted: (a) duro? (b) blando? (c) con sangre? (d) de color negro?

65. ¿Ha tenido usted diarrea recientemente?

66. ¿Ha habido algún cambio reciente en su manera de corregir? (a) Color  (b) Olor  (c) Consistencia

67. ¿Sangra por el recto?

68. ¿Padece de hemorroides?

69. ¿Cuántas veces orina durante el día?

70. ¿Cuántas veces orina durante la noche?

71. ¿Siente algún dolor o malestar cuando orina?

72. ¿Cuándo le duele? (a) Mientras orino  (b) Cuando termino  (c) Después

73. ¿Es el chorro de la orina: (a) continuo y fuerte? (b) poco? (c) gotas?

74. ¿Ha notado algún cambio en el color de la orina recientemente? (a) Con sangre  (b) Con pus  (c) Turbio

41

Medical History and Physical Examination

75. Have you ever had: (a) nephritis? (b) uremia? (c) stones?

76. Have you ever had venereal disease? (a) Gonorrhea (b) Syphilis

77. Have you ever noticed any unusual discharge from your penis?

78. Is any of the following present on your skin? (a) Rash (b) Dryness (c) Edema (d) Loss of body hair

79. Show me any sores or rashes on your body, including inside your mouth.

80. Have you had any swelling in your joints? Point where.

81. Does your back ever hurt you? Show where.

82. Relax now. I'm going to test your knee reflex.

83. Put your feet together, please.

84. Close your eyes and don't open them until I squeeze your thumb.

85. Squeeze my fingers with your hand. Harder!

86. Do you feel any vibrations now?

87. Say "yes" if you feel something touching you.

88. Is this hot or cold?

89. Am I sticking you with the point of a pin or with the head?

90. Am I sticking you with one point or with two?

91. Do you have any numbness or tingling in your arms and/or legs?

92. Move your head: (a) to the right. (b) to the left. (c) backward and forward. Is that painful?

93. Do you have any persistent pain or feeling of being run-down?

94. Move your arm to your shoulder, like this.

Historia clínica y examen físico

75. ¿Ha tenido alguna vez: (a) nefritis? (b) ataque de uremia? (c) cálculos?

76. ¿Ha tenido alguna enfermedad venérea? (a) Gonorrea (b) Sífilis

77. ¿Ha notado algún flujo anormal por el pene?

78. ¿Tiene algunos de los síntomas siguientes en la piel? (a) Erupción (b) Sequedad (c) Edema (d) Pérdida de pelo, o vellos

79. Enséñeme cualquier llaga o erupción que tenga en el cuerpo, incluyendo dentro de la boca.

80. ¿Ha tenido hinchazón en las coyunturas? Indique dónde.

81. ¿Padece de dolor en la cintura o en la espalda? Indique dónde.

82. Relaje los músculos. Vamos a ver cómo están sus reflejos en la rodilla.

83. Junte los pies, por favor.

84. Cierre los ojos y no los abra hasta que yo le apriete el dedo pulgar.

85. Apriéteme los dedos con la mano suya. ¡Más fuerte!

86. ¿Siente algunas vibraciones ahora?

87. Diga "si" si usted siente que algo le está tocando.

88. ¿Está esto frío o caliente?

89. ¿Le estoy pinchando con la punta de un alfiler o con la cabeza?

90. ¿Le estoy pinchando ahora con dos puntas o con una?

91. ¿Siente algún entumecimiento u hormigueo en los brazos y/o las piernas?

92. Mueva la cabeza: (a) hacia la derecha. (b) a la izquierda. (c) hacia atrás y hacia adelante. ¿Le duele hacer eso?

93. ¿Tiene algún dolor persistente, o se siente agotado?

94. Mueva el brazo hacia el hombro. Así, de esta manera.

43

Medical History and Physical Examination

95. When did you last have a fever?

96. Was it very high?

97. Do you know what caused it?

98. Have you had any illnesses in the past year?

99. When did you have your last physical checkup?

100. I'll look in your mouth, throat, nose, ears, and eyes.

101. Now I'm going to feel for the size and shape of your internal organs.

102. Now, with the stethoscope, I'll listen to your heart and lungs.

95. ¿Cuándo fue la última vez que tuvo fiebre?

96. ¿Fue muy alta la fiebre?

97. ¿Sabe usted cuál fue la causa?

98. ¿Tuvo alguna enfermedad el año pasado?

99. ¿Cuándo le hicieron el último examen físico?

100. Le voy a mirar la boca, la garganta, la nariz, los oídos y los ojos.

101. Ahora le voy a palpar para tener una idea del tamaño y la forma de los órganos internos.

102. Ahora, con el estetoscopio, voy a escuchar los sonidos del corazón y de los pulmones.

# SECTION 6

# NURSE TO PATIENT

Nurses specialize in the care of the sick. They may work in a hospital, a doctor's office, a clinic, an industry, or a school. They may have a private practice, giving direct care to patients or making home visits. Registered nurses are licensed by the state after passing an exam. They receive their training from a nursing school, which may take from two to three years, or they may take a four-year college course and get a bachelor's degree in Nursing Science.

## COMMON TERMS USED IN NURSING

1. **anal*ges*ic**: substance that relieves pain.

2. **ar*rhyth*mia**: abnormality or irregularity in the rhythm of the heartbeat. The average adult rate is from 60 to 80 beats per minute.

3. **bed sores**: ulceration of skin over certain bony areas, resulting from prolonged confinement in bed.

4. ***bloat*ing**: distended condition of the abdomen due to the expansion of gas, water, and so on.

5. **blood *pres*sure**: force of the blood against the inner walls of the blood vessels, produced by the squeezing (systole) and the relaxing (diastole) action of the heart chambers. Normal blood pressure for adults is 120/80; much over that is called hypertension, and much under is called hypotension.

6. ***bow*el *move*ment**: evacuation of the feces through the anus.

# SECCIÓN 6

# DEL ENFERMERO AL PACIENTE

Los enfermeros se especializan en la atención a los enfermos. Los enfermeros pueden trabajar en hospitales, consultas de médico, clínicas, industrias, escuelas, o en su práctica privada ya sea en la atención directa a pacientes o visitándolos en la casa. Los enfermeros reciben del estado la licencia correspondiente después de pasar un examen. Las escuelas de enfermería ofrecen un curso que dura de dos a tres años; muchas universidades también tienen un programa de cuatro años del cual los graduados reciben el título de Licenciado en Ciencia de Enfermería.

## TÉRMINOS COMUNES EN ENFERMERÍA

1. **anal*gés*ico**: substancia que alivia el dolor.

2. **ar*rit*mia**: anormalidad o irregularidad en el ritmo de los latidos del corazón. El promedio de las pulsaciones de un adulto es entre 60 y 80 pulsaciones por minuto.

3. ***lla*gas o es*car*as**: ulceraciones en la espalda y otras partes del cuerpo, causadas por la presión ejercida al estar confinado en una cama por mucho tiempo.

4. **lle*nura***: sensación abdominal producida por la expansión o distensión de gases, líquidos, etc.

5. **pres*ión* arter*ial***: la fuerza expansiva que ejerce la sangre en las paredes internas de los vasos sanguíneos, la cual es motivada por la contracción (sístole) y la distensión (diástole) de las cavidades del corazón. La presión normal para los adultos es de 120/80; mucho más de eso es lo que se llama hipertensión, y mucho menos se llama hipotensión.

6. **co**r**re***gir* **o defe***car*: la evacuación de las heces fecales por el ano.

Nurse to Patient

7. **consti*pa*tion**: difficult and infrequent defecation, or passing of feces, due to very hard and dry fecal matter or to other causes.

8. **diu*ret*ic**: substance that increases the volume of urine secretion.

9. ***di*zziness**: sensation of unsteadiness, often accompanied by inability to hold your balance.

10. ***en*ema**: insertion of a fluid into the rectum to remove feces, or for other therapeutic purposes.

11. ***fe*ver**: abnormal condition of the body characterized by the undue rise in the body temperature above normal, which is 98.6°F (37°C). Temperature is taken either orally, rectally, or under the armpit.

12. ***heart*burn**: acidic liquid brought up from the stomach through the esophagus, causing an unpleasant burning sensation.

13. **hema*to*ma**: a swelling filled with blood.

14. ***hic*cough (*hic*cups)**: quick and involuntary spasm of the diaphragm and a rapid closure of the glottis, producing a short, sharp sound.

15. ***hoarse*ness**: quality of the voice, characterized by a weak, rough, and husky sound.

16. **ice pack (ice bag)**: soft bag for holding ice which is applied to a determined area in order to reduce swelling or discomfort.

17. ***sed*ative**: medication for relieving anxiety and calming the nerves.

18. **skin rash**: eruption usually accompanied by red spots.

19. **stool**: residual matter from the digestive process that is evacuated from the bowels.

## USEFUL EXPRESSIONS

1. Did you call? Just a minute, please. What is your problem?

2. Good morning. How are you today? Did you sleep well?

7. **estreñi***miento*: la dificultad o infrecuencia al defecar debida a que el bolo fecal está endurecido y muy seco, o a otras cosas.

8. **diu***rét***ico**: substancia que aumenta la cantidad de orinas.

9. *vér***tigo**: sensación de inestabilidad general, acompañada a veces de la imposibilidad de mantenerse en pie.

10. **la***vado* **intesti***nal*: la inserción de líquido en el recto para remover las heces fecales, o para cualquier otro uso terapéutico.

11. *fie***bre**: condición anormal caracterizada por la subida indebida de la temperatura del cuerpo más allá de lo normal, que es de 98.6 grados Fahrenheit (37 grados Centígrados). Se toma con el termómetro en la boca, en el recto o debajo del brazo.

12. **ace***día*: líquido ácido que se eructa, o que sale del estómago y entra en el esófago, causando una sensación desagradable de ardor.

13. **hema***to***ma**: hinchazón que se llena de sangre.

14. *hi***po**: espasmo involuntario y rápido del diafragma a la vez que se cierra la glotis, produciendo un sonido corto y agudo.

15. **ron***que***ra**: cualidad que adquiere la voz, debilitándose la intensidad del sonido.

16. **com***pre***sa de *hie*lo** (***bol*sa de *hie*lo**): recipiente de material suave para poner hielo, el cual se aplica al paciente en determinada área para aliviar hinchazón o incomodidad.

17. **se***dan***te**: medicamento para calmar la ansiedad y los nervios.

18. **salpu***lli***do**: erupción en la piel, acompañada de manchas rojas.

19. *he***ces fe***ca***les**: residuo de la digestión el cual se evacúa por el intestino a través del ano.

# EXPRESIONES ÚTILES

1. ¿Usted llamó? Un momento, por favor. ¿Cuál es su problema?

2. Buenos días. ¿Cómo está usted hoy? ¿Durmió bien?

Nurse to Patient

3. Good afternoon. Do you feel better? Do you want anything?

4. Good evening. What can I do for you?

5. Good night. I hope you sleep well tonight.

6. This is the call light. When you press this button, a light will go on and call the nurse.

7. You push this knob to raise the head of your bed.

8. You push this knob to raise the entire bed.

9. You turn this handle in order to raise or lower your table.

10. Visiting hours are from 11 a.m. to 8 p.m.

11. What is your religion? (a) Catholic  (b) Protestant  (c) Jewish  (d) Buddhist  (e) Moslem  (f) Hindu  (g) Other

12. The priest is here in the hospital. Would you like to see him?

13. Would you like to take communion before your operation?

14. Would you like to see a minister?

15. How do you feel? Are you all right now?

16. Do you feel weak or strong?

17. Don't be afraid. It's nothing serious.

18. Are you warm now? Do you feel sleepy?

19. Are you thirsty? Do you want some ice water?

20. Are you hungry? You may not eat after midnight.

21. What have you had?

22. Did you take the medicine? Did you take the pills?

23. Open your mouth and take this, please.

## Del enfermero al paciente

3. Buenas tardes. ¿Se siente mejor? ¿Quiere algo?

4. Buenas noches. ¿Qué desea?

5. Buenas noches. Espero que duerma bien esta noche.

6. Ésta es la luz para cuando tenga que llamar. Cuando apriete este botón se enciende la luz y llama al enfermero.

7. Empuje esta perilla para levantar la cabecera de la cama.

8. Empuje esta perilla para levantar toda la cama.

9. Dé vueltas a esta palanca para subir o bajar la mesa.

10. Las horas de visita son de las 11 de la mañana a las 8 de la noche.

11. ¿A qué religión pertenece? (a) La católica  (b) La protestante  (c) La judía  (d) La budista  (e) La islámica  (f) la hindú  (g) Otra

12. El sacerdote está aquí en el hospital. ¿Quisiera usted verlo?

13. ¿Quiere tomar la comunión antes de la operación?

14. ¿Quiere que venga a verlo un pastor o ministro?

15. ¿Cómo se siente? ¿Está bien ahora?

16. ¿Se siente débil o fuerte?

17. No tenga miedo. No es nada grave.

18. ¿Tiene menos frío ahora? ¿Tiene sueño?

19. ¿Tiene sed? ¿Quiere agua fría?

20. ¿Tiene hambre? No podrá comer nada después de la medianoche.

21. ¿Qué ha tomado?

22. ¿Tomó la medicina? ¿Tomó las pastillas?

23. Abra la boca y tómese esto, por favor.

Nurse to Patient

24. Have you vomited? Do you feel dizzy?

25. Do you have a cold? Gargle with this.

26. Here is some mouthwash. Don't swallow it. Spit it out.

27. Rub yourself with: (a) alcohol. (b) lotion.

28. I'm going to give you a back rub.

29. I'm going to give you a bath.

30. I'm going to take your temperature.

31. I'm going to take your blood pressure.

32. Your pressure is: (a) normal. (b) a little high. (c) low.

33. We're taking you for an X-ray today.

34. Please take this pill. It is: (a) a tranquilizer. (b) an analgesic.

35. It's time to wash your personal area.

36. It's time to change your dressing.

37. Can you turn over to your: (a) right side? (b) left side?

38. Do you want to sit up a little?

39. I'm going to raise/lower the head/foot of your bed.

40. Do you want the bedpan?

41. Have you urinated?

42. Do you have any difficulty in urinating?

43. Do you urinate involuntarily?

44. When was the last time you urinated?

45. Have you had a bowel movement today?

## Del enfermero al paciente

24. ¿Vomitó? ¿Se siente mareado?

25. ¿Tiene catarro (está resfriado)? Haga gárgaras con esto.

26. Aquí tiene para enjuagarse la boca. No se lo trague. Escúpalo.

27. Frótese con: (a) alcohol. (b) loción.

28. Voy a frotarle la espalda.

29. Voy a bañarlo.

30. Le voy a tomar la temperatura.

31. Voy a tomarle la presión arterial.

32. La presión está: (a) normal. (b) un poco alta. (c) baja.

33. Lo vamos a llevar a la sala de rayos equis hoy para sacarle una radiografía.

34. Tómese esta pastilla. Es un: (a) calmante. (b) analgésico.

35. Es hora de lavarle sus partes personales.

36. Es hora de cambiarle el vendaje.

37. ¿Puede virarse: (a) para la derecha? (b) para la izquierda?

38. ¿Quiere enderezarse?

39. Voy a subir/bajar la cabecera la parte baja de la cama.

40. ¿Quiere la cuña (el bacín)?

41. ¿Ha orinado?

42. ¿Tiene dificultad en orinar?

43. ¿Se orina usted sin control?

44. ¿Cuándo fue la última vez que usted orinó?

45. ¿Ha corregido usted hoy?

53

Nurse to Patient

46. Are you constipated?

47. Do you wear a denture (false teeth)?

48. Do you wear a hearing aid?

49. Do you wear: (a) glasses? (b) contact lenses?

50. Call me when you want: (a) to get up. (b) to go to the bathroom. (c) the bedpan.

51. You may take a bath or a shower whenever you want.

52. Bathe with: (a) warm (b) cold (c) hot water.

53. You must remain in bed.

54. You may not get out of bed by yourself.

55. You may not sit up in bed.

56. I'm going to make your bed.

57. I'm going to put a pillow under you.

58. You must not smoke.

59. Are you in pain? How long have you had it? Is it constant?

60. Let me take your pulse.

61. Do you have chills?

62. You're going home: (a) today. (b) tomorrow. (c) in two or three days.

63. Does it hurt you: (a) in the back? (b) in the chest? (c) in the arm? (d) in the shoulder? (e) in the leg? (f) in the side of the chest? (g) in the wrist? (h) in the ankle? (i) in the neck? (j) in the head? (k) in the throat? (l) in the toes? (m) in the pit of the stomach?

64. Stretch your arms out, please.

46. ¿Está usted estreñido?

47. ¿Tiene dentadura postiza?

48. ¿Usa algún aparato para oír?

49. ¿Usa usted: (a) espejuelos (lentes)? (b) lentes de contacto?

50. Llámeme cuando quiera: (a) levantarse. (b) ir al baño. (c) la cuña (el bacín).

51. Puede bañarse o darse una ducha cuando usted quiera.

52. Báñese con agua: (a) tibia. (b) fría. (c) caliente.

53. Usted tiene que permanecer acostado.

54. Usted no debe levantarse sin que le ayuden.

55. Usted no puede enderezarse en la cama.

56. Voy a arreglarle la cama.

57. Le voy a poner una almohada debajo.

58. Usted no puede fumar.

59. ¿Tiene dolor? ¿Cuánto tiempo hace que lo tiene? ¿Es constante?

60. Déjeme tomarle el pulso.

61. ¿Tiene escalofríos?

62. Usted ya podrá irse para su casa: (a) hoy. (b) mañana. (c) dentro de dos o tres días.

63. ¿Tiene usted dolor: (a) en la espalda? (b) en el pecho? (c) en el brazo? (d) en los hombros? (e) en la pierna? (f) a un lado del pecho? (g) en la muñeca? (h) en el tobillo? (i) en el cuello? (j) en la cabeza? (k) en la garganta? (l) en los dedos de los pies? (m) en la boca del estómago?

64. Estire los brazos, por favor.

65. Do you feel dizzy?

66. Are you tired? It's time to go back to bed.

67. I'll raise the rails so you don't fall out of bed.

68. Press the button if you need me.

## SPECIAL CARE SITUATIONS

## Bath

1. Tub. It's bath time. Would you like to take a tub bath?

2. Medicated tub bath. The doctor ordered this to help your rash.

3. Sitz. Please sit on this towel/plastic/inflated ring for about twenty minutes. I'll check on you often. This is the emergency cord in case you need me. The water is a comfortable 105°F.

4. Sponge. I'm going to sponge you with cold water to lower your temperature. This will feel pleasant.

## Casts

1. Your leg needs to be elevated on pillows to help your circulation.

2. Hang on to the trapeze bar and help us lift you up in bed when we say "now."

3. Is your cast too tight? Where?

4. Your toes look pink and feel warm. Please wiggle your toes often.

## Catheterization

1. Have you ever been catheterized?

65. ¿Se siente con mareos (vértigo)?

66. ¿Está cansado? Ya es tiempo de volver a la cama.

67. Voy a levantar las barandas para que usted no se caiga de la cama.

68. Apriete el botón si me necesita.

## SITUACIONES QUE REQUIEREN CUIDADO ESPECIAL

### Baño

1. En bañadera. Es la hora del baño. ¿Quisiera bañarse en la bañadera?

2. Con una preparación médica. El médico lo ha ordenado para aliviarle la erupción.

3. Baño de asiento. Siéntese en esta toalla/este plástico/este tubo de goma por unos veinte minutos. Yo vendré a menudo a verla. Esta es la cuerda de emergencia en caso de que me necesite. El agua está a una temperatura cómoda de 105 grados F.

4. De esponja. Le voy a dar un baño con una esponja y agua fría para bajarle la temperatura. Se va a sentir muy bien.

### Enyesado

1. Su pierna tiene que estar levantada con almohadas para ayudarle con la circulación.

2. Sujétese del trapecio y ayúdenos a levantarlo en la cama cuando le digamos "ahora."

3. ¿Le aprieta mucho el yeso? ¿Dónde?

4. Los dedos de los pies están rosados y con buen calor. Mueva los dedos a menudo, por favor.

### Cateterización

1. ¿Es ésta la primera vez que le pasan un catéter?

## Nurse to Patient

2. Do you understand this word?

3. Your doctor has ordered it.

4. I'll introduce a small tube into your bladder. Urine will drain into a bag. I'll be very gentle.

5. This will keep your bladder flat during surgery, and you won't have to worry about urinating after surgery.

6. Please flex (bend) your knees.

7. Please raise your hips. Now come down.

8. This solution is to cleanse you. It will feel cold.

9. You're doing very well. That's all.

10. You'll feel as though you'll need to urinate. This feeling will go away after a while.

11. The tube will come out in a few days.

12. I'm going to remove your catheter. It won't hurt at all.

13. Now you'll be able to urinate on your own. Call us when you have to go. We want to measure the amount.

## Colostomy Care

1. I'm going to change your colostomy bag.

2. I'm going to irrigate your colostomy.

3. Would you like to help me?

## Compresses

1. Cold. This cold, moist pack will help reduce the inflammation. It looks better today.

2. ¿Sabe usted lo que quiere decir la palabra "catéter?"

3. El médico lo ha ordenado.

4. Le voy a poner un tubo pequeño hasta la vejiga para que la orina drene en una bolsa. Tendré mucho cuidado.

5. Esto le mantendrá la vejiga vacía durante la operación, y así usted no tendrá que preocuparse de orinar después de la operación.

6. Doble las rodillas, por favor.

7. Levante las caderas, por favor. Ahora bájelas.

8. Esta solución es para limpiarle. La va a sentir fría.

9. Le va muy bien. Eso es todo.

10. Va a tener la sensación de que desea orinar. Esta sensación desaparecerá al poco rato.

11. El tubo se lo quitaremos dentro de unos días.

12. Voy a quitarle el catéter. No le va a doler.

13. Ahora ya usted podrá orinar por su cuenta. Llámenos cuando quiera orinar, pues queremos medir la cantidad que orine.

## Colostomía

1. Le voy a cambiar la bolsa.

2. Voy a irrigarle el área de la operación.

3. ¿Quisiera ayudarme?

## Compresas

1. Fría. Esta compresa fría y húmeda es para bajarle la inflamación. Está mucho mejor hoy.

## Nurse to Patient

2. Hot. This warm, moist pack will feel soothing and will help localize the infection. We'll apply these packs continuously.

## Diet

1. You must not eat anything.

2. You must not eat or drink anything.

3. Are you: (a) thirsty? (b) hungry?

4. You may eat or drink anything you want. What would you like for a snack? (a) Cookies (b) Saltines (c) Fruit

5. Are you allergic to any food in particular?

6. You must drink a lot of fluids.

7. You're on a: (a) low-salt diet. (b) salt-free diet. (c) low-fat diet. (d) high-protein diet. (e) low-calorie diet. (f) high-calorie diet. (g) diabetic diet. (h) soft diet. (i) liquid diet. (j) special diet. (k) regular, or house, diet. (l) bland diet.

8. You may eat toast and eggs.

9. You may drink: (a) milk. (b) coffee. (c) tea. (d) broth.

10. Don't you want your breakfast? Didn't you like it?

11. Don't you want your: (a) lunch? (b) supper?

12. Do you care for anything in particular?

## Enemas

1. You'll need an enema because you haven't had a bowel movement.

2. I'll give you the enema slowly, and I'll stop for a minute if you feel discomfort.

3. There is only this much solution left.

2. Caliente. Esta compresa caliente y húmeda le aliviará y además es para evitar que la infección se extienda. Le vamos a poner estas compresas continuamente.

## Dieta

1. Usted no puede comer nada.

2. Usted no puede comer ni beber nada.

3. ¿Tiene: (a) sed?  (b) hambre?

4. Usted puede comer o beber lo que usted quiera. ¿Qué quisiera merendar? (a) Galleticas  (b) Saltinas  (c) Frutas

5. ¿Es usted alérgico a alguna comida en particular?

6. Tiene que tomar mucho líquido.

7. Usted está a dieta: (a) baja de sal.  (b) sin sal.  (c) de poca grasa.  (d) de muchas proteínas.  (e) de bajas calorías.  (f) de altas calorías.  (g) para diabéticos.  (h) blanda.  (i) líquida.  (j) especial.  (k) normal, o como en la casa.  (l) sin condimentos.

8. Puede comer tostadas y huevos.

9. Puede tomar: (a) leche.  (b) café.  (c) té.  (d) caldo.

10. ¿No quiere su desayuno? ¿No le gustó?

11. ¿No quiere: (a) el almuerzo?  (b) la cena?

12. ¿Quiere usted comer algo en particular?

## Lavados

1. Le vamos a poner un lavado porque usted no ha corregido.

2. Le voy a poner el lavado despacio, y pararé por un minuto si es que usted siente alguna molestia.

3. Queda solamente esta cantidad del líquido.

Nurse to Patient

4. This oil will lubricate and soften the stool. Please hold it in for about 20 minutes.

5. This enema will help you get rid of gas (flatus), which will make you feel more comfortable.

6. Now, you may sit on the bedpan or go to the bathroom.

## Exercises

1. It's time to exercise your legs.

2. Sit down. Stand up. Lie down.

3. Walk a little. Stretch your legs.

4. Raise your: (a) left arm. (b) right arm. Raise it higher.

5. Bend your knees.

6. Bend forward. Bend backward.

7. Bend your head: (a) forward. (b) backward. (c) to the side.

8. Are you swollen in your: (a) legs? (b) hands? (c) fingers?

9. Are you numb in your: (a) toes? (b) fingers? (c) legs?

10. Rotate your: (a) ankle. (b) head.

## Treatments

1. I want to take your blood pressure.

2. I need to take some blood for the doctor.

3. We're going to give you some blood.

4. We're going to give you an intravenous feeding.

5. It's not painful.

4. Este aceite es para lubricar y ablandar el excremento. Trate de aguantarlo por unos 20 minutos.

5. Este lavado es para ayudarle a eliminar los gases intestinales para que usted se sienta más cómodo.

6. Ahora, siéntese en la cuña (el bacín) o vaya al inodoro.

## Ejercicios

1. Es hora de hacer un poco de ejercicio con las piernas.

2. Siéntese. Párese. Acuéstese.

3. Camine un poco. Estire las piernas.

4. Levante: (a) el brazo izquierdo. (b) el brazo derecho. Más alto.

5. Doble las piernas por la rodilla.

6. Inclínese hacia adelante. Inclínese hacia atrás.

7. Eche la cabeza: (a) hacia adelante. (b) hacia atrás. (c) hacia un lado.

8. ¿Tiene hinchazón en: (a) las piernas? (b) las manos? (c) los dedos?

9. ¿Tiene adormecidos: (a) los dedos de los pies? (b) los dedos de la mano? ¿Tiene, adormecidas las piernas?

10. Dele vueltas de izquierda a derecha: (a) al tobillo. (b) a la cabeza.

## Tratamientos

1. Quiero tomarle la presión.

2. Necesito sacarle una muestra de sangre para el médico.

3. Vamos a hacerle una transfusión de sangre.

4. Vamos a ponerle un suero intravenoso.

5. No le va a doler.

## Wheelchair

1. I'm going to take you to: (a) the physical therapy/X-ray/occupational therapy department. (b) your car.

2. Please stand on your good foot. Don't put weight on your sore foot. Put your hand on the arm of the wheelchair. Sit down.

3. Hold my neck. I'll help you sit in the wheelchair.

## Silla de ruedas

1. Lo voy a llevar: (a) al departamento de fisioterapia/radiografías/terapia ocupacional. (b) a su coche.

2. Sírvase pararse en su pie bueno. No se afinque en su pie malo. Ponga la mano en el brazo de la silla de ruedas. Siéntese.

3. Abrácese de mí, en mi cuello. Lo voy a ayudar a sentarse en la silla de ruedas.

# SECTION 7

# PATIENT TO NURSE

Pick out the sentence you wish to say.

1. I want to see: (a) the doctor. (b) the nurse. (c) my wife/husband. (d) my family. (e) my mother/father. (f) priest/clergyman.

2. I want: (a) to smoke. (b) a newspaper. (c) a magazine. (d) my glasses. (e) coffee. (f) tea. (g) milk. (h) sugar. (i) salt. (j) orange juice. (k) a soda. (l) ice water. (m) to urinate. (n) to go to the bathroom. (o) to use the bedpan. (p) to lie down. (q) to go back to bed. (r) to get up. (s) to sit up. (t) to sit down.

3. May I have: (a) the medicine? (b) something for pain? (c) a sleeping pill?

4. I can't: (a) sleep. (b) eat. (c) see well. (d) hear well. (e) urinate. (f) defecate. (g) walk. (h) get up.

5. I have pain in my: (a) head. (b) back. (c) chest. (d) stomach. (e) wound. (f) arm. (g) shoulder. (h) neck. (i) kidneys. (j) lower abdomen. (k) legs.

6. When: (a) is the doctor coming? (b) will the food be served? (c) may I get up? (d) may I eat? (e) may I walk? (f) may I go home?

7. Please: (a) turn my pillow. (b) raise the upper/lower part of the bed. (c) lower the upper/lower part of the bed.

8. I would like: (a) to write a letter. (b) to call my mother/father. (c) to call my husband/wife.

# SECCIÓN 7

# DEL PACIENTE AL ENFERMERO

Seleccione la frase que usted desee decir.

1. Deseo ver: (a) al médico. (b) al enfermero. (c) a mi esposa/esposo. (d) a mi familia. (e) a mi mamá/papá (f) a un sacerdote/clérigo.

2. Deseo: (a) fumar. (b) un periódico. (c) una revista. (d) mis lentes. (e) café. (f) té. (g) leche. (h) azúcar. (i) sal. (j) jugo de naranja. (k) un refresco. (l) agua fría. (m) orinar. (n) ir al baño. (o) usar la cuña. (p) acostarme. (q) volver a la cama. (r) levantarme. (s) enderezarme en la cama. (t) sentarme.

3. ¿Puedo tomar: (a) la medicina? (b) algo para el dolor? (c) una píldora para dormir?

4. No puedo: (a) dormirme. (b) comer. (c) ver bien. (d) oír bien. (e) orinar. (f) corregir. (g) caminar. (h) levantarme.

5. Tengo dolor: (a) de cabeza. (b) de espalda. (c) en el pecho. (d) de estómago. (e) en la herida. (f) en el brazo. (g) en el hombro. (h) en el cuello. (i) en los riñones. (j) en el bajo vientre. (k) en las piernas.

6. ¿Cuándo: (a) viene el médico? (b) van a servir la comida? (c) puedo levantarme? (d) puedo comer? (e) puedo caminar? (f) puedo irme para la casa?

7. Por favor: (a) dele vuelta a la almohada. (b) levante la cabecera/la parte baja de la cama. (c) baje la cabecera/la parte baja de la cama.

8. Quisiera: (a) escribir una carta. (b) llamar a mi mamá/papá. (c) llamar a mi esposo/esposa.

# SECTION 8

# PATIENT INFORMATION ON TESTS AND SPECIAL CARE SITUATIONS

Until fairly recently it was common practice for physicians to withhold from their patients the diagnosis of a serious illness. But this attitude has changed in the last ten or fifteen years because patients, as a rule, demand to know more about their illness and prognosis. With situations that require special care or treatment, such as X-rays and scans, the practice today is to keep the patient well informed as to the procedure to be followed. Information about twenty-five of the most commonly ordered tests and procedures is given below.

## Accurate Intake and Output

This record is needed by the doctor to compare the amount of fluids you drink with the amount you excrete every day. For your information:

1. You'll receive a white slip of paper to be used to record the fluids you drink each 24 hours.

2. On the back of the sheet, you'll see a list of measurements for different size containers of fluids.

3. When you've finished drinking a container of fluid, please mark it on the record sheet or ask the nurse to do it.

4. The fluids taken at meal time are recorded in special places, as marked on the record sheet.

5. Since an accurate record will be kept of urine, you'll have to use the bedpan instead of the toilet.

# SECCIÓN 8

# DATOS PARA EL PACIENTE SOBRE PRUEBAS Y AQUELLAS SITUACIONES QUE REQUIEREN UN CUIDADO ESPECIAL

Hasta hace relativamente poco tiempo era práctica muy común entre los médicos el no informarle al paciente cuando la enfermedad era grave. Pero esta actitud ha cambiado en los últimos diez o quince años porque los pacientes generalmente les piden a los médicos que los mantengan informados de sus problemas. Tal es la situación en los casos de atención o tratamiento especial, tales como radiografías y exploraciones electromagnéticas, en que la práctica hoy en día es la de mantener al paciente lo más informado posible sobre el proceso que se va a seguir. Presentamos aquí veinticinco de las pruebas y los procesos que más piden y necesitan los médicos.

## Ingestión y Excreción

Estos informes los necesita el médico para comparar la cantidad exacta de los líquidos que se ingieren, con la cantidad exacta de los que se eliminan diariamente. Para su información:

1. Le darán una hoja de papel para que vaya anotando la cantidad de líquido que bebe cada 24 horas.

2. Detrás de esa hoja hay una lista con las medidas de distintos recipientes o vasijas.

3. Cada vez que usted termine de beber el contenido de un recipiente tendrá que anotarlo en el papel, o puede llamar al enfermero para que se lo haga.

4. Los líquidos que se tomen en las comidas se van anotando en un lugar especial en la misma hoja.

5. Ya que es necesario llevar la cuenta exacta de la cantidad de orina, es necesario usar la cuña en lugar del inodoro.

## Patient Information on Tests and Special Care Situations

6. It would be helpful if you remind the nurse or aide to measure the amount of urine every time a bedpan is taken out.

## Barium Sulfate Enema

This procedure is ordered by the doctor to provide contrast for the X-rays that will be taken of the lower gastrointestinal (G.I.) tract to find out if there are any obstructions, defects, polyps, diverticula, and so on. For your information:

1. No food or solids are allowed for 24 hours, and no liquids for 8 hours, before the test.

2. You might be given a laxative and/or an enema the night before.

3. In the X-ray room, you'll lie on your side on a table while the barium enema is inserted into your rectum and gradually fills the colon.

4. You'll have an uncomfortable feeling of fullness, cramps, and a great desire to defecate, but please do your best to retain it.

5. After the X-rays are taken, you can go to the bathroom.

6. When you return, air may be pumped into the colon for additional X-rays in order to find out if there are polyps or any other abnormal growth.

7. You'll be asked to drink quite a lot of water during the rest of the day in order to avoid the possibility of constipation. You'll notice that your stool will be white for a couple of days, but don't worry about it.

## Barium Milkshake

Your doctor has ordered this flavored drink for an examination of the stomach and/or the esophagus. For your information:

1. You'll be asked not to eat any solids after your last meal the day before.

2. In the X-ray room, the technician will ask you to stand in front of the fluoroscope with an upright X-ray table in back of you.

6. Es conveniente que usted le recuerde al enfermero o al asistente que mida la cantidad de orina cada vez que vacíe la cuña.

## Enema de sulfato de bario

El bario se manda para dar contraste a las radiografías del tracto gastrointestinal para ver si hay alguna obstrucción, defecto, pólipo, divertículo, etc. Para su información:

1. No podrá comer nada sólido por 24 horas, ni tomar líquidos por 8 horas, antes de la prueba.

2. Posiblemente le den un laxante o le pongan un lavado intestinal la noche antes.

3. En la sala de radiografías usted se acostará de lado en una mesa mientras le ponen el bario por el recto para que se vaya llenando gradualmente el colon.

4. Es algo incómodo por la llenura, dolor y grandes deseos de corregir que se siente, pero trate de aguantar lo más posible.

5. Después de las radiografías podrá ir al baño.

6. Al volver es posible que le vayan a inyectar aire por el recto para hacer otras radiografías más, las cuales son necesarias para averiguar si hay pólipos u otras anormalidades.

7. Le dirán que beba mucha agua durante el resto del día para así evitar la posibilidad de estreñimiento. Notará que al corregir será de color blanco por unos días, pero no se preocupe por esto.

## Bario por vía oral

El médico pide que usted se tome esto, lo cual no tiene mal sabor, para hacer una investigación del estómago y/o del esófago. Para su información:

1. Le dirán que no coma nada sólido después de la última comida del día.

2. En la sala de radiografías el técnico le pedirá que se pare delante del aparato de fluoroscopía con la mesa de rayos X por detrás.

3. You'll be asked to drink several ounces of a white liquid (barium) while the technician watches on a screen the flow of the liquid through your esophagus and takes some X-rays.

4. Drink lots of water or any other liquid after the process to avoid constipation.

## Bed Rest, Complete

This information has been prepared so that you may understand what is meant by the doctor's orders for "complete bed rest."

1. It is ordered so that your body may have maximum rest. The marked reduction of physical or mental activities permits your defenses and other vital functions to work with the least amount of effort.

2. The doctor will determine the length of the complete bed rest, and depending on your rate of recovery, he'll permit a gradual increase in activity. Follow all the instructions faithfully for a satisfactory recovery.

3. While you are in complete bed rest, the nurse will do the following things for you: (a) wash your hands and face, brush your teeth, and bathe you; (b) assist you in changing your position; (c) feed you; (d) help you on and off the bedpan; (e) comb your hair; (f) encourage you to relax; (g) place the signal cord within easy reach.

4. Physical activity is easily regulated, but somehow one's mind continues to speed on with thoughts and problems. Share them with the nurse, the chaplain, the doctor, or with some member of your family. If something is bothering you, let it be known so that we may help you get the rest that is so important.

5. Long periods of sleep at night are important; therefore, your visitors will be encouraged not to stay long. Visitors may be limited to your immediate family.

6. Rest periods during the day are important, so the nurses will plan your care in such a way as to provide for periods of no disturbance.

3. Le dirán que se tome varias onzas de bario, un líquido blanco, mientras el técnico va observando en la pantalla cómo corre el líquido por el esófago, al mismo tiempo que va sacando radiografías.

4. Cuando termine deberá tomar mucha agua y otros líquidos para evitar el estreñimiento.

## Reposo absoluto en cama

Esta información es para que el paciente entienda bien el significado de Reposo Absoluto en Cama, según las indicaciones del médico. Para su información:

1. Se hace con la idea de que su cuerpo tenga el máximo de descanso posible, ya que las defensas y otras funciones vitales de su organismo funcionan mejor al quedar reducidas las actividades mentales y físicas.

2. El descanso absoluto en cama durará de acuerdo con las indicaciones de su médico y de cómo se vaya usted sintiendo, lo cual permitirá un aumento gradual de sus actividades. Siga bien todas las instrucciones para su pronto restablecimiento.

3. Mientras usted esté en reposo el enfermero se encargará de: (a) lavarle la cara, manos y dientes, y de bañarlo; (b) ayudarle a cambiar de posición en la cama cuando usted lo necesite; (c) darle la comida; (d) ayudarle a ponerse y a quitarse la cuña; (e) peinarle; (f) aconsejarle de que usted esté lo más relajado posible; (g) ponerle cerca el cordón para que usted pueda llamar cuando quiera.

4. Aunque las actividades físicas son bastante fáciles de regular y controlar, la mente, sin embargo, no dejará de estar en actividad pensando en los problemas personales. Para lograr tener la tranquilidad de espíritu necesaria se le aconseja que trate estos problemas con el enfermero, con el capellán, con el médico o con algún miembro de su familia. Si hay algo que le moleste, dígalo, para así lograr que usted tenga el descanso que necesita.

5. El dormir bien por la noche es muy importante, y se le ruega a sus visitas que no pasen largos ratos con usted. Es posible que los visitantes queden limitados a sus parientes más cercanos.

6. El descanso por el día es también importante, y los enfermeros se encargarán de ello para facilitarle el descanso que usted necesita.

Patient Information on Tests and Special Care Situations

7. Avoid anything that will excite you. Lie back and try to relax.

## Bone Marrow Aspiration (Biopsy)

This procedure is ordered by the doctor to make a complete check of all the blood cells. For your information:

1. The process will be a little painful, and the area will be tender for a while.

2. You'll be given a sedative before the test to relax you.

3. The area will be cleaned and sterilized.

4. You'll be given local anesthesia.

5. A special needle will be inserted up to the marrow area, and some marrow will be drawn for examination.

6. A plastic bandage will be put on the spot.

## Bone Scan

This is ordered to determine any abnormality in the bones. For your information:

1. You'll be given an injection in the vein of your arm.

2. You'll have to wait from two to three hours for the injection to take effect.

3. While waiting, you'll be asked to drink a lot of water.

4. Before going in for the scan, you'll have to urinate.

5. You'll be asked to lie still on a special table for about half an hour while the machine moves slowly over your entire body.

7. Evite todo lo que pueda causarle nerviosismo. Recuéstese en la cama, descanse y trate de despreocuparse de todo.

## Biopsia de la médula ósea

El médico indica esta prueba para hacer una investigación completa de la sangre. Para su información:

1. El proceso va a dolerle un poco, y el lugar le quedará sensible por un rato.

2. Le darán un sedante antes de la prueba para calmarlo y relajarle los nervios.

3. Le limpiará y esterilizarán la región.

4. Le pondrán un anestésico local.

5. Le insertarán una aguja hasta llegar a la médula ósea y le extraerán una pequeña cantidad para analizarla.

6. Al final le pondrán una curita en el lugar de la extracción.

## Exploración de los huesos

Este proceso se hace para averiguar si hay algo anormal en los huesos. Para su informacíon:

1. Le pondrán una inyección en la vena del brazo.

2. Tendrá que esperar dos o tres horas para que la inyección haga efecto.

3. Mientras usted espera le dirán que beba mucha agua.

4. Antes de que le hagan la prueba tendrá que ir a orinar.

5. Le dirán que se acueste, bien tranquilo, en una mesa especial por unos treinta minutos mientras que el aparato va pasando lentamente por todo el cuerpo.

Patient Information on Tests and Special Care Situations

## Bronchoscopy

This test is needed to observe the larynx and the air passage through the trachea, the lungs, and the bronchi and to take specimens or remove foreign bodies if necessary. For your information:

1. The day before the test, or a few hours before, a sample of your blood will be taken and analyzed for clotting.

2. You won't be allowed to smoke for at least 24 hours or to eat or drink anything for several hours before the test, to avoid any possibility of vomiting.

3. You'll be given several medications, including a sedative to relax you and another drug to reduce the possibilities of coughing, as well as an intravenous.

4. You'll be asked to remove dentures, glasses, or contact lenses.

5. In the testing room, you'll be placed lying on your back, or in a semisitting position, while the nurse connects the cardiac monitor.

6. The doctor will numb the pharynx with local anesthesia.

7. Then the bronchoscope will be inserted through the nose or mouth and down the windpipe (trachea) into both bronchi to observe them and take samples, if necessary, for a biopsy. Relax your muscles; sufficient air will flow in and out of your lungs.

8. This test will take about 30 minutes. After the instrument is taken out, you'll remain in the testing room until fully awake, and then you'll be taken back to your room.

9. You won't be allowed to eat or drink anything until the numbness in your trachea has worn off, which usually takes about two hours.

10. Don't be alarmed if you cough up small amounts of blood-stained sputum for several hours after the test.

## CAT Scan

This procedure is ordered to get a clear, detailed image of your body or of your head. For your information:

Datos para el paciente sobre pruebas y cuidado especial

## Broncoscopía

Esta prueba es para observar la laringe y la vía de aire por la tráquea, los pulmones y los bronquios, y también para sacar las muestras necesarias para analizarlas; es también para extraer, si es necesario, cualquier cuerpo extraño que se encuentre alojado allí, Para su información:

1. El día antes o unas horas antes de la prueba le harán un análisis de sangre para ver cómo está la coagulación.

2. No le será permitido fumar por lo menos 24 horas ni tampoco comer ni beber nada varias horas antes de la prueba para evitar que vaya a vomitar.

3. Antes de la prueba le darán varias medicinas, entre ellas un calmante para los nervios, otra para reducir la posibilidad de tos y también una intravenosa.

4. Le dirán que se quite los dientes postizos y epejuelos, o lentes de contacto.

5. En la sala de pruebas le dirán que se acueste boca arriba, o lo sentarán, y mientras tanto el enfermero le conectará el monitor cardíaco.

6. El médico le pondrá una anestesia local en la faringe para insensibilizarla.

7. Luego le insertarán el broncoscopio por la nariz o por la boca, pasando por la tráquea hasta los dos bronquios para observarlos y sacar muestras, si es necesario, para la biopsia correspondiente. Relaje los músculos. No tiene que tener miedo, pues tendrá aire suficiente para respirar.

8. Esta prueba tomará unos 30 minutos. Después que le extraigan el instrumento usted permanecerá en la sala de pruebas hasta que se le pase el efecto de la anestesia, y luego lo llevarán para su habitación.

9. No podrá comer ni beber nada hasta que se le haya pasado el adormecimiento de la tráquea, lo cual toma unas dos horas.

10. No se asuste si al toser escupe un poco de sangre; esto le durará algunas horas después de la prueba.

## CAT scan

Este proceso se hace para tener una imagen clara y bien detallada de todo el cuerpo o de la cabeza. Para su información:

Patient Information on Tests and Special Care Situations

1. You'll be asked if you are allergic to certain substances.

2. Depending on the type of scan, you'll be asked not to eat anything the day of the scan. An enema may also be given.

3. You'll be asked to wear only the hospital gown.

4. Once in the room for the scan, you'll be asked to lie flat on a special table, and then strapped to it to hold you in place. Don't let this scare you. Relax.

5. You'll be given, either by mouth, by injection, or in the rectum, a solution for image contrast. This solution will be eliminated through the urine.

6. You'll hear the sound of motors as the pictures are taken. Relax, and keep your body still as you are moved forward.

7. It is neither hot nor dark inside the machine, and the technician will be in contact with you through an intercom system.

8. The scan should last about one hour.

## Catheter, Subclavian (Hickman)

This procedure is ordered as an alternative to injections through the vein in your hand, in order to avoid excessive pricking and pain. For your information:

1. You won't be allowed to eat after your dinner the day before.

2. The morning of the insertion, you'll be given a sedative, either oral or intramuscular.

3. You'll be taken to an operating room and strapped to a table to avoid any movement.

4. The area will be cleaned with a cold solution.

5. You'll be given an injection of an anesthetic.

1. Le preguntarán si usted es alérgico a ciertas substancias.

2. De acuerdo con el tipo de investigación le pedirán que no coma nada el día del "scan". También es posible que le pongan un lavado intestinal, o enema.

3. Tendrá que llevar puesta solamente la bata del hospital.

4. Una vez en la sala para el "scan," le dirán que se acueste boca arriba en la mesa y luego le sujetarán a la misma para que usted no se mueva. No se asuste y estése tranquilo.

5. Le darán bien por la vía oral, por inyección o por el recto una solución que da buen contraste a la imagen. Esta solución se eliminará cuando usted orine.

6. Va a oír el sonido de algún aparato eléctrico a medida que se van tomando las fotos. Cálmese, y estése quieto según lo vayan moviendo hacia adelante en la mesa.

7. No habrá ni calor ni obscuridad dentro del aparato, y el técnico estará en contacto con usted a través del intercomunicador.

8. El proceso tomará más o menos una hora.

## Catéter subclavio (de Hickman)

Este proceso se indica como alternativa a las inyecciones por la vena de la mano, evitándose así el dolor y molestia de estarlo pinchando frecuentemente. Para su información:

1. No podrá comer nada desde su última comida el día anterior.

2. La mañana de la inserción del catéter le darán un sedante, bien por la vía oral o la intramuscular.

3. Lo llevarán al quirófano y le sujetarán a una mesa para evitar cualquier movimiento.

4. Le limpiarán el área con una solución fría.

5. Lo inyectarán con una anestesia.

## Patient Information on Tests and Special Care Situations

6. After the sharp part of the catheter is inserted, a plastic catheter will be put in place by the doctor, with a short piece of it extending from the skin. It will be secured in place with clear plastic tape, and you'll be able to shower without any difficulty.

7. You shouldn't pull or tug on the catheter. Call the nurse immediately if you see or feel anything abnormal.

## Colonoscopy

This diagnostic test is done so that your doctor may be able to observe the large intestine thoroughly through a flexible, lighted tube called a colonoscope. For your information:

1. No aspirin or iron tablets should be taken during the week before the test.

2. You'll be on a diet of clear liquids for about two days before the test. Don't have solids or milk or dairy products.

3. Don't have anything whatsoever to eat or drink after midnight before the test.

4. You'll be given a laxative the night before, or an enema early in the morning on the day of the test.

5. You'll be given a sedative to keep you relaxed. You'll also be asked to wear only the hospital gown.

6. A short while later, you'll be asked to lie on your left side with your knees to your chest in the fetal position.

7. After lubricating the area, the colonoscope will be inserted slowly. You'll feel no pain, although you'll be somewhat uncomfortable because of the embarrassing position.

8. You'll feel the urge to defecate, but if you relax and breathe through your mouth, you'll be able to control it.

9. You'll probably be asked to change position to allow the colonoscope to penetrate further. All the while, the doctor will be viewing the lining of the intestine, looking for any abnormality.

6. Una vez que la parte puntiaguda del catéter penetre, le pondrán un catéter plástico que será insertado poco a poco hasta que haya llegado al lugar apropiado. Sobresaldrá un pequeño tramo del catéter, el cual fijarán a la piel con un adhesivo plástico para que usted pueda ducharse sin dificultad.

7. No debe en ningún momento tirar del catéter, ni halarlo, ni forzarlo. Si usted nota algo anormal llame en seguida al enfermero.

## Colonoscopía

Esta prueba diagnóstica se indica para que el médico pueda observar el intestino grueso en su totalidad a través de un tubo flexible e iluminado llamado colonoscopio. Para su información:

1. Usted no deberá tomar ni aspirina ni pastillas de hierro la semana antes de la prueba.

2. Estará a dieta líquida por dos días antes de la prueba. No coma nada sólido ni tome leche ni productos lácteos.

3. No podrá comer ni beber nada después de la medianoche antes de la prueba.

4. Le darán un laxante la noche anterior o le pondrán un lavado intestinal por la mañana temprano antes de la prueba.

5. Le darán un sedante para calmarle los nervios. También le dirán que se ponga solamente la bata del hospital.

6. Al poco rato le dirán que se acueste del lado izquierdo con las rodillas encogidas en posición fetal.

7. Después que lubriquen el área, le empezarán a introducir el colonoscopio lentamente. No sentirá ningún dolor, aunque no dejará de sentirse algo inquieto o incómodo por la posición engorrosa.

8. Sentirá después deseos de corregir, pero podrá aguantar si respira lentamente por la boca.

9. Es probable que le pidan que cambie de posición para que el instrumento pueda penetrar aún más. Mientras tanto el médico irá observando las paredes del intestino para averiguar si existe alguna anormalidad.

Patient Information on Tests and Special Care Situations

10. Air may be injected through the scope to expand the bowel so as to provide a better view.

11. The whole process will take about one hour, and once the instrument is removed, you can rest for a while on the table before getting dressed.

12. You'll be taken back to your room, or allowed to go home (but don't drive).

13. You may eat as usual, and you should drink a lot of fluids.

## Colon X-Ray

This procedure has been ordered by the doctor to see what the large intestine (colon) looks like through a combination of X-rays and an opaque solution. For your information:

1. The night before the test, before going to sleep, you'll be given a cathartic to cleanse your intestinal tract.

2. You won't have anything to eat or drink from midnight until the completion of the test the following morning. Don't chew gum or smoke.

3. In the morning, you may wash your face and brush your teeth, but you may not swallow any water at all.

4. You'll wear only the hospital gown.

5. While in the X-ray room, you'll be given a barium enema. The room will be darkened so that the doctor can use the fluoroscope to observe the barium solution filling the lower intestine.

6. After this procedure is finished, you'll be given a chance to expel the barium solution in the bathroom.

7. Then you'll be taken back to your room, where you may eat and drink as usual.

## Cystoscopy

This procedure is needed for the observation of the urethra and the bladder in the female patient, and the same parts plus the prostate in the male patient. A lighted telescope is used to diagnose the urinary condition. For your information:

10. Puede ser que le inyecten aire por el instrumento para extender el intestino y así verlo mejor.

11. Este proceso dura más o menos una hora, y una vez que extraigan el instrumento podrá descansar un rato en la mesa antes de vestirse.

12. Lo llevarán para su habitación, o podrá irse a su casa (pero no conduzca).

13. Puede comer lo que desee, y es importante que beba mucho líquido.

## Radiografía del colon

Este proceso lo indica el médico para ver las condiciones en que está el intestino grueso (colon), el cual se hace visible mediante una solución opaca. Para su información:

1. La noche antes de la radiografía, antes de dormirse, le darán un purgante para limpiar el intestino.

2. No podrá comer ni beber nada desde la medianoche hasta que le hayan hecho las radiografías a la mañana siguiente. Tampoco deberá masticar chicle ni fumar durante ese tiempo.

3. Por la mañana podrá lavarse la cara y cepillarse los dientes, pero no debe tragar nada de agua.

4. Tendrá que llevar puesta solamente la bata del hospital.

5. En el departamento de rayos X le pondrán un enema de sulfato de bario. Luego apagarán las luces para que el médico pueda usar el fluoroscopio para observar el progreso de la solución por la parte baja del intestino.

6. Después de esto podrá ir al baño para evacuar.

7. Luego lo llevarán para su habitación donde podrá comer y beber lo que desee.

## Cistoscopía

Este proceso lo indica el médico para la observación de la uretra y la vejiga en las mujeres, y de las mismas partes más la próstata en los hombres. Se hace a través de un telescopio iluminado para poder hacer el diagnóstico de cualquier síntoma o padecimiento de las vías urinarias. Para su información:

Patient Information on Tests and Special Care Situations

1. The day before the test, you'll be asked to drink a lot of fluids.

2. You won't be allowed to eat anything after midnight.

3. The morning of the test, you must not eat or drink anything.

4. You'll be given a medication to relax you one hour or so before the procedure.

5. You'll wear only the hospital gown.

6. In the examination room, you'll be placed on a table on your back, with your feet in the stirrups. You'll be draped so that only your genital area is exposed.

7. The genital area will be cleaned with an antiseptic.

8. You'll be given oxygen and be hooked up to a cardiac monitor.

9. Then you'll be given a sedative to relax you.

10. The doctor will anesthetize the urethra.

11. You'll be asked to remain still while the doctor inserts the cystoscope. You may feel the urge to urinate, but you must do your best to retain it.

12. The procedure will last about 30 minutes before the cystoscope is removed.

13. The nurse will clean the perineal area.

14. You'll rest for a while after the procedure. Don't be alarmed if the color of the urine is pink, if you have bladder spasms, or if you have a frequent need to urinate and feel a burning sensation. Your doctor may order the following: a warm sitz bath, pain medication, plenty of fluids, or antibiotics.

## Echocardiogram (Echogram)

This procedure is ordered by the doctor to see the internal functions of your heart. It is a safe procedure because there is no radiation involved. It is also more accurate than X-rays because it is done by means of high-frequency sound waves. For your information:

1. El día anterior le pedirán que beba la mayor cantidad de líquidos posible.

2. No podrá comer nada después de la medianoche.

3. La mañana de la prueba no podrá comer ni beber nada.

4. Le darán algo para calmarle los nervios una hora antes del examen.

5. Se pondrá solamente la bata del hospital.

6. Ya en la sala de exámenes le pedirán que se acueste boca arriba en una mesa con los pies en los estribos de sujeción, y estará todo tapado excepto los genitales.

7. Le limpiarán los genitales con un antiséptico.

8. Le pondrán oxígeno y le conectarán al monitor cardíaco.

9. Entonces le darán un calmante.

10. El médico le anestesiará la uretra.

11. Le pedirán que se esté tranquilo y quieto al insertarle el aparato. Quizás sienta deseos de orinar pero trate de aguantar.

12. El proceso durará unos 30 minutos antes que le retiren el cistoscopio.

13. El enfermero le limpiará el área del perineo.

14. Descansará un rato en la mesa. No se asuste si la orina le sale de color rosado, si tiene espasmos en la vejiga o si tiene necesidad de orinar frecuentemente y tiene ardor o quemazón. Según las instrucciones del médico se le puede indicar lo siguiente: un baño caliente de asiento, medicina para calmar el dolor, que beba muchos líquidos, o antibióticos.

## Ecocardiograma (Ecograma)

Este proceso se hace por indicación médica para ver el funcionamiento interno del corazón. No hay peligro ninguno ya que no interviene ningún tipo de radiación. Además, los ecocardiogramas son hasta más exactos que los rayos X porque para ellos se usan ondas ultrasónicas. Para su información:

Patient Information on Tests and Special Care Situations

1. You'll be asked to undress from the waist up and to lie down on a table.

2. Your chest will be coated with a conductive agent such as a light oil or jelly.

3. A small metal device will be moved all over your chest while the results of the scanning are followed on a monitor screen by the technician.

4. The whole procedure shouldn't last more than 30 minutes. As a rule, an electrocardiogram is also done, either before or after the echogram.

## Electrocardiogram (E.K.G., E.C.G.)

This procedure records on special paper the electrical activity of the heart. It is used to detect any abnormal cardiac rhythm and plays a fundamental part in the diagnosis of heart problems. A completely painless test, it requires no previous preparation. It lasts from 15 to 20 minutes. For your information:

1. You'll be asked to undress from the waist up and to lie down on a table.

2. You should be quiet and relaxed.

3. Several electrodes (flat pieces of metal) will be placed over an adhesive and conductive jelly.

4. Four electrodes will be placed on the wrists and ankles, held in place by a strap.

5. Another electrode will be placed on the chest and moved around it.

6. You should remain quiet and relaxed.

7. The machine will record the impulses sent by electrodes on the paper for the doctor to review and evaluate.

## Electroencephalogram (E.E.G.)

This is a record of the brain's electrical activity, shown by a wavy line printed on a moving strip of paper. It is not painful; it cannot read your mind; it is not a treatment or a cure; and it cannot tell if you are mentally ill. Before the test, be sure to have a full meal, but don't have any alcohol, coffee, or soda. This is important for the success of the test. Also, ask your doctor what drugs you should not take before the test. If you are an outpatient, be sure to shampoo

1. Le dirán que se quite la ropa de la cintura para arriba y que se acueste en una mesa.

2. Le untarán en el pecho una substancia conductora tal como un aceite liviano o una gelatina.

3. Un instrumento de metal lo irán pasando por todo el pecho mientras que el técnico irá siguiendo en una pantalla las ondas que se producen.

4. El proceso completo no durará más de 30 minutos. Por lo general le hacen también un electrocardiograma antes o después del ecograma.

## Electrocardiograma

El electrocardiograma es una representación gráfica, en un papel especial, de la actividad eléctrica producida por el corazón. Se usa para investigar la posibilidad de alguna anormalidad en el ritmo cardíaco y es una parte fundamental del diagnóstico de los problemas cardíacos. Este proceso no causa ningún dolor; tampoco es necesario estar preparado de antemano. Para su información:

1. Le dirán que se desvista de la cintura para arriba y que se acueste boca arriba en una mesa.

2. Tendrá que permanecer quieto y tranquilo.

3. Le pondrán varios electrodos, o chapas de metal unidas a un cordón, los que le serán colocados con una gelatina debajo para darles mejor adhesión y conductividad.

4. Le pondrán cuatro electrodos en las muñecas y en los tobillos, los cuales estarán asegurados por una correa.

5. Le pondrán otro electrodo en el pecho.

6. Deberá permanecer quieto y tranquilo.

7. La máquina irá grabando los impulsos eléctricos en el papel, el cual se dará al médico para que lo analice y lo evalúe.

## Electroencefalograma

Es una grabación de la actividad electrocerebral en forma de línea ondulada

your hair the morning of the appointment. If the doctor has not asked you before, he will now ask if you have had any illnesses, what medications you are taking, and if you have any current illness. This information is necessary to help the doctor better interpret your E.E.G. For your information, this is the procedure for the day of the test:

1. You'll be asked either to sit quietly on a chair or to lie on your back. You should relax and keep your eyes closed.

2. The lights will be dimmed, and small metal electrodes will be placed on selected areas of your scalp with a special paste.

3. You won't feel anything, but you may hear the sound of the instrument and the movement of the paper roller.

4. You'll be asked to breathe deeply several times at three-minute intervals.

5. The test will be over in about an hour.

6. The results of the test will be sent to your doctor.

## Gastric Analysis

This test is to obtain information about the acid gastric juices, the secretions normally present in the stomach for the proper digestion of food, as well as to see if there are any ulcers present. For your information:

1. You must not eat, drink, or smoke after midnight of the day before the test.

2. You may brush your teeth and wash your hands and face in the morning.

3. In the morning, the nurse or a technician will insert a long, thin, plastic tube through the nasal passage to your stomach. He will request that you breathe deeply, swallow several times, or chew small pieces of ice as the tube is advancing down the esophagus to the stomach.

hecha en una tira de papel la cual se va moviendo. No duele, así como tampoco le podrá leer la mente. No es ni tratamiento ni cura, ni podrá indicar si usted tiene enfermedad mental. Antes de la prueba coma bien, pero no tome bebida alcohólica ni gaseosa, ni café. Es muy importante esto para el buen éxito de la prueba. Pregúntele también a su médico que medicinas no debe tomar antes de la prueba. Si usted no está hospitalizado debe lavarse la cabeza con champú el mismo día de su cita. Si su médico no le ha preguntado anteriormente, le preguntará ahora sobre qué enfermedades ha tenido, qué medicinas está tomando y si padece actualmente de alguna dolencia o enfermedad. Esta información es necesaria para que el doctor pueda interpretar mejor el encefalograma. Para su información así es el procedimiento que se seguirá el día de la prueba:

1. Le dirán bien que se siente quieto en una silla, o que se acueste boca arriba y que se relaje con los ojos cerrados.

2. La habitación estará semi-oscura. Le pondrán unos pequeños electrodos de metal en ciertas áreas del cuero cabelludo, con una pasta especial.

3. Usted no va a sentir nada, pero quizás oiga el sonido de la máquina o el ruido que hace el rodillo de papel.

4. Le pedirán que respire profundamente varias veces a intervalos de tres minutos.

5. La prueba dura más o menos una hora.

6. Los resultados de la prueba se enviarán a su médico.

## Análisis del jugo gástrico

Esta prueba se hace para obtener información sobre el jugo gástrico, las secreciones que utiliza el estómago para digerir los alimentos; también sirve para averiguar si existe alguna úlcera. Para su información:

1. No podrá comer ni beber nada después de la medianoche del día antes de la prueba; tampoco deberá fumar.

2. Por la mañana podrá lavarse la cara, las manos y los dientes.

3. Un enfermero o un técnico le pondrá por la nariz un tubo largo y delgado de plástico que llega hasta el estómago. Le pedirá que respire hondo, que trague varias veces o que masque trocitos de hielo a medida que el tubo baja del esófago al estómago.

4. Once the insertion is completed, the tube will be taped to your nose and forehead.

5. The nurse will remove the contents of the stomach with a syringe at 15-minute intervals, placing the secretions in a bottle to be taken to the lab for analysis.

6. Several specimens will be taken, the number varying according to your doctor's request.

7. You'll be asked to spit the saliva out into a pan to avoid the neutralization of the acids in your stomach.

8. Possible variations of the test include: (a) injection by hypodermic of a medication to stimulate the secretions of the gastric juice; or (b) insertion of a medication through the tube directly into the stomach to stimulate the gastric secretions.

9. You should inform your doctor if you have allergic conditions, high blood pressure, or any heart problems.

10. This test takes from two to three hours or longer. After the tube is removed, you may eat or drink normally.

## Intravenous Pyelogram (I.V.P.)

This procedure is done to evaluate the kidneys and the urinary tract and search for tumors, stones, and other abnormalities. It is a series of kidney X-rays made after a radiopaque medication is given intravenously (it will be eliminated through the urine). For your information:

1. You'll have your usual supper, and about two hours later you'll be given a laxative to cleanse the intestinal tract.

2. You may not have food, drinks, or water after midnight until the test is over.

3. In the morning, you may wash up and brush your teeth, but you may not drink any water. You should wear only your hospital gown.

4. An X-ray of the abdomen is usually made to make sure the bowel is empty.

4. Una vez que el tubo haya llegado a su lugar apropiado se lo fijarán a la nariz y la frente con un esparadrapo.

5. El enfermero le extraerá a través de ese tubo con una jeringuilla el líquido del estómago a intervalos de 15 minutos, y lo pondrá dentro de una botella para que se analice después en el laboratorio.

6. Le sacarán varias muestras de acuerdo con las indicaciones del médico.

7. Le dirán que escupa en un recipiente para evitar que se neutralicen los ácidos del estómago.

8. Las posibles variantes de esta prueba son: (a) una inyección hipodérmica para estimular la secreción del jugo gástrico; o (b) la inyección por el mismo tubo de un medicamento para estimular la secreción.

9. Usted deberá informarle al médico de antemano sobre cualquier problema alérgico que usted tenga, o si tiene la presión alta o problemas cardíacos.

10. Este procedimiento dura de dos a tres horas o más. Una vez que le hayan quitado el tubo ya podrá comer y beber normalmente.

## Pielograma Intravenoso

Este proceso se hace para examinar los riñones y las vías urinarias para averiguar si existe algún tumor, cálculos u otra anormalidad. Consiste en una serie de radiografías renales que se sacan después de haber inyectado en la vena del brazo una solución radiopaca, la cual se elimina después por la orina. Para su información:

1. Podrá cenar como de costumbre. Una o dos horas después, le darán un purgante para limpiar los intestinos.

2. No podrá comer ni beber nada después de la medianoche hasta que le hayan hecho la prueba.

3. Por la mañana podrá lavarse y cepillarse los dientes, pero sin beber nada de agua. Deberá llevar puesta solamente la bata del hospital.

4. Por lo general sacan una radiografía del abdomen para confirmar que no haya nada en los intestinos.

5. The radiopaque dye will now be injected into a vein in your forearm. If you are allergic to iodine, you should inform the doctor about it; if you are a female patient, inform him if you are pregnant or think you might be.

6. You might have a headache, or be nauseated, or feel a very brief sensation of warmth.

7. A series of X-rays will be taken at five-minute intervals to follow the path of the dye.

8. Near the end, you'll be asked to urinate.

9. More X-rays will be taken afterward in order to find out the capability of the bladder for elimination.

10. After completion, you will be taken back to your room, where you may resume your normal activities.

## Isolation Care

These instructions have been prepared to help the patient understand what is meant when the doctor orders isolation. Some of the reasons are:

1. Your doctor may be evaluating your illness with several possible diagnoses in mind. Until he's certain what is causing you to be ill, he may request special precautions to be taken in your case.

2. When you are ill, you are more susceptible to other illnesses because your resistance is low. For this reason, those who care for you will take additional precautions to avoid subjecting you to unnecessary exposures. In some instances, the nurse will wear a gown and/or a mask when in your room.

3. Your illness may be transmitted to others. Precautions will be taken to avoid this possibility. It may be necessary to use precautions in handling the dishes and equipment used in your care. Your nurse will explain this to you on the basis of your diagnosis.

4. Certain city and state public health regulations make it necessary to place you in isolation, depending on your diagnosis. The main principles in isolation are to avoid introducing new microbes to you and to prevent the spread of the microorganism that has caused you to be ill. We know that various types of bacteria, viruses, and so on cause illnesses. We also know that microorganisms enter and leave the body in various ways.

5. Le inyectarán una solución radiopaca en la vena del brazo. Si usted es alérgico al yodo debe informárselo al médico. Si es usted mujer, debe indicarle si está encinta así como si es posible que lo esté.

6. Quizás sienta la sensación de un calor pasajero, dolor de cabeza o náuseas.

7. Le harán una serie de placas a intervalos de cinco minutos cada una para poder ir siguiendo el curso de la solución radiopaca.

8. Ya cerca del final le dirán que orine.

9. Luego le harán más placas para ver cómo va eliminando la vejiga.

10. Al terminarse la serie de radiografías lo llevarán para su habitación donde podrá continuar con sus actividades normales.

## Aislamiento Absoluto

Estas instrucciones son para que el paciente entienda bien las razones por las cuales el médico ha ordenado el aislamiento. Algunas de las razones son:

1. Es posible que el médico está aún estudiando cuál es el origen de su enfermedad. Hasta que él no tenga la seguridad de lo que le está ocasionando el mal, él tendrá que tomar las precauciones necesarias para su cuidado.

2. Cuando una persona está enferma es muy susceptible al contagio, ya que las defensas normales del cuerpo están bajas. Por eso todas las personas que lo cuidan tienen que tomar todas las precauciones posibles para evitar que usted esté expuesto a cualquier contagio. En algunos casos el enfermero usará una máscara y/o una bata al venir a su cuarto.

3. Su enfermedad se puede transmitir a otras personas y hay que tomar todas las precauciones para evitarlo. Es posible también que se tomen ciertas medidas con los platos y otras cosas que usted use. El enfermero le explicará esto, de acuerdo con lo indicado por el médico.

4. Hay ciertas medidas de seguridad, tanto de la ciudad como del estado, que dictaminan que los pacientes estén aislados de acuerdo con lo diagnosticado por el médico. Lo más importante en el aislamiento de una persona es evitar que se exponga a otros microbios, así como también evitar que se propague el microorganismo que le causó la enfermedad. Se sabe que ciertos microorganismos tales como las bacterias y los virus causan enfermedades; también se sabe que ciertos microorganismos entran y salen de distintas maneras.

## Patient Information on Tests and Special Care Situations

5. We want to protect your visitors from possible contact, too. They will be limited in number. A protective cape may cover their clothing during the visit, or a mask may be worn, depending on what caused your illness. Your visitors should refrain from handling things in your room or from kissing you. Your nurse will give further explanations about your care in isolation.

## Laboratory Tests

Tests are ordered by a doctor to help detect and diagnose an illness, as well as check on the effects of any medication he has prescribed. Most medical labs have several departments, each one dealing with a particular area of testing, such as Hematology, Bacteriology, Biochemistry, Clinical Microscopy, Blood Bank, Serology, Radioisotopes, and Anatomical Pathology. The most common tests ordered by doctors are urine, blood, and stool.

**Urinalysis.** The urine test is conducted to find the presence of: (a) sugar, as a sign of diabetes; (b) albumin, a sign of nephritis or kidney disease; (c) blood cells, a sign of kidney stones, infection, or tumors; (d) minerals, such as potassium, the absence of which indicates kidney disease; and (e) narcotic substances, an indication that the individual is under the influence of a drug.

**Blood Tests, Hemograms, and Blood Counts.** Various tests are made of the chemical components of the blood cells. The Complete Blood Count (C.B.C.) is ordered to determine the number of: (a) red blood cells (R.B.C.), for the control of anemia and lung disease; (b) white blood cells (W.B.C.), or leukocytes, for the control of infection; and (c) platelets (P.T.T.), to find out how fast the blood coagulates. In addition to the C.B.C., the doctor may order a series of tests made from only one sample of blood. These tests are called Sequential Multiple Analyzer Tests (S.M.A. 6, S.M.A. 12, S.M.A. 16, and so on, depending on the number of elements to be investigated) and determine: (a) the amount of sugar, for the control of diabetes; (b) the amount of fats and lipids, for the control of cholesterol (one of the several causes of heart attacks); (c) uric acid content, for the control of kidney stones and other kidney diseases; (d) the amount of calcium, for the control of bone problems; (e) blood type, important in the case of a transfusion; (f) the amount of sodium, calcium, and potassium, a balance being necessary for the normal functioning of the heart; and (g) the amount of antibodies, in order to fight infectious diseases.

**Stool Test.** The feces are tested to find out if there are parasites or if there is any occult (hidden) blood, an indicator of cancer of the intestinal tract.

5. Queremos que aquellas personas que lo visiten estén protegidas también, en cuyo caso estas visitas estarán limitadas y quizás tengan que usar capa y/o máscara. En todo momento ellos deben evitar tocar los objetos en su cuarto, así como tampoco deben besarlo. Cualquier otra explicación adicional se la dará el enfermero.

## Pruebas o análisis de laboratorio

Los médicos indican las pruebas o los análisis para poder saber de dónde proviene un mal y luego hacer un diagnóstico. Las pruebas y los análisis también se hacen para poder saber los efectos de cualquier medicina que se haya recetado. La mayor parte de los laboratorios médicos tienen varias secciones para hacer los análisis correspondientes, tales como la sección de Hematología, Bacteriología, Bioquímica, Microscopía Clínica, Banco de Sangre, Serología, Radioisotopía y la de Patología Anatómica. Los análisis más frecuentes que ordenan los médicos son los de orina, de sangre, y de heces fecales.

**Urinálisis**. El análisis de orina se hace para saber si existe: a) azúcar, y por lo tanto diabetes; (b) albúmina, señal de nefritis o de algún otro mal renal; (c) células sanguíneas, señal de cálculos, de infección o de tumores; (d) minerales tales como el potasio, cuya ausencia indica algún mal renal; y (e) substancias tóxicas, las cuales indican que la persona está bajo la influencia de alguna droga.

**Análisis de sangre, hemogramas y conteos globulares**. Varias pruebas se hacen para investigar los distintos componentes de las células sanguíneas. El Conteo Globular Completo se hace para saber el número de: (a) glóbulos rojos, para el control de anemia y problemas pulmonares; (b) glóbulos blancos, o leucocitos, para el control de infección; y (c) plaquetas, con el fin de saber cómo coagula la sangre. Además del Conteo Globular Completo el médico puede pedir una serie de pruebas que se hacen con una sola muestra de sangre. A estas pruebas les llaman S.M.A. 6, S.M.A. 12, S.M.A. 16, etc., de acuerdo con el número de elementos a investigar tales como: (a) la cantidad de azúcar, para el control de diabetes; (b) la cantidad de grasas y lípidos, para el control del colesterol, uno de los causantes principales de ataques cardíacos; (c) la cantidad de ácido úrico, para el control de los cálculos y otras dolencias renales; (d) la cantidad de calcio, para el control de los problemas óseos; (e) el tipo de sangre, en caso de una transfusión; (f) la cantidad de sodio, calcio y potasio, de cuyo balance depende el funcionamiento normal del corazón; y (g) la cantidad de anticuerpos en casos de enfermedades infecciosas.

**Análisis de heces fecales**. Se examina el excremento para saber si hay parásitos, o para averiguar si hay sangre oculta, la cual indica la posibilidad de cáncer en el tubo digestivo.

Patient Information on Tests and Special Care Situations

## M.R.I. Scanning (Magnetic Resonance Imaging)

This diagnostic technique provides superior pictures of the body's internal structures without the use of radiation or injection with a contrasting agent. For your information:

1. You'll be asked to fill out a medical information sheet if you are an outpatient.

2. You must inform the doctor if you have any metal implants, dental braces, a pacemaker, or a neurostimulator (tens unit).

3. You must remove all rings, jewelry, watches, hairpins, and credit or bank cards.

4. You'll have to wear a hospital gown. You may also have to go through a metal detector.

5. You'll be asked to lie for several minutes on your back, or on your stomach, on a couch-type bed that will be moved into a ring magnet.

6. You'll be asked to hold your breath and not move; then you may breathe normally again.

7. You'll feel no pain, discomfort, side effects, or any heat; you will be in communication with the technician through an intercom system.

8. After the test is over, you may change your clothes.

Questions before the M.R.I. scan:

1. Do you wear a pacemaker?

2. Do you wear a neurostimulator (tens unit)?

3. Do you have any surgical clips? Where?

4. Do you have braces?

## Exploración M.R.I.

La imagen por resonancia magnética es una nueva técnica por medio de la cual se obtienen excelentes imágenes de la estructura interna del cuerpo sin que intervenga el uso de rayos X o inyecciones con agentes para dar contraste. Para su información:

1. Le pedirán que llene un formulario dando detalles médicos, si es que usted no está hospitalizado ya.

2. Le deberá informar al doctor si usted tiene algún implante metálico, si tiene frenos en los dientes o un aparato cardiocinético, o si tiene algún neuroestimulador.

3. Tendrá que quitarse los anillos, todo tipo de joyas, relojes, ganchos y tarjetas de crédito o del banco.

4. Tendrá que ponerse una bata del hospital y probablemente tenga que pasar por un detector de metales.

5. Le dirán que se acueste por varios minutos boca arriba, o boca abajo, en una cama tipo sofá la cual se irá moviendo hacia el interior de un anillo magnético.

6. Le pedirán que aguante la respiración y que no se mueva. Después podrá respirar normalmente de nuevo.

7. No sentirá dolor ni incomodidad, ni habrá ningún efecto secundario ni calor. Estará en contacto con el técnico a través de un sistema de intercomunicación.

8. Una vez terminada la prueba se podrá cambiar de ropa.

Preguntas antes de la exploración:

1. ¿Tiene usted puesto un aparato cardiocinético (marcapasos)?

2. ¿Tiene puesto un neuroestimulador?

3. ¿Tiene presillas quirúrgicas de metal? ¿Dónde?

4. ¿Tiene frenos o aritos en los dientes?

### Patient Information on Tests and Special Care Situations

5. Do you have any metal dental work? Can it be removed?
6. Do you have any loose metal (shrapnel) in your body?
7. Do you have a shunt (bypass) in your head?
8. Do you have high blood pressure? Since when?
9. Do you have diabetes? Since when?
10. Do you have any kind of cancer? Since when?
11. Do you have any kidney disease? Since when?
12. Have you had any surgery? Where? Why? When?
13. Do you have pain? Where? Since when?
14. Do you have vision problems?
15. Do you have headaches? Since when?
16. Do you have dizziness (vertigo)? Since when?
17. Do you have seizures? Since when?
18. Do you have muscle weakness? Where? Since when?
19. Do you have numbness/tingling? Where? Since when?
20. Do you have memory loss?
21. Do you take any medicines? What kind?
22. When did your problem start?
23. Is it getting better, or worse?
24. Have you had any trauma (accidents)?

Datos para el paciente sobre pruebas y cuidado especial

5. ¿Tiene algún pedazo de metal en los dientes? ¿Se puede quitar?

6. ¿Tiene algún pedazo de metal suelto (metralla, bala) en el cuerpo?

7. ¿Tiene algún desvío arterial en la cabeza?

8. ¿Tiene la presión alta? ¿Desde cuándo?

9. ¿Tiene diabetes? ¿Desde cuándo?

10. ¿Tiene cáncer? ¿Desde cuándo?

11. ¿Tiene algún mal renal (de los riñones)? ¿Desde cuándo?

12. ¿Le han operado alguna vez? ¿Dónde? ¿Por qué? ¿Cuándo?

13. ¿Tiene algún dolor? ¿Dónde? ¿Desde cuándo?

14. ¿Tiene problemas con la vista?

15. ¿Tiene dolores de cabeza? ¿Desde cuándo?

16. ¿Tiene mareos (vértigo)? ¿Desde cuándo?

17. ¿Tiene ataques apopléticos o epilépticos? ¿Desde cuándo?

18. ¿Tiene debilidad muscular? ¿Dónde? ¿Desde cuándo?

19. ¿Tiene sensación de entumecimiento/hormigueo? ¿Dónde? ¿Desde cuándo?

20. ¿Tiene pérdida de memoria?

21. ¿Está tomando algunas medicinas? ¿De qué clase?

22. ¿Cuándo le empezó su problema actual?

23. ¿Está mejorando o empeorando?

24. ¿Ha tenido algún trauma o accidente?

## Papanicolaou or Pap Smear

This is a gynecological exam to detect cervical cancer, even at an early stage. For your information:

1. You'll be asked to abstain from sexual contact or a vaginal douche for 24 hours before the test, which will have to be postponed in case of menstruation.

2. You'll wear a hospital gown, and be asked to lie on a table with your legs spread apart for 5 or 10 minutes.

3. An instrument called a speculum will be inserted into the vagina to allow the doctor to examine the cervix (neck of the uterus). It isn't painful.

4. Samples of mucus will be taken for lab examination.

5. The doctor or nurse will check your reproductive organs thoroughly, as well as the rectum.

## Proctoscopy (Sigmoidoscopy)

This procedure is done to examine the lower part of the large intestine and the rectum with a flexible tube. For your information:

1. You'll wear only the hospital gown.

2. You'll be asked to lie on your stomach with your knees on the table, bracing yourself on your arms. The position may be a little uncomfortable, but the procedure should last no more than 20 minutes.

3. The doctor will manually examine the rectum and the exterior part of the anus.

4. The tube will then be inserted into the rectum and air will be forced into it. You might feel some pain. Relax.

5. After removal, you'll be asked to bear down to expel the air.

6. After a short rest on the table, you'll be asked to get dressed.

Datos para el paciente sobre pruebas y cuidado especial

## Papanicolaou

Este examen ginecológico se hace para averiguar si hay cáncer cervical aunque esté aún en sus comienzos. Para su información:

1. Le dirán que se abstenga de tener contacto sexual o de hacer uso de una ducha o lavado vaginal 24 horas antes de la prueba, la cual se podrá cancelar si se ha presentado el período menstrual.

2. Llevará puesta solamente la bata del hospital, y le pedirán que se acueste en una mesa especial con las piernas abiertas por unos 5 o 10 minutos.

3. Con un instrumento llamado espéculo le explorarán la vagina para examinar el cuello del útero (cerviz). No le dolerá nada.

4. Le extraerán muestras de la mucosidad para que se examinen después en el laboratorio.

5. El médico o el enfermero le hará una inspección de los órganos genitales y también del recto.

## Proctoscopía

Este proceso es para examinar la parte inferior, o baja, del intestino grueso y el recto con un tubo flexible. Para su información:

1. Llevará solamente la bata del hospital.

2. Le pedirán que se acueste boca abajo con las rodillas en la mesa y apoyándose en los brazos, posición algo incómoda, pero no será por más de 20 minutos.

3. El médico le hará un examen al tacto del recto y de la parte exterior del ano.

4. Le insertarán después el tubo por el recto y le inyectarán un poco de aire por el mismo. Es posible que sienta alguna molestia, pero estése lo más tranquilo posible.

5. Una vez que le hayan extraído el tubo le dirán que puje para expeler el aire.

6. Después de un breve descanso, usted podrá vestirse.

Patient Information on Tests and Special Care Situations

## Spinal Tap

This procedure is done to take a sample of the spinal fluid for examination. For your information:

1. You'll be asked to lie on your side, in fetal position, clasping your knees.

2. The doctor will put anesthesia, a cold solution, on your back to avoid pain.

3. You'll be asked to keep still as the doctor inserts a needle into the lower back area, below the spinal cord.

4. When he has finished taking the samples, he'll put a bandage on the spot.

5. Then you'll lie flat on your back for a few hours.

## Thyroid Scan

This procedure is done to find out how the thyroid gland is functioning. For your information:

1. You'll be informed by the lab technician as to the amount of food you can eat, if any.

2. You'll be asked if you are allergic to iodine; if not, you'll be given some pills to take and asked to return several hours later for the scan.

3. Once you return, you'll be asked to lie on your back.

4. A machine, or camera, will be held over your neck.

5. This process will take about half an hour, and it is painless.

## Ultrasound, Abdominal or Pelvic

This test, also called a sonogram, is ordered by the doctor to evaluate most of the organs in the abdominal cavity, as well as those in the genitourinary system. For your information:

1. It is painless. There is no need for contrast dye or radiation because it uses high frequency sound waves instead of X-rays.

Datos para el paciente sobre pruebas y cuidado especial

## Punción lumbar

Este proceso se hace para obtener una muestra del líquido cefaloraquídeo para analizarlo. Para su información:

1. Lo mandarán a acostarse de lado, en posición fetal, sujetándose las rodillas.

2. El médico le pondrá anestesia, una solución fría, en la espalda para evitar el dolor.

3. Le dirán que se esté quieto mientras el médico inserta una aguja en la región lumbar, debajo de la espina dorsal.

4. Una vez que haya terminado le pondrá una venda.

5. Luego permanecerá acostado boca arriba por unas horas.

## Exploración del tiroides

Este proceso se hace para saber cómo está funcionando la glándula tiroides. Para su información:

1. El técnico le informará la cantidad de alimento que podrá ingerir, posiblemente ninguno.

2. Le preguntarán si usted es alérgico al yodo; si no, le darán unas pastillas a tomar y le dirán que regrese varias horas más tarde para la exploracion.

3. Cuando regrese le dirán que se acueste boca arriba.

4. Un aparato o una cámara estará cogido sobre el cuello.

5. Este proceso durará más o menos media hora y no le causará ningún dolor.

## Ultrasonido abdominal o pélvico

Esta prueba, llamada también sonograma, se hace por indicación médica para hacer una evaluación de la mayoría de los órganos en la cavidad abdominal, y también los que están en el sistema genitourinario. Para su información:

1. No causa ningún dolor. No es necesario usar ningún agente contrastante ni hay probabilidad ninguna de radiación, ya que se usan ondas sonoras de alta frecuencia en lugar de los rayos X.

## Patient Information on Tests and Special Care Situations

2. Depending on the particular organ to be scanned, you may be asked to abstain from food for twelve hours before the test, or to drink about eight glasses of water or any other liquid two or three hours before and hold the urge to urinate until the test has been performed.

3. You'll be asked to wear the hospital gown and to lie on your back on a special table. A coat of light oil, acting as a conductor, will be spread on your abdomen.

4. Then an electronic device will be moved all over the abdomen.

5. The information gathered is electronically sent to a screen where it can be immediately viewed by the technician. The same information is also recorded on film or on a special type of paper for future reference. Ultrasound is being used extensively today to enable the doctor, as well as the mother-to-be, to view the fetus in the uterus without any possibility of danger from radiation, as would be the case with X-rays.

Questions before the ultrasound:

1. What is the date of your last menstruation?

2. Is it regular every month?

3. Are you pregnant?

4. How many times have you been pregnant?

5. Have you had any miscarriages or abortions? How many?

6. Do you use contraceptives? Which type?

7. Have you ever had pelvic surgery? (a) Uterus (b) Ovaries (c) Dilation and Curettage (D&C) (d) Hysterectomy (e) Cysts (f) Fallopian ligation

8. Do you have any bleeding that is not regular (spotting, heavy periods)?

9. Are your periods painful?

10. Do you have any discharge?

2. De acuerdo con el órgano en particular que se vaya a explorar, le dirán que se abstenga de comer doce horas antes de la prueba, o le dirán que beba ocho vasos o más de agua u otro líquido dos o tres horas antes de la prueba, y que aguante los deseos de orinar hasta que haya terminado la exploración.

3. Le indicarán que se ponga la bata del hospital y que se acueste boca arriba en una mesa especial. Le untarán un aceite fino en el abdomen para que sirva de agente conductor.

4. Le irán pasando un pequeño aparato electrónico de mano por toda el área del abdomen.

5. La información que obtiene este aparato se envía electrónicamente a una pantalla donde el técnico la podrá ver inmediatamente. Esa misma información se graba a la vez en película o en papel para que sirva de referencia en el futuro. El ultrasonido se está usando extensamente hoy en día para que los médicos, así como las mujeres en estado, puedan ver al feto en el seno materno sin exponerse a los peligros de la radiación como ocurre con los rayos X.

Preguntas antes del ultrasonido:

1. ¿Cuál es la fecha de su última menstruación?

2. ¿Es su período regular todos los meses?

3. ¿Está en estado?

4. ¿Cuántas veces ha estado en estado?

5. ¿Ha tenido pérdidas o abortos? ¿Cuántas veces?

6. ¿Usa contraceptivos? ¿De qué clase?

7. ¿Le han operado alguna vez de la pelvis? (a) Útero  (b) Ovarios  (c) Dilatación y raspado  (d) Histerectomía  (e) Quistes  (f) Ligadura de trompas

8. ¿Tiene sangramiento que no sea regular (manchas, períodos muy fuertes)?

9. ¿Tiene mucho dolor con sus períodos?

10. ¿Tiene derrames?

Patient Information on Tests and Special Care Situations

11. Do you have fever?

12. Are you urinating frequently?

13. Describe your present illness.

Datos para el paciente sobre pruebas y cuidado especial

11. ¿Tiene fiebre?

12. ¿Está orinando con mucha frecuencia?

13. Describa su problema actual.

# SECTION 9

# DISEASES AND THEIR NATURE

A disease is an abnormal condition of the body that may be functional or organic in character, or a combination of both. Disease may result from factors such as infection, improper diet, the environment, old age, and stress.

According to their nature, diseases may be organic if there are no functional or physiological signs. The functional diseases are characterized by a change in some functional part of the body without any specific anatomical reason. Diseases may also be communicable, or contagious, when they can be transmitted to other persons by the germs and organisms that caused them. This is done either by direct or indirect contact with the person affected, through discharges from the nose, throat, or other infected mucus membranes, and/or contact with sputum, blood, feces, urine, semen, and so on. Insects such as flies, mosquitoes, ticks, and roaches can also transmit diseases. The non-communicable diseases, as their name implies, are not transmitted.

## COMMON DISEASES AND RELATED TERMS

1. **acute infection**: disease that appears suddenly. It is generally of short duration, accompanied by discomfort, fever, and other symptoms.

2. **Alzheimer's disease**: gradual degeneration of the brain cells, causing a progressive loss of mental ability (with periods of improvement and of worsening) until it becomes completely degenerative. Generally, it strikes some people after the age of 50, although it may be observed in younger people.

3. **antibiotic**: substance derived from living microorganisms that controls the growth of bacteria either by killing them or by stopping their process of reproduction. Penicillin, the first of the antibiotics, was discovered by Sir Alexander Fleming in England, where its use began during World War II.

# SECCIÓN 9

# ENFERMEDADES Y SU NATURALEZA

Una enfermedad es una condicíon anormal del organismo que puede ser de carácter funcional, orgánico, o la combinación de ambos. Las enfermedades pueden ser motivadas por causas o factores tales como la infección, deficienca dietética, el medio ambiente, la vejez y las tensiones.

De acuerdo con su naturaleza las enfermedades pueden ser consideradas orgánicas si no se observan signos funcionales o fisiológicos. Las enfermedades funcionales se caracterizan por alteración de alguna función del organismo sin base anatómica determinada. Las enfermedades también pueden ser contagiosas, o infecciosas, cuando son transmisibles a otras personas por los gérmenes u organismos que las causaron. Esto se produce por contacto directo o indirecto con la persona afectada a través de secreciones que pueden ser nasales, de la garganta o de otras membranas mucosas afectadas. Pueden ser transmisibles también por contacto con los esputos, la sangre, las heces fecales, la orina, el semen, etc. Los insectos tales como las moscas, los mosquitos, las garrapatas y las cucarachas también transmiten ciertas enfermedades. Las enfermedades no contagiosas, como su nombre lo indica, no son transmisibles.

## ENFERMEDADES COMUNES Y TÉRMINOS RELACIONADOS

1. **infección aguda**: enfermedad que se presenta de pronto. Es generalmente de corta duración y va acompañada de malestar, fiebre y otros síntomas.

2. **mal de Alzheimer**: degeneración gradual de las células cerebrales, lo cual causa la pérdida progresiva de las facultades mentales, con períodos de mejoría y agravación. Por lo general afecta a algunas personas después de los 50 años de edad, aunque puede observarse en personas menores.

3. **antibiótico**: substancia derivada de microorganismos vivientes, la cual actúa destruyendo las bacterias o paralizando su reproducción. La penicilina, el primero de los antibióticos, fue descubierta por Alexander Fleming en Inglaterra, donde comenzó a usarse durante la Segunda Guerra Mundial.

4. **anti*body***: complex protein produced by cells of the lymphatic system in response to the antigens present in viruses and bacteria.

5. ***an*tigen**: substance present in viruses and bacteria that stimulates the production of antibodies.

6. **anti*tox*in**: substance present in the immunoglobulin of the blood and capable of combatting or neutralizing the effects of poisons (toxins) produced by bacteria.

7. **ar*thr*itis and *rheu*matism**: ailments of the bones, joints, and muscles, particularly common among elderly people. They are generally accompanied by progressive swelling, pain, and stiffness in the joints, knees, ankles, and hips; also by deformity of hands, wrists, and feet, sometimes leading to disability. There are several varieties, such as osteoarthritis, rheumatoid arthritis, and gout.

8. **asympto*matic***: condition in which there are no visible signs or symptoms of any kind.

9. **bac*te*ria (pl.), bac*te*rium (sing.)**: single-celled microorganisms that are many times larger than viruses; found in the air, water, and soil; and sometimes cause disease. They are classified as follows: (a) bacilli, which are cylindrical; (b) cocci, which are round; and (c) spirochete, which are corkscrew-shaped.

10. ***chr*onic in*fec*tion**: one that appears with mild or severe symptoms and has a long-lasting effect.

11. **con*gen*ital dis*ease***: one that is not inherited, but present at birth.

12. **de*gen*erative dis*ease***: progressive change of tissues or organs, resulting in the possible loss of their functioning. It is generally characteristic of old age.

13. **dia*b*etes**: illness characterized by a high amount of sugar in the blood (glucose) and in the urine (glycosuria), due to the lack of insulin, the hormone normally secreted by the pancreas. An excess of sugar is called hyperglycemia, while a low level of it is called hypoglycemia. Both conditions could lead to coma and possibly death.

14. **en*dem*ic dis*ease***: one that is present more or less permanently in certain localities, or among ethnic groups.

4. **anti*cuer*po**: proteína compleja elaborada por células del sistema linfático como respuesta a los antígenos contenidos en los virus y bacterias.

5. **an*tí*geno**: substancia contenida en virus y bacterias que al entrar en el organismo estimula la producción de anticuerpos.

6. **antito*x*ina**: substancia contenida en la inmunoglobulina de la sangre, capaz de combatir o neutralizar los efectos de las toxinas producidas por bacterias.

7. **ar*tr*itis y reuma*tis*mo**: dolencias en los huesos, coyunturas y músculos, muy comunes entre la gente de edad. Van generalmente acompañadas, en forma progresiva, de inflamación, dolores y rigidez en las coyunturas, los tobillos y las caderas; también puede haber deformidad en las manos, en las muñecas y en los pies, al extremo tal de dejar incapacitadas a las personas. Hay diferentes variedades, tales como la osteoartritis, la artritis reumática y la gota.

8. **asinto*má*tico**: estado en el cual no existen síntomas ni signos visibles.

9. **bac*t*erias**: microorganismos unicelulares que son mucho más grandes que los virus. Están latentes en el aire, el agua y la tierra, y a veces causan enfermedades. Las bacterias se categorizan como sigue: (a) los bacilos, que son de forma cilíndrica; (b) los cocus, de forma redondeada; y (c) las espiroquetas, que tienen forma de tirabuzón.

10. **infec*ción cró*nica**: la que aparece con síntomas más o menos severos y que terminará por ser de larga duración.

11. **mal con*gé*nito**: el que no es hereditario sino que existe al nacer.

12. **mal degenera*t*ivo**: cambio progresivo de los tejidos o de los órganos, con la posible pérdida del funcionamiento de los mismos. Es generalmente característico de la vejez.

13. **dia*b*etes**: enfermedad con una cantidad elevada de azúcar en la sangre (glucosa) y en la orina (glicosuria), debido a la falta de insulina, la secreción hormonal del páncreas. Al exceso de azúcar se le llama hiperglicemia, y al nivel bajo de la misma se le llama hipoglicemia. Cualquiera de las dos condiciones puede dar motivo a un coma y posiblemente la muerte.

14. **mal en*dé*mico**: el que existe de modo permanente en ciertas localidades, o en grupos étnicos determinados.

Diseases and Their Nature

15. **environ**m**en**tal dis*ease*: one that is caused by factors in the environment, such as pollution, smoke, dust, and chemicals.

16. **epi**d*em*ic dis*ease*: one that spreads more or less rapidly throughout a large area, affecting a large number of people.

17. *fu*n**gi (pl.),** *fu*n**gus (sing.)**: plantlike organisms and microorganisms lacking chlorophyll. Some of them can cause diseases such as athlete's foot and moniliasis.

18. *gla*n**dular** dis*ease*: one that results from the malfunctioning of any of the numerous glands in the body. The endocrine glands produce an internal secretion that circulates to all parts of the body; the best known are the pituitary, the thyroid, the adrenals, the parathyroids, and the gonads (sex glands). The exocrine glands secrete externally, such as the lacrimal, the sudoriferous, the salivary, and the sebaceous glands.

19. **hepa**t**itis (**v**iral)**: very common disease caused by a viral infection that mainly affects the liver, causing jaundice, a yellowish tinge of the skin. It can be contracted from contaminated food, hypodermic needles, and blood transfusions. Groups at high risk are: those persons exposed to the handling of contaminated blood and blood products (frequently in laboratories and in hospitals), homosexual and bisexual males, and intravenous drug users. It may be caused by three different viruses: A, B, and non-A/non-B.

20. **her**e**ditary** dis*ease*: one that is due to factors transmitted from parents to offspring through abnormal genes. Hemophilia is one of the best-known hereditary diseases.

21. **im**m**un**ity: ability of the body to resist infection from a foreign invader, either naturally through its own immune system, or by an acquired immunity through vaccination or by having contracted and recovered from the disease.

22. **in**f*ec***tious** dis*ease*: one that is caused by germs, viruses, bacteria, fungi, and so on invading the body of an individual who then passes it on to another. Complete isolation and vaccination are required for its control.

Enfermedades y su naturaleza

15. **mal ambien*tal***: el que se produce por factores existentes en el medio ambiente, tales como la contaminación del aire, el humo, el polvo y los productos químicos.

16. **epi*de*mia**: el mal que se extiende más o menos rápidamente por un área extensa, y que afecta a gran número de personas.

17. ***hon*gos**: organismos que parecen plantas pero que carecen de clorofila. Algunos hongos pueden causar enfermedades tales como el pie de atleta y la monoliasis.

18. **enferme*dad* glandu*lar***: la que proviene del mal funcionamiento de alguna de las muchas glándulas en el cuerpo humano. Las glándulas endocrinas elaboran una secreción interna que circula por todo el cuerpo; las más conocidas son la pituitaria, el tiroides, las adrenales, las paratiroides y las gónadas. Las exocrinas segregan hacia el exterior, tales como las lacrimógenas, las sudoríparas, las salivales y las sebáceas.

19. **hepa*t*itis (vi*ral*)**: enfermedad bastante generalizada la cual se debe a una infección viral sistemática que afecta principalmente al hígado, causando a veces ictericia con coloración verde-amarilla de la piel. Se contrae a través de alimentos contaminados, agujas hipodérmicas y transfusiones de sangre. También la pueden contraer aquellas personas que tienen contacto con sangre contaminada (generalmente en laboratorios y en hospitales), los varones homosexuales o bisexuales y las personas que usan drogas intravenosas. La hepatitis viral puede ser causada por tres tipos de virus: A, B, y no-A/no-B.

20. **mal heredi*ta*rio**: el que es debido a factores transmitidos por los padres a su prole a través de los genes anormales. Un caso típico es la hemofilia.

21. **inmuni*dad***: capacidad que desarrolla el organismo para hacerles frente a los microorganismos que invaden o pretenden invadir nuestro cuerpo. Puede ser natural a través del sistema inmunológico del organismo, o puede ser adquirida por vacunación o al haber tenido dicha enfermedad y haberse recuperado de la misma.

22. **enferme*dad* infec*cio*sa**: la ocasionada por gérmenes, virus, bacterias, hongos, etc., que se introducen en el organismo de una persona y luego se transmite a otra. La vacunación y el aislamiento completo se requieren para su control.

Diseases and Their Nature

23. **influenza**: acute, highly infectious and feverish illness with several signs of systemic nature. It is caused by a variety of viruses attacking the respiratory and/or the intestinal tract, and exhibits the symptoms of a cold. It is spread by droplets from the respiratory passage of victims. Yearly vaccination is recommended before the arrival of the winter season, especially for children with serious chronic illness and for people over 65.

24. **microorganism**: minute living body that is imperceptible to the naked eye, visible only with the help of a microscope. Some are injurious; others are beneficial.

25. *mul*ti**ple scle***ro***sis**: disease of the central nervous system characterized by the loss of the myelin that forms a sheath around nerve fibers. It is a chronic and progressive disease that generally starts in young adults. It is characterized by the development of abnormal sensations in the limbs, the face, and other parts of the body; visual problems; weakening of the extremities; abnormal reflexes and tremors, bringing about a lack of coordination (ataxia) and paralysis. Its exact etiology is unknown, but some believe that it may be caused by a virus.

26. *mus***cular** *dys***trophy**: chronic and hereditary disease in which the neuromuscular system gradually weakens and atrophies, leading to disability.

27. **occu***pa***tional dis***ease*: illness or disability resulting from factors associated with the occupation of the individual, such as the exposure to noxious substances for a certain period of time.

28. **pan***dem***ic dis***ease*: illness that spreads from country to country over an extensive part of the world, or over the whole world.

29. *para***site**: organism that attacks the human body in order to live. They can be visible to the naked eye, such as lice and intestinal worms, or they can be microscopic, such as amoebas.

30. **pasteuri***za***tion**: process of heating to a moderate temperature (about 160°F) for a definite period of time, followed by a quick cooling to kill or retard the development of bacteria without changing much the chemical composition of the product.

31. *path***ogen (germ)**: organism capable of causing a disease.

23. in*flu*enza: enfermedad de carácter agudo y muy contagiosa que va acompañada de un estado febril y varios síntomas de malestar general. Es causada por distintas variedades de virus que atacan el sistema respiratorio y/o el intestinal, presentándose con los síntomas de catarro. Se extiende por medio de las secreciones del sistema respiratorio de las víctimas. Se recomienda la vacunación anual antes de que llegue la temporada invernal, especialmente para los niños con padecimientos crónicos de consideración y para las personas mayores de 65 años.

24. microorga*nis*mo: diminuto cuerpo viviente que no se puede ver a simple vista, visible solamente con la ayuda de un microscopio. Algunos microorganismos son dañinos; otros son útiles.

25. escler*osis* m*úl*tiple: enfermedad del sistema nervioso central caracterizada por pérdida de la mielina que cubre las fibras nerviosas. Es crónica y progresiva, comenzando generalmente en los jóvenes adultos. Se caracteriza por el desarrollo de sensaciones anormales en las extremidades, en la cara y en otras regiones; trastornos visuales; debilitamiento de las extremidades; reflejos anormales y temblores, trayendo consigo una falta de coordinación (ataxia) y parálisis. No se conoce su etiología verdadera, pero algunos piensan que puede ser un virus.

26. dis*tro*fia muscu*lar*: mal crónico y hereditario en el cual el sistema neuromuscular se va debilitando y deteriorando gradualmente, llegando a incapacitar al individuo.

27. mal ocupacio*nal*: enfermedad o dolencia proveniente de ciertos factores relacionados con la ocupación o el trabajo de la persona, tal como el haber estado expuesto a substancias nocivas por algún tiempo.

28. mal pand*é*mico: el que se propaga de un país a otro en una extensa área del universo o por el mundo entero.

29. par*á*sito: organismo que ataca al cuerpo humano para poder subsistir. Pueden ser visibles a simple vista, tales como los piojos y las lombrices intestinales, o microscópicos, tales como las amebas.

30. pasteurizac*ión*: proceso de calentar a una temperatura moderada (de unos 160 grados F) por un tiempo determinado, seguido de un enfriamiento rápido para así retardar el desarrollo de bacterias o matarlas sin que se alteren mucho los componentes químicos del producto.

31. pa*tó*geno (germen): organismo capaz de producir una enfermedad.

Diseases and Their Nature

32. **peri*n*atal dis*ease***: one that occurs just before, during, or right after birth.

33. **pneu*mon*ia**: inflammation of the parenchyma (functional part) of the lungs. It may be caused by some chemical substance of a volatile nature, or by different kinds of bacteria or viruses.

34. **poliomye*li*tis or *in*fantile pa*ral*ysis or *po*lio**: illness caused by a virus entering through the mouth and multiplying in the intestinal tract. It has a positive tropism through the nervous system toward the gray matter in the spinal cord, although it may affect other higher motor zones, causing paralysis of the affected parts of the body. It was endemic in many parts of the world, but it is no longer such a threat, due to the Salk and Sabin vaccines.

35. **proto*zoa* (pl.), proto*zoon* (sing.)**: animal-like, single-celled microorganisms capable of producing diseases, such as amoebic dysentery, malaria, and sleeping sickness.

36. **psychoso*matic* dis*ease***: one in which the malfunctioning of an organ is caused by, or notably influenced by, such psychological factors as anxiety, stress, and emotions.

37. ***ra*bies or hydro*pho*bia**: viral, fatal infectious disease of many domestic and wild animals. It involves the central nervous system, resulting in paralysis and finally death. It may be transmitted to humans by the bite of infected animals, such as dogs, cats, bats, foxes, skunks, raccoons, and squirrels.

38. **rick*ett*sia**: any of a group of microorganisms similar to bacteria, that live as parasites on certain insects such as body lice, rat fleas, and ticks. They are easily transmitted to humans through these vectors, bringing about disease.

39. **septic*e*mia or blood *poi*soning**: condition in which an infectious agent is found to be circulating in the blood.

40. **sterili*z*ation**: rendering a substance or an object free of all microorganisms that may produce disease. Sterilization may be obtained through the use of: (a) a chemical, such as germicides, disinfectants, and antiseptics; (b) steam under pressure in an autoclave; (c) dry or wet heat at a high temperature; or (d) radiation.

32. **mal perina*tal***: el que ocurre exactamente antes, durante o inmediatamente después de nacer.

33. **pulmo*nía***: inflamación del parenquima (parte funcional) de los pulmones. Puede ser ocasionada por algunas substancias químicas usualmente volátiles, o por distintas clases de bacterias o virus.

34. **poliomie*li*tis o pa*rá*lisis infan*til* o *po*lio**: enfermedad causada por un virus que se introduce por la vía oral y se reproduce en los intestinos. Tiene un tropismo positivo por el tejido nervioso para los núcleos grises motores de la médula espinal, aunque puede afectar otras zonas motoras superiores ocasionando parálisis en las partes del cuerpo afectadas. Era considerado un mal endémico en muchas partes del mundo, pero ya casi no lo es debido a las vacunas de Salk y de Sabin.

35. **proto*zo*os**: microorganismos unicelulares parecidos a los animales, capaces de causar enfermedades tales como la disentería amebiana, la malaria (paludismo) y la enfermedad del sueño.

36. **mal psicoso*má*tico**: el en que el mal funcionamiento de un órgano es motivado o influenciado por factores psicológicos tales como la ansiedad, las tensiones y las emociones.

37. **ra*bia* o hidro*fo*bia**: infección viral y fatal que afecta a muchos animales domésticos y salvajes. Ataca el sistema nervioso central, resultando en parálisis y finalmente la muerte. Puede ser transmitida a los seres humanos por la mordida de animales infectados, tales como perros, gatos, murciélagos, mofetas, mapaches y ardillas.

38. **ric*ket*sia**: cualquiera del grupo de microorganismos parecidos a las bacterias que viven como parásitos de ciertos insectos tales como los piojos, las pulgas y las garrapatas. Éstos sirven de vectores para transmitir el germen a los seres humanos y producir enfermedades.

39. **septic*emia* o envenena*mien*to de la *san*gre**: estado en que un agente infeccioso se encuentra circulante en la sangre.

40. **esterili*zación***: medio o proceso para hacer que una substancia u objeto se libre de todo microorganismo. La esterilización se logra: (a) por medio de productos químicos tales como los germicidas, desinfectantes y antisépticos; (b) por medio del vapor a alta presión en un autoclave; (c) con altas temperaturas en seco o en líquidos; o (d) por radiaciones.

41. *symp*tom: noticeable sensation or change in the affected person, which may be associated with illness. The most common symptoms are pain, fever, burning sensations, dizziness, nausea, and numbness.

42. *te*tanus or *lock*jaw: an acute infectious disease that is often fatal. It is caused by a bacterium commonly found in the soil and in objects in close contact with it, and may enter the body through a wound. It is characterized by spasms and rigidity of some muscles. The first sign is stiffness of the jaw and difficulty in swallowing. Immunization is obtained through vaccination with a tetanus toxoid injected four times in the first four or six years, and kept active with a booster shot every ten years (or earlier, if necessary).

43. *tro*pism (*pos*itive): total or partial tendency of microorganisms toward specific tissues or organs.

44. *ty*phoid *fe*ver: infectious disease caused by bacteria and characterized by severe and prolonged fever and a general state of weakness, possibly resulting in death. It is usually spread through the feces of patients and carriers of the disease.

45. **vacci***na***tion**: most common process for the prevention or treatment of diseases. It consists of attenuated living microorganisms, or a suspension from them, administered to the body either by mouth (polio vaccine) or by injection (tetanus vaccine) to induce the formation of antibodies to fight any future invasion of the disease-producing agent.

46. **vec**tor: microorganism, animal, insect, or person that carries and transmits disease from infected to noninfected individuals. Most common vectors are flies, mosquitoes, fleas, lice, ticks, pigs, dogs, cattle, and parrots.

47. **ve**hicle: object, substance, or person that has been contaminated. Some common vehicles are water, milk, raw foods, dust, intimate articles of clothing, and eating utensils, as well as the hands of people who work with infected patients. It is therefore important for all persons involved in the care of patients to wash their hands to prevent the spread of infectious diseases.

Enfermedades y su naturaleza

41. *sín*toma: sensación o cambio que se observa en la persona afectada en su organismo, el cual puede ir asociado a enfermedades. Los síntomas más comunes son el dolor, la fiebre, ardentía o ardor, los mareos, las náuseas y el entumecimiento.

42. *té*tano: enfermedad aguda e infecciosa que es a menudo de fatales consecuencias. Es causado por una bacteria generalmente presente en la tierra y en objetos próximos a ella y puede introducirse en el cuerpo por alguna herida. Se caracteriza por la presencia de espasmos y la rigidez de algunos músculos. El primer signo que se presenta es la rigidez de la quijada y dificultad al tragar. Para prevenirlo se usa una vacunación con toxoide tetánico inyectada cuatro veces en los primeros cuatro o seis años de vida. Para mantenerla activa se recomienda una dosis de refuerzo cada diez años (o antes si se considera necesario).

43. tro*pi*smo (posi*ti*vo): tendencia total o parcial de ciertos microorganismos hacia determinados tejidos u órganos.

44. *fie*bre tifoi*dea*: enfermedad infecciosa de origen bacteriano, caracterizada por la fiebre alta prolongada y debilitamiento general. Puede traer complicaciones fatales. Se propaga usualmente por las heces fecales de los pacientes y de los portadores de la enfermedad.

45. vacuna*ción*: el proceso más común para la prevención y el tratamiento de enfermedades. Consiste en la introducción en el cuerpo por la vía oral (la vacuna de la polio) o por inyección (la vacuna del tétano) de microorganismos vivientes atenuados, o un extracto de ellos, para lograr la formación de anticuerpos, los que se opondrán a futuras invasiones de los gérmenes específicos que los crearon.

46. vec*tor*: microorganismo, insecto, animal o persona que lleva consigo y transmite enfermedades de personas infectadas a las no infectadas. Los más comunes son las moscas, los mosquitos, las pulgas, los piojos, las garrapatas, los cerdos, los perros, el ganado y las cotorras.

47. ve*hí*culo o conduc*tor*: objeto, substancia o persona que ha sido contaminada. Algunos de los vehículos más comunes son el agua, la leche, los alimentos crudos, el polvo, las ropas íntimas y los utensilios de comer, así como las manos de personas que trabajan con enfermos. El lavarse bien las manos después de haber atendido a un paciente es el procedimiento más adecuado para la prevención de las enfermedades infecciosas.

48. **ve*ne*real dis*ease*** : communicable disease usually acquired through sexual relations with an individual who is afflicted. The most common are syphilis, gonorrhea, genital herpes, and genital warts.

49. ***vi*rus (sing.), *vi*ruses (pl.)**: smallest of all known living microorganisms. They reproduce themselves within a living cell, causing many diseases such as hepatitis, poliomyelitis, chicken pox, encephalitis, influenza, the common cold, and AIDS.

# RELATED TOPIC

We have always been prone to disease as a biological process due to old age, to infections, and to voluntary and involuntary environmental factors. This situation has been prevalent ever since the dawn of human history and throughout civilization. It was through natural factors that man was able to react against some diseases, giving way only when his natural resistance was nil, and he therefore died.

It was, however, through trial and error, through observation and communication with his fellow beings, and through his resourcefulness that he learned about certain herbs, minerals, fruits, and waters to relieve him of some of his minor ailments. As civilization progressed, many health hazards were partially or completely eradicated, while new ones made their appearance, and ways were found to lengthen the life span. Diseases such as cholera, bubonic plague, leprosy, yellow fever, smallpox, polio, and diphtheria were once considered incurable and took a heavy toll in human lives for centuries; today they are almost under complete control.

Despite all the advances in medicine and technology to date, there are many diseases still affecting mankind, such as heart disease, cancer, influenza, and many infections for which there is no positive cure. Additionally, Acquired Immune Deficiency Syndrome, better known as AIDS, is now considered to be a great menace to human health.

48. **enfermе*dad* ven*é*rea**: la que se adquiere generalmente a través de relaciones sexuales con una persona que este afectada. Las más comunes son la sífilis, la gonorrea, el herpes genitalis y verrugas genitales.

49. ***virus***: los más pequeños de los microorganismos vivientes conocidos. Se reproducen dentro de una célula viviente, ocasionando muchas enfermedades, tales como la hepatitis, la poliomielitis, las viruelas, la encefalitis, la influenza, el catarro o resfriado común y el SIDA.

## TEMA RELACIONADO

Hemos estado siempre propensos a las enfermedades como un proceso biológico debido al envejecimiento, a las infecciones y a los factores ambientales voluntarios e involuntarios. Esta condición data desde los albores prehistóricos, extendiéndose a través de toda la civilización. Debido a factores naturales, el ser humano ha podido reaccionar ante ciertas enfermedades, rindiéndose ante ellas tan sólo cuando su resistencia quedó nula, sobreviniéndole por lo tanto la muerte.

No fue sino cuando a fuerza de probar repetidamente, así como a través de la observación, del intercambio de ideas con sus congéneres y del uso de sus facultades mentales e intuitivas, que a través de los siglos el hombre llegó a aprender a hacer uso de ciertas yerbas, minerales, frutas y aguas para lograr algún alivio a sus dolencias menores. Según fue avanzando la civilización, muchos de los males peligrosos que afectaban al ser humano fueron eliminándose parcial o totalmente; mientras tanto aparecían otros, y se fueron hallando medios para ir alargando el promedio de vida. Enfermedades tan terribles como el cólera, la peste bubónica, la lepra, la fiebre amarilla, la viruela, la poliomielitis y la difteria, por siglos consideradas incurables y que causaron tanta pérdida de vidas, ya hoy en día están casi completamente controladas.

A pesar de todos los adelantos en la medicina y en la tecnología de que disponemos actualmente, hay todavía muchas enfermedades o dolencias que siguen ocasionando serios problemas a la humanidad, tales como los males cardiovasculares, el cáncer, la influenza y muchas otras infecciones para las cuales no se ha encontrado todavía una cura positiva. Y ahora, la presencia del Síndrome de la Inmunodeficiencia Adquirida (SIDA) se considera como la amenaza mayor que existe actualmente para la salud de la humanidad.

# SECTION 10

# SURGERY

Surgery is the branch of medicine that deals with the treatment of diseases, injuries, and/or deformities by means of manual and operative procedures in conjunction with adequate equipment, instruments, and the help of experienced personnel. Major surgical procedures are performed in a special and complex unit called the Operating Room (O.R.), which is often set up in such a way so as to allow other doctors, nurses, medical students, and so on to watch the operative process. In addition to the actual operation, surgery involves everything related to the care of the patient from the initial, or preoperative, stage—the two or three days before the operation when the patient undergoes the required lab tests and other diagnostic procedures to ascertain his needs—to the postoperative stage and recovery care.

A surgeon's training is extremely arduous. Once an individual has completed the requirements at a medical school, he must spend additional years in an accredited residency program to obtain the specialized skills required of a surgeon. When this training is over, the individual undergoes a series of rigorous examinations for the Certificate of Competency given by the National Surgical Board, which is in turn approved by the American Board of Medical Specialties. The abbreviations M.D. (Doctor of Medicine) and F.A.C.S. (Fellow Member of the American College of Surgeons) following a physician's name are further indications of an individual's qualifications as a surgeon and signify that he has passed a comprehensive examination of his surgical training and skills, and has demonstrated a commitment to high standards of ethical conduct which will ensure patients the best possible surgical care.

## COMMON TERMS USED IN SURGERY

1. **ade*no*ma**: tumor in a gland.

2. **ad*h*esions**: formation of tissue by which parts are abnormally connected.

# SECCIÓN 10

# CIRUGÍA

La cirugía es la rama de la medicina que se dedica al tratamiento de males, lesiones o deformidades por medio de procedimientos manuales operatorios con el instrumental y equipos necesarios y la asistencia de un personal adecuado. Se lleva a cabo en una unidad especial y compleja llamada Sala de Operaciones (Quirófano), la cual está situada a veces de manera tal que les permita a otros médicos, enfermeros, estudiantes de medicina, etc., ver el proceso operatorio. Además de la operación en sí, la cirugía incluye todo lo relacionado con el cuidado o atención del paciente desde su fase inicial, o preoperatoria, dos o tres días antes de la operación, para hacer los análisis y otras pruebas que sean necesarias para el diagnóstico y poder así determinar la necesidad específica del paciente, terminando luego con el cuidado postoperatorio y de recuperación.

La preparación y el entrenamiento de un cirujano son dificilísimos. Una vez terminada la rigurosa preparación en una facultad de medicina universitaria, tendrá que pasarse unos años más en un hospital acreditado para hacer su residencia y aprender la técnica que le dará las habilidades necesarias para ser cirujano. Después de este entrenamiento tendrá que someterse al examen riguroso de la especialidad para obtener el Certificado de Capacidad expedido por la Junta Nacional de Cirugía, el cual a su vez tiene que estar aprobado por la Junta Americana para las Especialidades Médicas. Aún otra prueba más a la que tiene que someterse el cirujano es la que le da el derecho a usar las abreviaturas siguientes junto con su nombre: M.D. (Doctor en Medicina) y F.A.C.S. (Miembro de la Sociedad o Colegio de Cirujanos de América), lo cual se logra después de haberse sometido a una evaluación total y completa de su preparación y experiencia en el campo de la cirugía y después de haber demostrado también que está consciente de cuáles son sus obligaciones de acuerdo con los cánones establecidos para la ética profesional, asegurándose así que los pacientes estarán bajo el mejor cuidado y atención posibles, en lo que a él atañe.

## TÉRMINOS COMUNES EN CIRUGÍA

1. **ade*no*ma**: tumor glandular.

2. **adher*en*cias**: formación de tejidos a los cuales se le unen anormalmente ciertas partes.

## Surgery

3. **anes*th*esia**: temporary loss of sensation, induced either by inhalation or injection of a drug or gas to produce either total or partial insensibility to pain.

4. **a*sep*sis**: absence of bacteria.

5. **authori*z*ation for the ope*r*ation**: affidavit signed by the patient or legally authorized person, giving consent for the operation after an understanding of the nature of the operation, the risk involved, and the anticipated result.

6. **cholecys*tec*tomy**: removal of the gall bladder.

7. **co*lec*tomy**: excision of part of the colon.

8. **co*los*tomy**: incision of the colon for an artificial anus.

9. **diverticu*li*tis**: inflammation of a distended sac in the colon.

10. ***drain*age**: method of permitting the gradual flow or withdrawal of a liquid.

11. **graft**: piece of tissue for transplantation.

12. ***her*nia or *rup*ture**: protrusion of an organ, or part of an organ.

13. **hiatal or hiatus *her*nia**: protrusion of the stomach into the thorax through an opening between the diaphragm and the esophagus.

14. ***in*guinal**: pertaining to the groin.

15. ***ke*loid**: excessive scar formation.

16. **lapa*ro*tomy**: incision into the abdominal wall.

17. **li*ga*tion**: act of tying up a blood vessel or conduct.

18. **mal*prac*tice**: legal proceedings involving at times a large sum of money for the improper or negligent treatment of a patient by the doctor or by the hospital, and so on.

19. **ne*cro*sis**: death of a certain part of tissue.

Cirugía

3. **anes*t*esia**: pérdida temporal de la sensación inducida por inhalación o inyección de alguna droga, o de gas, para producir la insensibilidad al dolor.

4. **a*sep*sia**: ausencia de bacteria.

5. **autoriz*ación* para la oper*ación***: papel firmado por el paciente o por la persona autorizada, dando su consentimiento en la operación después de haber sido informado de las razones para la misma, del riesgo y del resultado que se espera obtener.

6. **colecistecto*mía***: extirpación de la vesícula biliar.

7. **colecto*mía***: extirpación de una parte del colon.

8. **colosto*mía***: incisión en el colon para hacer un ano artificial.

9. **diverticu*l*itis**: inflamación de un pequeño saco en el colon.

10. **dre*n*aje**: método para facilitar la salida gradual y/o la extracción de un líquido.

11. **tras*plan*te o in*jer*to**: parte de tejido que se usa para transferir un órgano o un tejido a otro.

12. ***her*nia o quebrad*u*ra**: protuberancia causada por un órgano o parte de él.

13. ***her*nia hia*tal* o diafrag*má*tica**: causada al ser empujada parte del estómago por la abertura del esófago y el diafragma.

14. **ingui*nal***: que pertenece a la ingle.

15. **que*lo*ide**: formación excesiva de postilla.

16. **laparoto*mía***: incisión en la cavidad abdominal.

17. **liga*du*ra**: el acto de amarrar un vaso sanguíneo o un conducto.

18. **negli*gen*cia profesio*nal***: proceso legal que implica a veces una cantidad respetable de dinero, y que se hace cuando se estima que ha habido descuido en el cuidado del paciente, ya sea por parte del médico, del hospital, etc.

19. **ne*cro*sis**: estado de inactividad de un tejido al estar muerto.

Surgery

20. **ne*phrec*tomy**: excision of a kidney.

21. **ne*phro*tomy**: incision into a kidney.

22. **paracen*t*esis**: the puncturing of a cavity to draw fluid.

23. **perito*n*eum**: membrane lining the entire abdominal cavity.

24. *scal*pel: knife used in surgery.

25. *su*tures or *stitch*es: used in sewing up the opening after surgery.

26. **tele*m*etry**: the transmission by radio signals of measurements that give evidence of the vital and other signs for the study of the postoperative process.

27. *v*ital signs: indications that a person is not dead: pulse, respiration, and blood pressure, for example.

## INSTRUCTIONS TO PATIENTS BEFORE AND AFTER SURGERY

This information is given so that the patient may know what to expect before going to the operating room. The preparation you will receive will depend on the type of surgery and the particular wishes of your doctor. The routine preparation is as follows:

1. The time for your admission to the hospital was set by your doctor to allow time for a thorough preparation and to allow you to become acquainted with the hospital routine and the personnel that will be attending you.

2. Following your admission to your room, you may be visited by an intern who will give you a routine physical examination and take your medical history.

3. Specimens of urine and blood will be taken for lab tests.

4. The skin area specific to your operation will be shaved and washed with water and a special soap.

5. The anesthetist may visit you to familiarize himself with your problem and to decide on the type of anesthesia he is going to use, which may be either local or general.

20. **nefrecto*mía***: extirpación de un riñón.

21. **nefrocto*mía***: incisión en un riñón.

22. **paracen*t*esis**: punción en una cavidad para extraer líquido.

23. **perito*neo***: membrana que cubre toda la cavidad abdominal.

24. **bistu*rí***: cuchilla que se usa en cirugía.

25. **su*tu*ras o *pun*tos**: usados para coser o cerrar la herida.

26. **teleme*trí*a**: transmisión de señales radiales que dan evidencia de los signos vitales u otras señales del organismo, las cuales se usan para ir observando el proceso postoperatorio.

27. **señales de *vi*da o *sig*nos vi*ta*les**: lo que indica que una persona está con vida, tales como el pulso, la respiración y la presión arterial.

## INSTRUCCIONES A LOS PACIENTES ANTES Y DESPUÉS DE LA OPERACIÓN

Estas instrucciones han sido preparadas con el fin de que el paciente sepa lo que hay que hacer antes de ir para el quirófano. Los preparativos dependerán del tipo de operación y de lo que en particular haya indicado el médico, pero el proceso normal es el siguiente:

1. La hora de ingreso al hospital es de acuerdo con las instrucciones del médico para tener tiempo de prepararlo todo, y también para darle tiempo al paciente para que se vaya familiarizando con la rutina diaria del hospital y con el personal que lo va a atender.

2. Después de estar ya en su cuarto es posible que lo visite un interno para un examen físico y preparación de su historia clínica.

3. Le tomarán muestras de orina y de sangre para analizarlas.

4. La parte específica del cuerpo donde le van a hacer la operación será rasurada, o afeitada, y luego se la lavarán con agua y un jabón especial.

5. El anestesista probablemente le haga una visita para familiarizarse con su problema y para decidir el tipo de anestesia que va a usar, si va a ser local o general.

# Surgery

6. So that you'll be relaxed and well rested, you'll receive medication to help you sleep well the night before the operation.

7. You, or someone legally authorized, will have to sign an authorization of consent for the operation.

8. No food or fluids are allowed after midnight on the night before surgery.

9. In the morning you may wash up and brush your teeth. You'll wear only the hospital gown to the operating room.

10. The following should be removed before surgery: dentures or partial plates, about an hour before surgery; bobby pins and hair decorations; nail polish and lipstick, to permit the anesthetist to watch your natural color; watches, rings, and other valuables, which the nurse will keep in a secure place.

11. For identification purposes, a plastic band will be attached to your wrist (if it hasn't already been done) and it won't be removed until you leave the hospital.

12. Just before surgery, a small plastic tube, or catheter, will be inserted into your bladder for drainage of urine, if and when necessary; at a specified time, you'll be given an injection and other medication to help you relax and to prepare you for the anesthetic.

13. About half an hour before surgery, you'll be taken on a cart to the operating room, where you'll be cared for by the surgery personnel.

14. After the operation, you'll be taken to the recovery room, where you'll be carefully observed until you've recovered from the anesthesia.

15. Since no one other than the operating room personnel is allowed in the surgery department, it's best for your relatives and friends to remain in the waiting room, where the surgeon will inform them after the operation.

After the operation, a quick recovery will depend upon your cooperation. Here are a few hints:

Normally, the lungs have the ability to sweep secretions toward the throat so they can be coughed out, but during the operation, the anesthetic will diminish this ability, causing the secretions to build up, and increasing the chance for infection. To avoid this from happening after surgery, you should follow three

6. Para que esté bien descansado y no esté nervioso le darán algo para que le ayude a dormir bien la noche antes de la operación.

7. Usted, o la persona autorizada, firmará un papel consintiendo en que se lleve a cabo la operación.

8. No se podrá comer ni beber nada después de la medianoche antes de la operación.

9. Por la mañana se podrá cepillar los dientes y lavarse la cara. Llevará solamente la bata del hospital.

10. Antes de la operación tendrá que quitarse la dentadura postiza o puentes una hora antes; los ganchos del pelo u otros adornos; el esmalte de uñas y pintura de labios para que el anestesista pueda ver su color natural; los relojes, anillos y otras cosas de valor, las cuales guardará el enfermero bajo llave.

11. Para su identificación le pondrán una cinta plástica en la muñeca (si es que no se la han puesto ya al ingresar en el hospital), la cual no se quitará hasta que no sea dado de alta.

12. Antes de la operación le pondrán un tubito plástico, un catéter, hasta la vejiga para que drene la orina, siempre que esto sea necesario. A su debido tiempo le pondrán una inyección o le darán algo para relajarlo y prepararlo para la anestesia.

13. Como media hora antes de la operación lo llevarán en una camilla rodante al quirófano, donde será atendido por el personal allí.

14. Después de la operación lo llevarán para el salón de recuperación, donde será atendido hasta que vuelva de la anestesia.

15. Ya que no se permite a nadie estar en el departamento de cirugía a menos que tenga que ver con la operación, es mejor que los familiares y amigos se queden en la sala de espera, donde el cirujano les informará después de la operación.

Después de la operación es necesaria la cooperación del paciente para la rápida recuperación. He aquí algunas sugerencias:

Normalmente los pulmones hacen que toda secreción vaya para la garganta para así expulsarla por medio de la tos, pero durante la operación la anestesia disminuirá esta acción haciendo que las secreciones se acumulen, aumentando así las posibilidades de infección. Para evitar esto después de la operación hay tres

simple steps, or techniques: (1) deep breathing, (2) coughing, and (3) changing your position. Back in your room after surgery, you should try these activities.

The first step, deep breathing, should be done three times; inhale each time through your nose and exhale through your mouth, then cough. If this causes any pain or discomfort, you may use a pillow to press against the abdomen, at the same time supporting your incision. Since you'll be lying down in bed, deep breathing will allow the air to flow into the parts of the lungs that are hard to reach.

Besides deep breathing, you'll also have to cough and change your position in bed. These procedures will give your body the best chance for a speedy recovery, and following them is the patient's responsibility.

## RELATED TOPICS

## The Operating Process

The surgeon, in accordance to his specialty, is aided by a large staff of assistants and nurses in a dramatic setting that is further intensified by the use of sophisticated and highly specialized equipment, including a vast array of scalpels, forceps, scissors, and suture needles. In addition, there is the highly practical operating table, high-intensity lights, the anesthetic and oxygen equipment, as well as bottles of blood, dextrose, and other solutions for intravenous use to help maintain the level of body fluids.

Besides the chief surgeon and his assistants, the head operating room nurse who supervises the other nurses, the scrub nurse who assists with the instruments, the circulating nurse who runs errands, and the anesthetist are also present in the operating room. The anesthetist is responsible for administering gas or drugs that produce either a superficial or a deep state of insensibility to pain, at the same time relaxing the patient's muscles in order to facilitate the work of the surgeon. The anesthetist must be alert at all times to the vital signs as indicated on the monitors, keeping the surgeon informed of the patient's pulse rate, heart rhythm, and blood pressure.

Once the patient is under the effects of the anesthesia—the area of the operation having been previously shaved and cleansed with an antiseptic—his body is draped with sterile sheets. The incision through the skin and the fatty tissue is then made and continued deeper into membranes to get to the diseased organ for its excision. The surgical team must take care to clamp or seal by thermocautery the blood vessels that have been severed, so as to avoid excessive and unnecessary bleeding.

técnicas simples a seguir: (1) respirar profundamente, (2) toser, y (3) cambiar de posición a menudo. Una vez que usted haya regresado a su habitación debe tratar todo lo posible de hacer lo arriba indicado.

Para el primer paso, el respirar profundamente, debe hacerlo tres veces y en cada una de ellas inhalar por la nariz, exhalar el aire por la boca, y luego toser. Si esto le causa dolor o alguna molestia en la herida puede usar una almohada para apretarse algo el abdomen, para que le sirva de soporte en el lugar de la incisión. Como usted estará acostado en cama después de la operación, el respirar profundamente le permitirá que el aire penetre hasta las partes del pulmón a donde es más difícil que llegue normalmente.

Es conveniente recordar que además de respirar profundamente tiene también que toser y cambiar de posición en la cama. Es responsabilidad del paciente el hacer estos ejercicios para así darle al cuerpo la oportunidad de recuperarse pronto.

## TEMAS RELACIONADOS

## El proceso operatorio

El cirujano, de acuerdo con su especialidad, tiene la ayuda de un extenso grupo de personas, entre ellas cirujanos ayudantes y enfermeros, rodeados de una aureola de intenso drama con el uso de equipos refinados y altamente especializados. En el quirófano también se encuentran un sinnúmero de instrumentos tales como bisturíes, fórceps, tijeras, agujas para suturas, además de la muy práctica mesa de operaciones, luces de alta intensidad, los equipos de anestesia y de oxígeno, así como frascos o bolsas con sangre, dextrosa y otros líquidos para uso intravenoso con el fin de mantener el nivel requerido de líquidos en el cuerpo.

Además del cirujano principal y de los asistentes, del jefe de enfermeros del quirófano, del instrumentista y del enfermero circulante, el anestesista estará también presente en la sala. Él es el que está a cargo de darle al paciente drogas o gas para producirle el estado requerido de insensibilidad profunda o superficial, y al mismo tiempo lograr el relajamiento muscular necesario para facilitar la labor del cirujano. El anestesista tiene también que estar alerta y vigilar los signos vitales a través de los monitores para tener siempre informado al cirujano del pulso, el ritmo cardíaco y la presión arterial del paciente.

Una vez que el paciente esté bajo los efectos de la anestesia—el área donde se va a hacer la operación ya previamente rasurada y limpiada con una solución antiséptica—el cuerpo se cubre con sábanas estériles. Entonces el cirujano procede a hacer la incisión a través de la piel y tejidos adiposos, y continúa profundizando a través de tejidos para poder llegar al órgano afectado para su extirpación. Al mismo tiempo el equipo quirúrgico va cerrando con el termocauterio los vasos sanguíneos seccionados para evitar así el sangramiento excesivo e innecesario.

When the excision has been completed, the team will proceed with the suturing of the tissues that were sectioned, using a series of stitches made either with metal clips or with a material that may be removed easily several days after surgery. Before closing the incision, they will take stock of all the instruments, gauze, swabs, etc., so as to make sure that nothing has been left inside when closing the incision. The wound is then covered with sterile gauze and adhesives.

Upon completion of the operation, the patient is taken either to a recovery room for a few hours until he regains consciousness before returning him to his hospital room, or he is taken to the Intensive Care Unit where he is watched closely by monitors and by members of the nursing staff. When he has recovered, the postoperative process begins to watch for any possible complications, such as blood clot, pneumonia, trauma, or cardiac arrest.

## Laser Surgery

A laser may be briefly described as a device that can emit a narrow and intensive radiation beam that can be concentrated on a very small and previously determined area.

The word "laser" is an acronym made up from the initials of the words Light Amplification by Stimulated Emission of Radiation, or more specifically, a light beam made up of a certain number of atoms. When excited by an active medium or substance, the laser starts the process of stimulated emission of radiation at a specific wavelength, creating a narrow and concentrated beam of light of great thermal intensity. It is used in science and industry, particularly in medicine, where it has become a very valuable surgical instrument for cutting tissue with hardly any loss of blood, for destroying unhealthy and unwanted matter, and for joining and repairing tissue.

Laser beams can also be used together with an endoscope provided with an optical fiber to transmit the laser beam to the desired organ with precision. There is no damage of adjacent tissue, cells, or organs, in addition to less pain, inflammation, and the instant cauterization of the blood vessels. These are just a few of the surgical procedures possible in ophthalmology, dermatology, gynecology, urology, orthodontics, and other branches of medicine.

Una vez terminada la extirpación del órgano afectado, el equipo procederá a suturar los tejidos seccionados con una serie de puntos, o bien con presillas especiales o con un material que se pueda quitar fácilmente pocos días después de la operación. Antes de cerrar la herida es preciso hacer un recuento cuidadoso de todos los instrumentos que se usaron, así como de las gasas, tampones, etc., para estar bien seguro de que nada se haya quedado adentro al cerrar la incisión. Entonces se cubre la herida con gasa estéril y esparadrapo.

Al terminarse la operación llevarán al paciente a la sala de recuperación por unas horas hasta que se haya pasado la anestesia, y luego lo llevarán para su cuarto en el hospital. También puede ser que después de la operación lleven al paciente a la Unidad de Cuidado Intensivo para irlo observando a través de monitores y por parte de los enfermeros. Una vez pasada esta etapa comienza el proceso postoperatorio para evitar la posibilidad de complicaciones, tales como coágulo, pulmonía, trauma o paro cardíaco.

## Lásers

Un láser, para describirlo brevemente, es un dispositivo capaz de emitir un haz de luz radioactiva de gran intensidad concentrado en un área muy pequeña y previamente determinada.

El vocablo "láser" se formó tomando las iniciales de las palabras en inglés, "Light Amplification by Stimulated Emission of Radiation," que en español se traducen, "La Amplicación de la Luz por la Emisión Estimulada de la Radiación," las cuales, en términos mas específicos, indican que es un rayo, o haz de luz, compuesto de un número determinado de átomos, los cuales, cuando son estimulados o excitados por un agente o substancia activa, dan comienzo al proceso de la emisión estimulada de la radiación en una longitud de onda determinada, que origina un finísimo haz de luz de gran intensidad térmica de gran utilidad científica e industrial, y muy en particular en la medicina, donde se ha convertido en un instrumento quirúrgico muy eficaz en el corte de tejidos casi sin pérdida de sangre, en la eliminación de tejido anómalo indeseable, así como para "soldar," o reparar, los tejidos.

Los rayos láser pueden usarse también en combinación con un endoscopio acoplado a una fibra óptica para transmitir el impulso lumínico del rayo láser al interior del órgano en cuestión con la debida precisión e intensidad sin que perjudique o dañe los tejidos y órganos adyacentes, y con menos dolor e inflamación, cauterizando al instante los vasos sanguíneos. Estos son tan solo unos cuantos de los tratamientos quirúrgicos posibles en el campo de la oftalmolgía, la dermatología, la ginecología, la urología, la ortodoncia, y muchas otras ramas de la medicina.

There are different kinds of lasers, depending on (1) the active laser medium or substance used; (2) the wavelength or intensity of the beam; and (3) the ability of the tissue to be treated to absorb the thermal radiation energy. The $CO_2$ lasers, for example, can be used to make fine precision cuts, and also can be used for the vaporization of unwanted or malignant cells. The argon gas laser is used for various types of surface lesions, such as birthmarks (nevi). The Nd:YAG, or the neodymium metal-based chemical laser, is used for deeper cuts.

Existen diferentes clases de lásers, de acuerdo con (1) el agente o substancia activa usada; (2) la longitud de onda, o intensidad del haz de luz; (3) la capacidad de absorción de la energía térmica que tenga el tejido en cuestión. Los lásers que usan dióxido de carbono, por ejemplo, se usan para cortes de gran precisión en los tejidos, y son tan potentes que se usan mayormente para vaporizar, o eliminar, tejidos anómalos o células de origen maligno. Los lásers que usan el gas argón se utilizan para varios tipos de lesiones superficiales, tales como los lunares (nevos), etc. Y los conocidos por Nd:YAG, que usan un producto con base metálica llamado Neodimium, se utilizan para los cortes mas profundos.

# SECTION 11

# CARDIOLOGY

Cardiology is the medical branch that is concerned with the functioning of the healthy as well as the diseased heart. The doctor who specializes in this field is called a cardiologist.

Heart disease and related cardiovascular disease constitute one of the leading causes of death today. However, due to the advances of modern science and technology, some heart ailments can be treated successfully if the damage is not extensive and the diagnosis is made early. Surgery, either open-heart or bypass, enables a great many patients to survive and continue their normal day-to-day activities.

## COMMON TERMS USED IN CARDIOLOGY

1. *an*eurysm: dilatation, or bulging, of a blood vessel due to pressure of the blood on the weakened tissues of the vessel, forming a sac where blood, sometimes clotted, accumulates. It is usually caused by hypertension, arteriosclerosis, or syphilis.

2. **ang**ina *pec*toris: severe pain in the area around the heart, behind the breastbone, radiating to the left shoulder and down the arm, due to the lack of oxygen to the muscular wall of the heart (myocardium).

3. *ang*ioplasty: quick procedure to avoid heart bypass surgery, unless the plaque is calcified. A small catheter is inserted into a blood vessel in the groin or in the arm and guided into the coronary artery; while the doctor monitors its progress on a screen, a dissolving agent is injected at the point of blockage. Then another catheter with a tiny deflated balloon is inserted through the first one and inflated gently to stretch the artery slightly, allowing the blood to once again supply the heart muscle.

4. **ao**rta: main vessel of the arterial system, which transports all the freshly oxygenated blood from the left ventricle of the heart to all parts of the body except the lungs.

# SECCIÓN 11

# CARDIOLOGÍA

La cardiología es la rama de la medicina que se dedica al estudio del corazón, tanto cuando está funcionando normalmente como cuando hay algún mal. El doctor que se especializa en esta materia es llamado cardiólogo.

Los males cardíacos y cardiovasculares constituyen hoy en día una de las causas principales de la muerte. Sin embargo, debido a los adelantos que han ocurrido en la ciencia moderna y en la tecnología, algunos males cardíacos pueden tratarse con éxito si el daño no ha sido extenso y si se han diagnosticado a tiempo. Por medios quirúrgicos, ya sea de cirugía de corazón abierto o la de desvío arterial, muchas personas sobreviven y continúan en el desempeño de sus actividades cotidianas normales.

## TÉRMINOS COMUNES EN CARDIOLOGÍA

1. **aneurisma**: dilatación, o abultamiento, de un vaso sanguíneo motivada por la presión de la sangre en los tejidos vasculares debilitados, dando lugar a la formación de un saco donde se acumula sangre, algunas veces coagulada. Es causada por la presión alta, arterioesclerosis o sífilis.

2. **angina pectoris**: dolor agudo en la región del corazón, detrás del esternón, el cual saliendo del hombro izquierdo se extiende hasta el brazo. Es motivado por la falta de oxígeno en la pared muscular cardíaca (miocardio).

3. **angioplastia**: procedimiento rápido que se usa para evitar un desvío arterial, a menos que la placa depositada esté calcificada. Se inserta un catéter pequeño en un vaso sanguíneo en la ingle o en el brazo, el cual se va guiando hasta que llegue a la arteria coronaria; mientras el doctor va vigilando su progreso en una pantalla, inyecta un disolvente en el lugar del bloqueo. Luego otro catéter con un globito desinflado se va introduciendo por el primer catéter y al ser inflado suavemente, va estirando la arteria, permitiendo que la sangre surta otra vez al músculo cardíaco.

4. **aorta**: tronco principal del sistema arterial, el cual transporta toda la sangre ya oxigenada que está en el ventrículo izquierdo del corazón a todo el cuerpo, menos a los pulmones.

# Cardiology

5. **arterio**scle**ro**sis: the hardening and narrowing of the walls of the arteries, due generally to old age or to cholesterol deposits, causing a decrease in the flow of blood, especially in the brain and extremities.

6. **blood *ve*ssels**: There are three types of blood vessels: (a) the arteries, which are thick-walled and carry blood away from the heart; (b) the capillaries, which branch out from the arteries through the arterioles and supply blood to the tissues; and (c) the veins, which are thin-walled, formed by the merging of the capillaries, and carry blood to the heart. They have valves to keep the blood flowing in one direction and to prevent the reverse flow.

7. ***by*pass or shunt**: route surgically created in some artery-narrowing cases, taking veins from another part of the body and grafting them into the artery.

8. ***caro*tid**: either of the two large arteries, one on each side of the head, that carry blood to that part of the body.

9. **cho*les*terol**: waxy substance that builds up in the inner wall of the arteries, clogging them. Although it is the main cause of heart attacks, cholesterol plays an important role in the metabolism of the body and in the formation of: (a) steroid hormones by the adrenal glands; (b) sex hormones by the testes and by the ovaries; and (c) the plasma membrane of all body cells.

10. ***coro*nary**: either of two arteries, starting directly at the root of the aorta, that supply the heart tissues.

11. ***heart*beat**: pulsation of the heart, which includes one complete systole (contraction) and a diastole (expansion). It may be felt in the chest or by the pulse above the collarbone (clavicle) or, more conventionally, on the wrist. The normal rate is 60 to 80 beats per minute for adults. Over 90 beats is called tachycardia, or rapid heartbeat; under 50 is called bradycardia; irregular heartbeat is called arrhythmia. Extrasystolic heartbeat is an occasional beat ahead of time, followed by an apparent gap; fibrillation is a rapid and irregular palpitation.

5. **arterioescle***ros***is**: el endurecimiento y estrechamiento de las paredes arteriales, debido generalmente a la vejez o a depósitos de colesterol, los cuales disminuyen la circulación de la sangre, especialmente al cerebro y a las extremidades.

6. *v*a**sos** san*guí***neos**: Hay tres clases de vasos sanguíneos: (a) las arterias, las cuales son de paredes gruesas y transportan la sangre que sale del corazón; (b) los vasos capilares, los cuales salen de las arterias a través de las arteriolas para suministrar sangre a los tejidos; y (c) las venas, las cuales son de paredes finas, se forman al unirse los capilares y llevan sangre al corazón. Tienen válvulas para mantener la corriente en una sola dirección y evitar el retroceso de la misma.

7. **des***ví***o arte***rial*: vía que se hace quirúrgicamente en casos de estrechez arterial, usando venas de otra parte del cuerpo y trasplantadas en la arteria.

8. **car***ó***tida**: una de dos grandes arterias en ambos lados de la cabeza, las cuales llevan la sangre al cerebro.

9. **coleste***rol*: substancia cerosa que se deposita en la pared interior de las arterias, llegando a ocluirlas. Aunque es la causa principal de los ataques cardíacos, el colesterol tiene un papel importante en el metabolismo del cuerpo así como en la formación de: (a) hormonas producidas por las adrenales; (b) hormonas sexuales producidas por los testículos y por los ovarios; y (c) la capa de plasma en todas las células del cuerpo.

10. **coro***n***aria**: una de dos arterias que comienzan en la base de la aorta y que abastecen los tejidos del cerebro.

11. **la***t***ido**: pulsación del corazón que incluye un sístole (contracción) y un diástole (expansión) completos. Se puede sentir o en el pecho o arriba en la clavícula o en el lugar más corriente que es la muñeca. El pulso normal para adultos es de 60 a 80 latidos por minuto. Más de 90 pulsaciones se llama taquicardia; menos de 50 se llama bradicardia; a las pulsaciones irregulares se les llama arritmia. La extrasistólica es cuando hay una palpitación adelantada seguida de un aparente lapso; la fibrilación es una pulsación rápida e irregular.

# Cardiology

12. **hyper*ten*sion or high blood *pres*sure**: disease that gives no warning signals until it is sometimes too late. If the pressure required for pumping the blood through the system is too high (because of an obstructed vessel or other factor), it is called hypertension; when it is too low, it is called hypotension. Normal blood pressure is considered to be 120 (the systolic pressure at the time of heartbeat) and 80 (the diastolic pressure when the heart is at rest, filling up between beats). The pressure varies according to the person, his age, the time of day, emotional stress, physical activity, and so on.

13. **lipo*pro*teins**: combination of cholesterol and proteins circulating in the bloodstream.

14. **nitro*gly*cerin**: active, rapidly absorbed, and fast-working drug that acts as a vasodilator to control and prevent acute angina attacks, relieving pain within one or two minutes when used sublingually. It also comes in the form of patches for more permanent control.

15. ***pace*maker**: battery-operated electrical device implanted under the skin and used in certain heart conditions to maintain a normal heartbeat by stimulating the heart muscle to contract.

16. **spleen**: largest of the lymphatic organs, about the size of a fist, situated on the left side of the body, near the stomach, and acting as a reservoir for blood. Its main function is to destroy worn-out erythrocytes (red blood cells) and to produce leukocytes and other cells having to do with the immune system. Its removal is not fatal.

17. **stroke or *apo*plexy**: the sudden loss of the ability to move a part of the body, the loss of memory, or the loss of speech, caused when the blood supply to the brain is reduced, thereby affecting the nerve cells in that region.

18. **throm*bo*sis**: intravascular coagulation of the blood (blood clot) in any part of the circulatory system. It can take place in a brain artery (stroke), in an artery supplying the heart (myocardial infarction), or in a vein (thrombophlebitis).

## RELATED TOPIC

The heart is a hollow, muscular, contractible organ about the size of a fist; it is somewhat larger in men than in women and has an average weight of 9 to 12 ounces. Situated behind the breastbone (sternum), it is slightly tilted to the left. The wall of the heart has several layers: (a) the pericardium, the membran-

12. **hipten*sión* o pre*sión* arte*rial al*ta**: mal que no avisa sino hasta cuando a veces ya es tarde. Si la presión que se requiere para bombear la sangre por el sistema sanguíneo es alta (porque haya alguna obstrucción o por alguna otra razón), se llama hipertensión; cuando es muy baja se llama hipotensión. La presión arterial normal se considera que sea de 120 (presión sistólica, al latir el corazón) y 80 (diastólica, cuando el corazón está descansando, llenándose entre un latido y otro). La presión varía según la edad de la persona, la hora del día, las emociones, la actividad física, etc.

13. **lipoprote*í*nas**: combinación de colesterol y proteínas que circula por el torrente sanguíneo.

14. **nitroglice*ri*na**: droga activa que se absorbe rápidamente y que actúa como vasodilatador para contrarrestar y prevenir los ataques agudos de angina, aliviando el dolor al minuto o dos después de haberla usado debajo de la lengua. También se suministra en forma de parches para tener un control más permanente.

15. **marca*pa*sos**: aparato operado por medio de baterías, el cual se implanta debajo de la piel en el pecho. Se usa en ciertas condiciones cardíacas para mantener el ritmo normal del pulso, estimulando al músculo cardíaco a que se contraiga.

16. ***ba*zo**: el mayor de los órganos linfáticos, del tamaño de un puño, situado al lado izquierdo del cuerpo, cerca del estómago, donde actúa como una especie de tanque para almacenar sangre. Su función principal es la de destruir los eritrocitos (glóbulos rojos) debilitados o gastados y la de producir leucocitos y otras células que tienen que ver con el sistema inmunológico. Su extirpación no es fatal.

17. **apople*jía***: pérdida súbita del uso de una parte del cuerpo, de la memoria o del habla, la cual es causada por falta de sangre al cerebro, afectándose así las células nerviosas de esa región.

18. **trom*bo*sis**: coagulación de la sangre dentro de un vaso sanguíneo (coágulo) en cualquier parte del sistema circulatorio. Puede ocurrir en una arteria cerebral (apoplejía), en una arteria que suministra sangre al corazón (infarto del miocardio), o en una vena (tromboflebitis).

## TEMA RELACIONADO

El corazón es un órgano hueco, musculoso, contráctil y del tamaño más o menos del puño; es un poco más grande en los hombres que en las mujeres y

ous sac covering the heart; (b) the epicardium, the external layer adjacent to the heart; (c) the myocardium, the thick, muscular, middle layer; and (d) the endocardium, the membrane lining the cavities of the heart.

The heart is the center of the circulatory system. About once a minute, the heart pumps approximately 11 pints (5,000 cubic centimeters) of blood through the body via a closed circuit of blood vessels, transporting oxygen, nutrients, and waste. This action is propelled by the rhythmic contraction (systole) of the lower chambers (ventricles), followed by the expansion (diastole) of the same chambers, thereby establishing the cardiac cycle.

The heart is divided in half by a muscular wall (septum). Each side has an auricle (atrium) in the upper part and a ventricle in the lower part. The blood from the tissues, lacking oxygen, is received by the right auricle and sent to the corresponding ventricle through an opening called the atrioventricular orifice, guarded by a valve (tricuspid valve) to keep the blood from flowing back. From the right ventricle, the oxygen-poor blood is pumped to the lungs (pulmonary circulation) for its aeration (exchange of carbon dioxide for oxygen) and returns, rich in oxygen, to the left side of the heart. From there it is pumped out through the arteries and redirected to the body tissues (systemic circulation).

tiene un peso promedio de 9 a 12 onzas. Situado detrás del esternón, está inclinado ligeramente hacia la izquierda. Las paredes del corazón tienen varias capas: (a) el pericardio, la bolsa membranosa que lo cubre por fuera; (b) el epicardio, la capa externa adyacente al corazón; (c) el miocardio, la capa gruesa y muscular del centro; y (d) el endocardio, la membrana que cubre las cavidades del corazón.

El corazón es el centro del sistema circulatorio. Más o menos cada minuto circulan en circuito cerrado a través de los vasos sanguíneos aproximadamente 11 pintas (5 mil centímetros cúbicos) de sangre, transportando oxígeno, nutrientes y desechos. Esta acción se propulsa por la contracción rítmica (sístole) de la parte inferior del corazón (ventrículos), seguida de la expansión rítmica (diástole) de los ventrículos, estableciéndose así el ciclo cardíaco.

El corazón está dividido en dos lados por una pared muscular (tabique). Cada lado tiene una aurícula en la parte superior y un ventrículo en la parte inferior. La sangre de los tejidos, ya faltando oxígeno, entra en la aurícula derecha de donde se envía para el correspondiente ventrículo por una apertura llamada el orificio atrioventricular, el cual está controlado por una válvula (la tricúspide) para evitar que la sangre retroceda. Del ventrículo derecho la sangre falta de oxígeno se bombea a los pulmones (circulación pulmonar) para que se airee (cambiándose el dióxido de carbono por oxígeno) y que regrese, ya rica en oxígeno, al lado izquierdo del corazón. Desde allí pasa por las arterias para volver a los tejidos del cuerpo (circulación sistémica).

# SECTION 12

# ONCOLOGY

Oncology is the branch of medicine that is concerned with the diagnosis and treatment of cancer. The specialist in this field is called an oncologist.

Cancer is the general term applied to a number of diseases characterized by an abnormal and uncontrolled growth of cells, which can invade and destroy the surrounding normal tissue. It can spread from the original site through the bloodstream or the lymphatic system to start new cancers in other parts of the body (metastasis).

Cancer may start with an abnormal growth called a tumor, which may be noncancerous (benign) or cancerous (malignant). A biopsy is taken to determine the type of tumor. The early detection and treatment of cancer with either surgery, drugs, and/or radiation may lead to a permanent cure.

## COMMON TERMS USED IN ONCOLOGY

1. **alo*pe*cia**: loss of hair.

2. **an*e*mia**: low red blood cell count.

3. **an*ore*xia**: loss of appetite.

4. ***bi*opsy**: removal of tissue for examination and diagnosis.

5. **blood count**: number of red cells, white cells, and platelets in the blood.

6. **bone *mar*row**: soft tissue in the center of the bones, responsible for the manufacture of blood.

7. **bone scan**: series of very sensitive electromagnetic bone images done with the help of digital computer.

8. **carci*no*ma**: cancer of the glandular organs such as the skin, lungs, pancreas, liver, intestines, stomach, and breasts.

# SECCIÓN 12

# ONCOLOGÍA

La oncología es la rama de la medicina que se dedica al diagnóstico y al tratamiento del cáncer. Al médico especialista en esta materia se le llama oncólogo.

Cáncer es el término que generalmente se aplica a un número de enfermedades que se caracterizan por el crecimiento anormal e incontrolable de ciertas células que tienden a invadir y destruir los tejidos normales que las rodean. Puede extenderse de su sitio de origen a través del torrente sanguíneo o del sistema linfático, para dar comienzo a nuevos cánceres en otras partes del cuerpo (metástasis).

El cáncer puede comenzar con una protuberancia anormal llamada tumor, el cual puede ser no canceroso (benigno) o canceroso (maligno). Una biopsia se hace para saber la clase de tumor que es. Una pronta identificación y tratamiento ya sea por medios quirúrgicos, por drogas y/o por la radiación puede conllevar a una cura permanente.

## TÉRMINOS COMUNES EN ONCOLOGÍA

1. **alope*cía***: pérdida del pelo.

2. ***ane*mia**: conteo bajo de los glóbulos rojos.

3. **ano*rex*ia**: pérdida o falta de apetito.

4. ***biop*sia**: extracción de una porción de tejido para su examen y diagnóstico.

5. **con*teo* globu*lar***: cantidad de glóbulos rojos, blancos, plaquetas en la sangre.

6. ***médula ó*sea**: tejido suave en el centro de los huesos donde se produce en parte la sangre.

7. **scan de los *hue*sos**: serie de placas electromagnéticas muy sensitivas hechas con la ayuda de computadoras digitales.

8. **carci*no*ma**: cáncer de los órganos glandulares, tales como la piel, los pulmones, el páncreas, el hígado, los intestinos, el estómago y los senos.

Oncology

9. **cell**: the basic structure of living tissue.

10. **chemo*ther*apy**: treatment of disease with drugs and other medications.

11. **CAT scan**: special type of X-ray study using a beam along with a digital computer to give a detailed three-dimensional image.

12. **cyst**: accumulation of fluid or semisolid material within a sac.

13. **ed*e*ma**: accumulation of abnormal amounts of fluid in any tissue.

14. **graft *ver*sus host dis*ease* (GvH)**: tendency of the body to reject tissues in an implant as foreign.

15. ***Hick*man *cath*eter (sub*cla*vian)**: special IV needle inserted into a large vein under the collarbone for taking blood sample, for intravenous injection, and for other treatment. It is done to avoid excessive pricking of the vein.

16. **hyst*er*ectomy**: surgical removal of the uterus.

17. **immuno*ther*apy**: treatment of cancer using substances that stimulate the body's immune system.

18. **intra*v*enous**: injection or infusion of fluids into the vein.

19. **leu*k*emia**: cancer of the blood-forming bone marrow, characterized by the excessive amount of abnormal white blood cells.

20. **lymph nodes**: rounded bodies scattered along the lymphatic system, acting as filters to keep bacteria or cancer cells from entering the blood system.

21. **lym*pho*ma**: cancer of the lymphatic system in the neck, groin, or spleen.

22. **mam*m*ography**: low-dose X-ray exam of the breast for cancer detection.

23. **mas*t*ectomy**: surgical removal of the breast.

24. **mela*n*oma**: type of cancer that usually begins in the skin as a mole. When malignant, it metastasizes quickly.

Oncología

9. *cé*lula: la estructura básica de los tejidos vivientes.

10. **quimio*tera*pia**: tratamiento de males por medio de drogas y otras medicinas.

11. **CAT scan**: exploración electromagnética computarizada, con rayos X, para dar una imagen tridimensional detallada de un órgano.

12. *quis*te: acumulación de fluido o material semi-sólido en un saco en el cuerpo humano.

13. *ede*ma: acumulación de cantidades anormales de líquido en algún tejido.

14. **rec*ha*zo**: tendencia del cuerpo a rechazar los tejidos en un implante por ser foráneos.

15. **ca*té*ter *Hick*man (sub*cla*vio)**: tipo de aguja intravenosa especial que se inserta en una vena grande debajo de la clavícula para poder tomar muestras de sangre, para inyecciones intravenosas y para otros tratamientos. Se usa para evitar los pinchazos excesivos en la vena.

16. **histerecto*mía***: extirpación del útero por medios quirúrgicos.

17. **inmuno*tera*pia**: tratamiento del cáncer con substancias que estimulan el sistema inmunológico del cuerpo.

18. **intrave*no*sa**: inyección o infusión de fluidos en la vena.

19. **leu*ce*mia**: cáncer de la médula ósea el cual se caracteriza por la presencia de una cantidad grande de leucocitos anormales.

20. ***nó*dulos lin*fá*ticos**: cuerpos redondeados diseminados por el sistema linfático, los cuales actúan como filtros para evitar que las bacterias y las células cancerosas pasen al torrente sanguíneo.

21. **lin*fo*ma**: cáncer del sistema linfático en el cuello, la ingle o el bazo.

22. **mamogra*fía***: examen de los senos usando una dosis baja de rayos X para detectar cáncer.

23. **mastecto*mía***: erradicación quirúrgica de un seno.

24. **mela*no*ma**: tipo de cáncer que generalmente empieza en la piel como una verruga. Si es maligno hace metástasis rápidamente.

# Oncology

25. **me*tas*tasize**: to spread from the original site.

26. **pap smear or Papanico*la*ou test**: uterine smear to detect cancer cells in the mucus of the uterus.

27. ***plate*lets**: small cells in the blood that control the clotting of the blood.

28. ***pros*tate *can*cer**: occurs in the prostate gland in the male reproductive system. It affects a large number of men, generally after the age of 50.

29. **ra*di*ation *the*rapy**: treatment of cancer with high-energy X-ray machines using cobalt or other radioactive material.

30. **red blood cells**: small cells responsible for the red color of blood and the transportation of oxygen to the tissues.

31. **re*mis*sion**: complete or partial disappearance of disease. Also the period when cancer is under control and there are no symptoms.

32. **sar*co*ma**: cancer in the bone, muscle, or tissue.

33. **side ef*fects***: temporary or reversible reaction to drugs.

34. ***ste*roid**: synthetic product that acts like the male hormone testosterone. Steroids are used to counteract the negative effects of radiation and/or chemotherapy. Its indiscriminate use may cause serious problems.

35. ***vi*rus**: tiny infectious agent smaller than bacteria.

36. **white blood cells**: small cells in the blood responsible for fighting infection. They are also called leukocytes.

## RELATED TOPICS

## Leukemia

This is a disease of the blood-forming tissues such as the bone marrow, the lymph nodes, and the spleen. When leukemia strikes, millions of abnormal or immature white blood cells are carried through the body by the bloodstream and the lymph system, crowding out and slowing production of the other two vital elements in the blood: the red blood cells (erythrocytes), which prevent anemia; and the platelets, which regulate coagulation and prevent hemorrhaging.

25. **exten*der*se por me*tá*stasis**: diseminarse más allá del lugar de origen.

26. **Papanico*lao*u**: prueba para ver si hay cáncer en la mucosidad del útero.

27. **pla*que*tas**: células pequeñas en la sangre que controlan la coagulación.

28. ***cá*ncer pros*tá*tico**: ocurre en la glándula prostática en el sistema reproductivo masculino. Afecta a una gran cantidad de hombres, generalmente después de los 50 años de edad.

29. **te*ra*pia radioac*tiv*a**: tratamiento del cáncer por medio de rayos X de alta potencia junto con cobalto u otro material radioactivo.

30. **gló*bulos *ro*jos**: pequeñas células en la sangre que le dan el color rojo y que llevan oxígeno al cuerpo.

31. **remi*sión***: desaparición total o parcial de un mal. También el período de tiempo en que el cáncer está bajo control y no hay ningún síntoma.

32. **sar*co*ma**: cáncer de los músculos, huesos o tejidos.

33. **reac*ción***: efecto temporal o reversible causado por una medicina o droga.

34. **es*tero*ide**: producto sintético que actúa como la hormona masculina testosterona. Se usa para contrarrestar los efectos de la radiación y de la quimioterapia. Su uso indiscriminado puede ocasionar serios problemas.

35. ***vi*rus**: agente infeccioso más pequeño que las bacterias.

36. **gló*bulos *blan*cos**: células pequeñas en la sangre cuya misión es combatir las infecciones. También se les llama leucocitos.

# TEMAS RELACIONADOS

## Leucemia

La leucemia es un mal de los tejidos que producen la sangre, tales como la médula ósea, los ganglios linfáticos y el bazo. Al presentarse la leucemia, millones de glóbulos blancos que han sido producidos de una manera anómala se diseminan por el cuerpo a través del torrente sanguíneo y del sistema linfático, atacando y disminuyendo la producción de los otros dos elementos importantes de la sangre: los glóbulos rojos, factor importante en la prevención de la anemia; y las plaquetas, las cuales regulan la coagulación y evitan las hemorragias.

Leukemia is divided into two broad categories: (a) acute, which progresses rapidly and is seen more often in children and young adults; and (b) chronic, which progresses slowly and is seen more often in adults. It is also identified by the three types of white blood cells it affects: (a) lymphocytic or lymphoblastic, affecting the white cells formed in the lymph, lymph nodes, and spleen; (b) myelocytic, granulocytic, or myelogenous, affecting the white cells formed in the bone marrow; and (c) monocytic, affecting the large white cells (monocytes) that are part of the immune system.

Leukemia patients are treated with: (a) chemotherapy, which is a large combination of drugs that destroy leukemia cells; (b) radiotherapy, which is a treatment with radiation to destroy any remaining leukemia cells; (c) platelet transfusions to prevent hemorrhaging; and (d) bone marrow transplants, which are closely matched between donor and recipient.

## Bone Marrow

This is a spongy substance inside the bones that produces many of the elements in blood, such as the red blood cells, which carry oxygen to the body; the white blood cells, which fight infection; and the platelets, which help with the clotting of the blood. When leukemia is present, the white blood cells become malignant and multiply constantly, hindering the production of the normal cells, which if unchecked, may lead to death.

A bone marrow transplant replaces diseased marrow with healthy marrow, thus offering a better chance for cure than conventional treatment. It is done after chemotherapy and radiation have eradicated the leukemic cells from the patient. A transfusion of bone marrow is taken from a compatible donor, usually a sibling or a member of the patient's immediate family. After the bone marrow is transplanted, it seeks out its place within the bone and after a couple of weeks begins to produce normal cells in small amounts. Because it takes quite a while for the new marrow to produce a whole new population of blood cells, the patient requires special care in order to guard against GvH (graft versus host disease), infections, bleeding, and so on. If the transplant is a success and the leukemic cells do not recur, the patient has a chance for therapy-free survival from leukemia. When no compatible donor is found, the autologous implant offers the option of taking the bone marrow from the leukemia patient himself. After due processing, it is implanted back through the patient's bloodstream.

La leucemia está dividida en dos categorías generales: (a) la aguda, la cual progresa rápidamente y es más común entre los niños y los jóvenes; y (b) la crónica, de progreso lento y más común entre los adultos. Se identifica también la leucemia de acuerdo con las tres clases de glóbulos blancos que afecte: (a) linfocítica o linfoblástica, si ataca los glóbulos blancos en la linfa, los nódulos linfáticos o el bazo; (b) mielocítica, granulocítica o mielógena, si afecta los glóbulos blancos en la médula ósea; y (c) monocítica, si ataca los glóbulos blancos grandes (monocitos) que forman parte del sistema inmunológico.

Los que padecen de leucemia son sometidos a tratamientos con: (a) quimioterapia, que comprende la administración de una combinación extensa de drogas que destruyen las células leucémicas; (b) radioterapia, aplicaciones de radiación que destruyen cualquier célula enferma que quede; (c) transfusiones de plaquetas para evitar cualquier hemorragia; y (d) trasplantes de médula ósea con la debida afinidad entre la médula del donante y la de quien la recibe.

## La médula ósea

Ésta es una substancia esponjosa en el interior de los huesos, la cual produce muchos de los elementos de la sangre, tales como los glóbulos rojos, los que distribuyen el oxígeno por el organismo; los glóbulos blancos, los que combaten las infecciones; y las plaquetas, que influyen en la coagulación de la sangre. Es en los casos de leucemia que los glóbulos blancos se malean, y como que se están multiplicando constantemente, entorpecen la producción de las células normales, lo cual si no se ataja rápidamente puede causar la muerte.

Con el trasplante de la médula ósea se reemplaza la médula enferma por otra sana, dando así mejor oportunidad de una cura que con el uso de los medios convencionales. El trasplante de médula ósea se lleva a cabo después que la quimioterapia y la radiación hayan erradicado las células leucémicas que tenía el paciente. La médula ósea se obtiene de un donante compatible, generalmente un hermano carnal o un miembro cercano de la familia del paciente. Dicho trasplante, una vez efectuado, busca su lugar correspondiente y se radica dentro del hueso, donde después de unas dos semanas comienza a producir células normales en cantidades limitadas. Como no será sino hasta que haya pasado algún tiempo que podrá producir una población completa de células nuevas, el paciente estará bajo un cuidado intenso para poder hacerle frente a las reacciones que puedan presentarse, tales como el rechazo de lo foráneo en el implante, las infecciones, el sangramiento, etc. Si el trasplante tiene éxito y las células leucémicas no reaparecen, el paciente tendrá una posibilidad de sobrevivir sin terapia. Cuando no ha sido posible encontrar un donante con la debida afinidad, el implante autólogo ofrece la alternativa de extraer la médula ósea del paciente mismo. Después de su debido procesamiento se le implanta al paciente por el torrente sanguíneo.

## Chemotherapy

This is the use of drugs to treat disease. Today, the term "chemotherapy" is used most often to describe a method of cancer treatment. There are drugs now in use to prevent cancer cells from growing, multiplying, and spreading. Treatment may consist of a single drug or a group of drugs that work together. Other treatments, such as surgery and radiation therapy, may be used together with drugs, the choice of which depends on the type of cancer, its location, and the patient's general health.

In most cases, anticancer drugs are taken by mouth (in tablet or capsule form) or given as a shot into a muscle or a vein. Treatment may be given daily, weekly, or monthly; the required number of doses depends on the type of cancer as well as on how the patient responds to treatment. Some people may take their anticancer drugs at home; others have treatment in a doctor's office, hospital, or clinic. Sometimes a short hospital stay is needed when treatment starts so that the doctor can check the medicine's effects and adjust the dosage.

Because cancer cells grow and divide very quickly, the drugs used in chemotherapy are those most likely to affect the fast-growing cells, such as those in the bone marrow, gastrointestinal tract, reproductive system, and hair follicles. Since some normal cells also grow rapidly, they too can be harmed by the anticancer drugs, and unwanted effects may result. Side effects can vary greatly from one patient to another and from one drug to another. Their presence or absence usually has nothing to do with how well the treatment is working.

The side effects that patients most often report are nausea, vomiting, fatigue, and hair loss. Some drugs can also have effects that the patient does not notice, such as a reduced number of blood cells or sperm. Frequent blood tests and other exams help the doctor to be aware of changes that occur during treatment. Side effects can also occur when anticancer drugs are taken along with other medicines, certain foods, or alcohol. The doctor or pharmacist can tell patients whether or not they need to restrict their food or alcohol intake during treatment. Patients should always check with the doctor before taking anything for headaches, fever, colds, and so on. Most side effects go away when treatment is over and healthy cells have a chance to replace themselves; for severe side effects, the doctor can prescribe measures to relieve the symptoms.

## Quimioterapia

Esto comprende el uso de drogas para combatir un mal. Hoy día el término "quimioterapia" se refiere mayormente al método que se usa para el tratamiento del cáncer. Hay drogas en uso actualmente para evitar el crecimiento, la reproducción y la diseminación del cáncer. El tratamiento puede conllevar el uso de una sola droga o de un grupo de ellas que surtan sus efectos al unísono. Otros tratamientos, tales como la intervención quirúrgica y la radiación, se pueden usar también junto con las drogas, las cuales se seleccionan de acuerdo con el tipo de cáncer, dónde está localizado y según el estado general de salud del paciente.

En la mayoría de los casos las drogas anticáncer se administran por la vía oral (en tableta o en cápsulas) o se inyectan subcutáneamente o por la vena. El tratamiento puede ser diario, semanal o mensual y las dosis requeridas varían según las distintas clases de cáncer, y también de acuerdo a cómo reaccione el paciente al tratamiento. Algunos pueden tomarse las drogas anticáncer en sus propias casas; otros siguen el tratamiento en la consulta del médico, en el hospital o en la clínica. Algunos casos requieren la hospitalización por unos días al comienzo del tratamiento para que el médico pueda observar los efectos de la medicina y hacer los ajustes necesarios en su dosificación.

Debido a que las células cancerosas se desarrollan y se reproducen muy rápidamente, las drogas que se usan en la quimioterapia son las que también afectan las células de crecimiento rápido, tales como las de la médula ósea, las del tracto gastrointestinal, las del sistema de la reproducción y las del pelo. Ya que algunas células normales crecen también con rapidez, pueden sufrir las consecuencias de las drogas anticáncer, trayendo como consecuencia resultados contrarios a los que se persiguen. Los efectos secundarios pueden variar de un paciente a otro de acuerdo con la droga usada. La presencia o la ausencia de estos efectos por lo general no tiene nada que ver con el proceso efectivo del tratamiento.

Los efectos más frecuentes son náusea, vómito, fatiga y pérdida del pelo. También hay drogas que pueden producir efectos de los cuales el paciente no se dará ni cuenta, tales como la merma en el número de los glóbulos sanguíneos y en la producción del semen. Los cambios que ocurran durante el tratamiento estarán siempre bajo la supervisión del médico por medio de análisis de sangre y otras pruebas de laboratorio. Los efectos secundarios pueden ocurrir también al mezclar las drogas anticáncer con otras medicinas, con ciertos alimentos o con el alcohol. Tanto el médico como el farmacéutico le informarán al paciente cuando tenga que restringir el uso de ciertos alimentos o de bebidas alcohólicas. El paciente debe siempre cerciorarse bien con el médico antes de tomar cualquier cosa, ya sea para el dolor de cabeza, la fiebre, el catarro, etc. La mayoría de los efectos desaparecen una vez terminado el tratamiento y cuando las células sanas tengan la oportunidad de reemplazarse, pero para los de más severidad el médico dará las instrucciones correspondientes para aliviar los síntomas.

Patients tend to do better during cancer treatment if they get plenty of rest and follow a balanced diet. Many patients need extra sleep as well as extra proteins and calories to help their bodies heal and rebuild. It may seem hard to have an ample diet when anticancer drugs cause loss of appetite, nausea, and other problems when eating. Sometimes a change in diet or in the timing of meals is enough to relieve stomach distress.

The loss of hair during treatment is not a health threat, but it can be very hard to accept. Until the treatment is over and hair grows back, many people feel better wearing a wig.

Because chemotherapy may cause sores in the mouth and throat (stomatitis), good oral care is a must. Before treatment begins, patients are advised to see a dentist, who will show the best way to clean teeth and gums and suggest ways to relieve mouth sores if they occur.

Los pacientes tienden a pasarlo mejor durante el tratamiento si descansan lo más posible y si llevan una dieta balanceada. Muchos pacientes requieren más horas para dormir así como mayor cantidad de proteínas y calorías para lograr su restablecimiento. Parecerá difícil el llevar una dieta abundante ya que las drogas anticáncer traen de por sí la pérdida del apetito, náuseas y otros problemas al comer. A veces un cambio en la dieta o en el horario de las comidas es lo suficiente para aliviar los problemas estomacales.

La pérdida del pelo no es nada grave, pero sí puede ser dificil de aceptar. Hasta que el tratamiento no termine y vuelva a crecer el pelo, muchas personas se sentirán mejor si usan una peluca.

Debido a que la quimioterapia puede causar llagas en la boca y la garganta (estomatitis), hay que tener buen cuidado con la higiene bucal. Antes de comenzar el tratamiento se les aconseja a los pacientes que vean a un dentista para que les indique la manera más efectiva de limpiarse los dientes y las encías, sugeriéndoles también las maneras de aliviar el problema de las llagas si es que surge.

# SECTION 13

# GYNECOLOGY AND OBSTETRICS

Gynecology is the branch of medicine that deals with the diagnosis and treatment of disorders of the reproductive organs and the mammary glands in women. Obstetrics is concerned with pregnancy, prenatal and postnatal care, and childbirth. The doctor specializing in gynecology is a gynecologist, and the one specializing in obstetrics is an obstetrician.

## COMMON TERMS USED IN GYNECOLOGY AND OBSTETRICS

1. **abortion**: expulsion of the fetus before the normal term.

2. **amenorrhea**: abnormal cessation of menstruation.

3. **cesarean section**: removal of the fetus by means of an incision through the abdominal and uterine walls.

4. **cervix**: lower, narrow end (neck) of the uterus.

5. **colostrum**: milky secretion from the breasts a few days before or after childbirth.

6. **delivery**: birth of a child.

7. **dysmenorrhea**: painful or difficult menstruation.

8. **ectopic (or extrauterine) pregnancy**: pregnancy outside the uterus.

9. **embryo**: product of conception in the uterus between the second and the eighth week of pregnancy.

10. **endometritis**: inflammation of the inner lining of the uterus.

# SECCIÓN 13

# GINECOLOGÍA Y OBSTETRICIA

La ginecología es la rama de la medicina relacionada con el diagnóstico y el tratamiento de los trastornos de los órganos reproductivos y de la lactancia en la mujer. La obstetricia se dedica a las condiciones del embarazo, del cuidado antes y después del parto y del parto en sí. Al médico especializado en ginecología se le llama ginecólogo y al que se especializa en obstetricia se le llama obstétrico o tocólogo.

## TÉRMINOS COMUNES EN GINECOLOGÍA Y OBSTETRICIA

1. **aborto**: expulsión del feto antes del tiempo normal.

2. **amenorrea**: cese anormal de la menstruación.

3. **cesárea**: extracción del feto haciendo una incisión a través de la pared abdominal y la uterina.

4. **cerviz**: cuello del útero.

5. **calostro**: secreción blancuzca por los pechos unos días antes o después del parto.

6. **parto**: nacimiento de una criatura.

7. **dismenorrea**: menstruación dolorosa y con dificultad.

8. **embarazo ectópico (extrauterino)**: embarazo formado fuera del útero.

9. **embrión**: producto de la concepción uterina, entre las primeras dos semanas y la octava de embarazo.

10. **endometritis**: inflamación de la mucosa interna que cubre el útero.

Gynecology and Obstetrics

11. **episio*t*omy**: incision of the vaginal wall to facilitate delivery and prevent perineal tears.

12. **fal*lo*pian tubes**: tubes connecting the ovaries with the uterus.

13. *f***etus**: embryo after the third month.

14. *fi***broid**: most common tumor of the uterus.

15. **hyste*rec*tomy**: surgical removal of the uterus.

16. **lace*ra*tion of peri*ne*um**: irregular tearing of the flesh of the perineum.

17. **mas*tec*tomy**: surgical removal of the breast.

18. **mas*ti*tis**: inflammation of the breast due to infection.

19. *men***opause**: time when menstruation ceases normally.

20. *men***ses or menstru*a*tion**: monthly flow of blood from the uterus.

21. **mul*ti*para**: woman who has given birth before.

22. *o***varies**: the two female sex glands that produce the eggs (ovum).

23. **peri*ne*um**: region between the anus and the genital area.

24. **pla*cen*ta**: spongy substance in the uterus through which the fetus gets its nourishment.

25. **pri*mi*para**: woman who is pregnant for the first time.

26. *spec***ulum**: instrument for dilating a cavity in the body to facilitate examination.

27. **um*bili*cus (navel)**: depressed point in the middle of the abdomen marking the place where the fetus was attached to the umbilical cord (the link to the placenta).

Ginecología y obstetricia

11. **episio**to**mía**: incisión en la pared vaginal para facilitar el parto y evitar el rasgamiento del perineo.

12. **trompas de Falopio**: conductos que unen los ovarios con el útero.

13. **feto**: embrión después del tercer mes.

14. **fibroma**: el tumor más común del útero.

15. **histerectomía**: extirpación quirúrgica del útero.

16. **desgarradura del perineo**: desgarramiento de los tejidos del perineo.

17. **mastectomía**: extirpación del seno.

18. **mastitis**: inflamación del seno por alguna infección.

19. **menopausia**: tiempo del cese normal de la menstruación.

20. **menstruación**: flujo mensual de sangre del útero.

21. **multípara**: mujer que ha dado a luz anteriormente.

22. **ovarios**: las dos glándulas sexuales femeninas que producen los óvulos.

23. **perineo**: región entre el ano y el área genital.

24. **placenta**: estructura semi-esponjosa en el útero por medio de la cual se alimenta el feto.

25. **primípara**: mujer en estado por primera vez.

26. **espéculo**: instrumento que se usa para dilatar una cavidad en el cuerpo para poder examinarla.

27. **ombligo**: concavidad en el centro de la barriga (vientre) que marca el lugar donde el feto estuvo adherido al cordón umbilical (la conexión con la placenta).

# QUESTIONS RELATED TO GYNECOLOGY AND OBSTETRICS

## Admission

1. How many children have you had?

2. How many times have you been pregnant?

3. What is your due date?

4. Have you had any stillborn births?

5. What time did the contractions begin?

6. How long is each contraction?

7. How far apart are the contractions?

8. Have the membranes ruptured? When?

9. What was the color and odor of the fluid?

10. What is the color and amount of vaginal drainage?

11. When was the last time you ate or drank anything? What was it and how much?

12. Do you have pain?

13. Show me where.

14. Do you need a pain pill?

15. Do you need a pain shot?

16. Are your breasts sore or filling up?

17. This pill is to dry up your breasts.

18. It isn't time for your pain pill yet.

19. Do you feel dizzy?

# PREGUNTAS RELACIONADAS CON LA GINECOLOGÍA Y OBSTETRICIA

## Ingreso

1. ¿Cuántos hijos ha tenido usted?

2. ¿Cuántas veces ha estado en estado?

3. ¿Cuándo espera dar a luz?

4. ¿Ha tenido algún aborto natural?

5. ¿A qué hora le empezaron las contracciones?

6. ¿Cuánto le dura cada contracción?

7. ¿Con qué frecuencia tiene las contracciones?

8. ¿Ya se le rompieron las bolsas? ¿Cuándo?

9. ¿Qué color y olor tenía el líquido?

10. ¿Cuál es la cantidad y el color del flujo vaginal?

11. ¿Cuándo fue la última vez que comió o tomó algo? ¿Qué fue y cuál fue la cantidad?

12. ¿Tiene dolores?

13. Indíqueme dónde.

14. ¿Necesita tomar una pastilla para calmar el dolor?

15. ¿Necesita una inyección para calmar el dolor?

16. ¿Le duelen los pechos o se los siente llenos?

17. Esta pastilla es para aguantarle la leche.

18. Todavía no es hora de tomar la pastilla.

19. ¿Tiene mareos?

Gynecology and Obstetrics

20. Have you had a bowel movement? When?

21. Have you urinated?

22. We need a urine specimen from you.

23. Are you going to nurse the baby?

24. Is your Rh factor positive or negative?

25. Have any of your previous babies had jaundice?

26. What is the name of your pediatrician?

27. Do you have any artificial limbs?

28. Do you wear glasses or contact lens?

29. Do you have dentures?

30. Do you use a hearing aid?

31. What is your present weight?

32. How much weight have you gained?

33. Do you have a cold?

34. Are you taking any medications?

35. Did you bring any medications with you?

36. Have you ever had cortisone?

37. Were there any complications in other pregnancies?

## Allergies and Sensitivities

38. Are you allergic to penicillin or other antibiotics?

39. Are you allergic to morphine, codeine, or other narcotics?

40. Are you allergic to Novocain or other anesthetics?

20. ¿Ha evacuado el intestino, o corregido? ¿Cuándo?

21. ¿Ha orinado?

22. Queremos tomarle una muestra de la orina.

23. ¿Va usted a darle el pecho al bebé?

24. ¿Es su factor Rh positivo o negativo?

25. ¿Ha tenido ictericia algún otro bebé suyo?

26. ¿Cómo se llama su pediatra?

27. ¿Tiene usted algún miembro artificial?

28. ¿Usa usted espejuelos o lentes de contacto?

29. ¿Tiene dentadura postiza?

30. ¿Usa usted algún aparato para oír?

31. ¿Cuál es su peso actual?

32. ¿Cuánto ha aumentado de peso?

33. ¿Tiene usted catarro?

34. ¿Está usted tomando alguna medicina?

35. ¿Trajo algunas medicinas con usted?

36. ¿Le han recetado alguna vez la cortisona?

37. ¿Ha tenido complicación alguna en embarazos anteriores?

## Alergias y reacciones

38. ¿Es alérgica a la penicilina u otros antibióticos?

39. ¿Es alérgica a la morfina, codeína u otros narcóticos?

40. ¿Es alérgica a la novocaína u otros tipos de anestesia?

## Gynecology and Obstetrics

41. Are you allergic to aspirin or other pain remedies?

42. Are you allergic to sulfa drugs?

43. Are you allergic to tetanus antitoxin or other serums?

44. Are you allergic to adhesive tape?

45. Are you allergic to iodine or other antiseptics?

46. Are you allergic to any other drugs or medications?

47. What foods are you allergic to?

48. Are you allergic to anything in particular?

## Complications During Pregnancy

49. Have you suffered from: (a) edema? (b) hypertension? (c) diarrhea? (d) asthma? (e) diabetes? (f) rheumatic fever? (g) epilepsy?

50. Have you had infection of: (a) the bladder? (b) the kidneys? (c) the vagina? (d) any kind?

51. Have you been exposed to a communicable disease?

## General Questions

52. Are you thirsty? Are you hungry?

53. Do you want to go to the bathroom?

54. Do you want to get up and walk now?

55. Do you have someone to take care of your family?

## Delivery Room

56. Breathe slower. The birth is: (a) normal. (b) premature.

57. Take a long breath, blow it out, take another. Now push as if you were going to have a bowel movement. The cervix is dilated now. Bear down!

41. ¿Es alérgica a la aspirina u otros analgésicos?

42. ¿Es alérgica a las sulfas?

43. ¿Es alérgica al suero antitetánico u otros sueros?

44. ¿Le produce alergia o reacción el esparadrapo?

45. ¿Es usted alérgica al yodo u otros antisépticos?

46. ¿Es alérgica a alguna otra droga o medicamento?

47. ¿Qué alimentos le producen alergia?

48. ¿Hay algo en particular que le produzca alergia o reacción?

## Complicaciones que haya tenido durante este embarazo

49. ¿Ha tenido usted: (a) edema pulmonar? (b) la presión alta? (c) diarrea? (d) asma? (e) diabetes? (f) fiebre reumática? (g) epilepsia?

50. ¿Ha tenido alguna infección: (a) en la vejiga? (b) en los riñones? (c) en la vagina? (d) de alguna otra clase?

51. ¿Ha estado expuesta a alguna enfermedad contagiosa?

## Preguntas Generales

52. ¿Tiene sed? ¿Tiene hambre?

53. ¿Desea usted ir al cuarto de baño?

54. ¿Quiere levantarse y caminar ahora?

55. ¿Tiene usted alguien que le cuide a la familia?

## En la sala de partos

56. Respire más despacio. Es un parto: (a) normal. (b) prematuro.

57. Respire profundo, exhale el aire y vuelva a respirar otra vez. Ahora puje como si fuera a corregir. La cerviz ya está dilatada. ¡Puje más!

58. The head is coming. Push again! Stop pushing now.

59. Do your stitches hurt?

60. Do you want the bedpan?

# RELATED TOPICS

## Pregnancy and Labor: Signs, Symptoms, and Duration

Pregnancy occurs when the fertilized ovum (zygote) adheres to the wall of the uterus, where it grows and develops while being nourished and protected by the placenta. Pregnancy has a duration of 280 days (40 weeks), from the first day of the last menstrual period to the time of delivery. Labor is the physiological process by which the fetus is expelled from the uterus and a baby is born.

When a woman suspects that she is pregnant, she should visit her doctor or gynecologist to make sure that prenatal care is started as soon as possible. Early diagnosis will give more or less the precise due date and establish the age of the fetus.

Some of the first signs of pregnancy are a missed period, enlarged and tender breasts with changes in the color of the nipple area, and lack of appetite or dislike for certain foods. Other symptoms include nausea (with or without vomiting), disappearing after the first or second month, a frequent desire to urinate due to pressure on the bladder by the enlarged uterus, fatigue in the very early stages, backaches due to a shift in balance caused by the enlarged abdomen, constipation and flatulence due to uterine pressure on the intestines, weight gain, and other changes in virtually every system of the body.

From the time of conception (when the ovum is fertilized) up to the first 12 weeks, it is called an embryo; from then on it is called a fetus. At approximately four weeks after conception, the heart is the largest organ. By the end of the sixth week, the eyes, ears, limbs, and nervous system may be observed. By the fourteenth week, the fetus is almost fully formed. Fetal activity is first noted between the fourth and fifth months of gestation, at which time the fetal heartbeat may also be detected with a regular stethoscope.

Almost at the end of pregnancy, the head of the fetus may move slightly down to take a position in the pelvic cavity. One sure sign of approaching labor is the "water breaking," or the bursting of the pouch that contains the amniotic fluid in which the fetus floats. This is the time to notify the doctor and possibly go to the hospital.

58. Ahí viene la cabeza. Puje otra vez. Ahora deje de pujar.

59. ¿Le duelen los puntos?

60. ¿Quiere usar la cuña (el bacín)?

## TEMAS RELACIONADOS

## El embarazo y el parto: Señales, síntomas y duración

El embarazo se origina cuando el óvulo femenino ya fecundado (zigoto) se adhiere a la pared del útero, donde crece y se desarrolla al estar protegido por la placenta, de la cual se nutre. El embarazo tiene una duración de 280 días (40 semanas) contando desde el día en que comenzó el último período hasta el día del parto. El parto es el proceso fisiológico por el cual el feto es expulsado del útero y la criatura nace.

Cuando una mujer sospecha que está encinta debe visitar a su médico o ginecólogo para poder tener así el cuidado prenatal adecuado lo más pronto posible. El dictamen del médico en esta etapa inicial le indicará con más o menos precisión la fecha en que dará a luz, y también el tiempo que tiene el feto.

Los siguientes son algunos de los indicios del embarazo: el cese de la menstruación; abultamiento y mayor sensibilidad en los senos, con cambios en color alrededor del pezón; falta de apetito, o repugnancia ante ciertos alimentos. Otros síntomas son: náuseas, acompañadas o no de vómitos que generalmente van desapareciendo después del primer o del segundo mes; deseos frecuentes de orinar, debidos a la presión ejercida en la vejiga por la expansión del útero; fatiga al principio del embarazo; dolores de espalda, por el desbalance anormal que produce el crecimiento del abdomen; estreñimiento y flatulencia, debidos a la presión del útero en los intestinos; aumento de peso; y otras modificaciones que van ocurriendo en casi todo el cuerpo.

Desde el momento inicial de la concepción (cuando el óvulo está ya fecundado) hasta las primeras doce semanas se le llama embrión; de ahí en adelante se le llama feto. Cerca de las cuatro semanas el corazón es el órgano de mayor tamaño, al finalizar las seis semanas los ojos, los oídos, las extremidades y el sistema nervioso se hacen patentes. Para la semana catorce el feto está casi completamente formado. La actividad fetal se empieza a notar entre los cuatro y cinco meses de gestación, en que también se podrán notar los latidos fetales del corazón con un estetoscopio regular.

Es ya casi al final del embarazo cuando la cabeza del feto tiende a moverse hacia abajo para posicionarse en la cavidad pélvica. Una señal segura de la inminencia del parto es la rotura precoz de la bolsa de las aguas, la cual contiene el líquido amniótico donde flota el feto. Será hora entonces de llamar al médico y posiblemente salir para el hospital.

Labor has three stages: dilatation, expulsion, and afterbirth. The average duration of labor is fourteen hours in primiparas, and from four to eight hours for subsequent births. The first stage (dilatation) begins with the contractions of the uterine muscles becoming regular, stronger, and more frequent, bringing about the dilatation of the cervix, or neck of the uterus, through which the fetus leaves and enters the vagina. The second stage (expulsion) is when the contractions become stronger to help push the fetus out and down the birth canal, lasting about one hour and ending when the fetus emerges, normally headfirst. The umbilical cord is then cut and ligated in order to prevent any hemorrhage. The third stage (placental or afterbirth) is when the placenta is expelled, usually accompanied by some bleeding. This final stage of labor usually lasts about fifteen minutes, at which time the doctor proceeds with the cleansing and stitching of any incision or laceration in the perineum or vagina.

El proceso del parto tiene tres fases: período de dilatación, período expulsivo y período de alumbramiento. El promedio total de duración del parto es de catorce horas para las primíparas y de cuatro a ocho horas para las multíparas. La primera fase (dilatación) comienza con las contracciones de los músculos uterinos que se hacen cada vez más regulares, frecuentes y fuertes, ocasionando la dilatación de la cerviz, o cuello del útero, a través de la cual pasa el feto. La segunda fase (expulsión) ocurre cuando las contracciones se hacen cada vez más fuertes para ayudar al feto a deslizarse por el canal vaginal, lo cual dura una hora más o menos, y termina cuando la criatura sale, normalmente de cabeza. Luego se corta el cordón umbilical y se ata para evitar cualquier hemorragia. La tercera fase (alumbramiento) es cuando se desprende y se expulsa la placenta, yendo acompañada de algún sangramiento. Esta fase final del parto dura unos quince minutos, y es entonces cuando el médico comienza a limpiar y a coser cualquier incisión o laceración en el perineo o en la vagina.

# SECTION 14

# PEDIATRICS

Pediatrics is the branch of medicine specializing in the study of children and their nutrition, growth, and development. It is also concerned with the study, prevention, and treatment of diseases, trauma, and psychological, psychosomatic, and social problems of children and teenagers. The doctor who specializes in pediatrics is called a pediatrician.

## COMMON TERMS USED IN PEDIATRICS

1. **Bi*net*-*Si*mon test**: test given to determine the development of the intelligence of children in relation to their age.

2. *chic*k**en pox or vari***ce*l**la**: infectious viral disease with blister formations.

3. **croup**: inflammation of the throat, with difficult breathing and cough spasms. It is generally due to viral infection.

4. **diph*ther*ia**: febrile, extremely infectious disease characterized by the formation of a false membrane on the throat.

5. *dys***pnea**: shortness of breath making breathing difficult. It is usually accompanied by pain.

6. *Ger***man *mea*sles or ru*bel*la**: acute, contagious disease resembling measles, but of a shorter duration.

7. **hay *fe*ver**: allergic condition of mucus passages of the nose and the upper air passages, accompanied by the symptoms of a cold. It is caused by exposure to pollen.

8. *jaun***dice**: abnormal body condition characterized by yellowness of the skin and the whites of the eyes, due to deposits of bile pigment in the blood, resulting from an excess of bilirubin.

# SECCIÓN 14

# PEDIATRÍA

La pediatría es la rama de la medicina que se especializa en el estudio de los niños y los problemas relacionados con su nutrición, su crecimiento y su desarrollo. También se dedica al estudio, prevención y tratamiento de las enfermedades, los traumas y los problemas psicológicos, psicosomáticos y sociales que afectan a los niños y adolescentes. Al médico que se dedica a la pediatría se le llama pediatra.

## TÉRMINOS COMUNES EN PEDIATRÍA

1. *prue*ba de Bi*net*-Si*mon*: examen que se hace para determinar el desarrollo relativo de la inteligencia en los niños de acuerdo con su edad.

2. **vari*c*elas**: enfermedad infecciosa de origen viral que se caracteriza por la aparición de ampollas.

3. **crup**: inflamación de la garganta con dificultad para respirar y tos espasmódica. Se debe generalmente a una infección viral.

4. **dif*t*eria**: enfermedad muy infecciosa acompañada de un estado febril, caracterizada por la formación de placas en la garganta.

5. **dis*n*ea**: falta de aire que hace difícil la respiración. Va acompañada generalmente de dolor.

6. **saram*pión* ale*mán* o rub*e*la**: enfermedad aguda y contagiosa parecida al sarampión, pero de corta duración.

7. **cori*z*a o *fi*ebre del *h*eno**: condición alérgica de los conductos de la nariz y de los conductos superiores, acompañada de los síntomas catarrales. Es causada generalmente por polen ambiental.

8. **icte*ri*cia**: condición anormal que se caracteriza por el color amarillento de la piel y de la parte blanca de los ojos. Se debe a depósitos pigmentosos de bilis en la sangre, por exceso de bilirrubina.

Pediatrics

9. *mea*sles or rube*o*la: highly infectious disease occurring mostly in children in the form of a rash all over the body.

10. menin*g*itis: inflammation of the membranes of the brain or spinal cord.

11. *mon*golism or Down's sy*n*drome: congenital condition characterized by mental retardation and an "Asiatic" appearance.

12. poliomye*li*tis, *po*lio, or *in*fantile pa*ral*ysis: inflammation of the gray matter of the spinal cord.

13. *rick*ets or rac*hit*is: condition in which the bones do not harden normally, due to insufficient calcium.

14. rheu*m*atic *fe*ver: serious disease characterized by fever, swelling, pain in the joints, and a sore throat, usually followed by serious heart disease.

15. *void*ing: action of emptying the bladder or bowels.

16. *wean*ing: action of making a child give up breast feeding by substitution of other forms of nourishment.

17. *wheez*ing: abnormal sibilant sound when breathing is difficult due to blockage of an air passage by phlegm or a muscle spasm.

18. *whoop*ing cough or per*tus*sis: acute infection of the respiratory tract with coughing spasms.

# GENERAL QUESTIONS IN PEDIATRICS

## Personal

1. What is the child's name?

2. When was he born?

3. How much does he weigh?

4. How tall is he?

9. **saram***pión* **o ru***b***é***ola*: enfermedad muy contagiosa que ocurre mayormente en los niños en forma de erupción por todo el cuerpo.

10. **menin***g***itis**: inflamación de las membranas del cerebro o de la médula espinal.

11. **mongo***lis***mo**: condición anormal de un niño que ha nacido con retardo mental y con rasgos un poco asiáticos.

12. **poliomie***l***itis,** *p***olio o pa***r***álisis infan***til*: inflamación de la materia gris de la médula espinal.

13. **ra***qui***tismo o ra***qu***itis**: condición por la cual los huesos no se endurecen normalmente, debido a insuficiencia de calcio.

14. *fi***ebre reu***má***tica**: enfermedad grave que se caracteriza por la presencia de fiebre, hinchazón y dolor en las coyunturas y dolor de garganta. Va generalmente seguida de algún mal cardíaco grave.

15. **eva***cuar* **o elimi***nar*: acción de vaciar la vejiga o los intestinos

16. **deste***tar* **o qui***tar* **el *****p*****echo**: acción de obligar a la criatura a que deje de mamar, substituyéndole otra forma de alimentación

17. **sil***b***ido**: sonido sibilante producido cuando se respira con dificultad al existir un bloqueo de algún conducto, motivado por flema o por un espasmo muscular

18. **tos fe***r***ina o per***tu***sis**: infección aguda del conducto respiratorio acompañada de accesos de tos

## PREGUNTAS GENERALES EN PEDIATRÍA

### Personales

1. ¿Cómo se llama el niño?

2. ¿Cuándo nació?

3. ¿Cuánto pesa?

4. ¿Cuánto mide?

Pediatrics

## Present Illness

1. What is the chief complaint?

2. How long has the child been ill?

3. Has he been ill before?

4. Does he have: (a) fever? (b) vomiting? (c) nausea? (d) diarrhea? (e) constipation?

5. Does he have any pain? (a) Abdominal (b) Headache (c) Chest (d) Extremities (e) Other

6. Have you noticed any: (a) shortness of breath? (b) difficulty in breathing? (c) wheezing?

7. Was the child completely well before?

8. When did the signs, or symptoms, appear?

9. Have the symptoms gotten worse, or have they remained the same?

10. Did this problem start suddenly, or progressively?

11. Was the child taking any medication?

12. Is there any vomiting? How often? When was the last time?

13. Can you tell me the characteristics of the vomiting?

14. Is there any coughing? What type and how often? Is it dry coughing, or productive?

15. Describe the phlegm, if any.

16. Does the patient have nasal congestion? Any discharge? Is it: (a) clear? (b) yellow? (c) green? (d) bloody?

17. Is he voiding well? When was the last time? Anything abnormal?

Pediatría

## Enfermedad actual

1. ¿Cuál es el problema principal que tiene el niño?

2. ¿Cuánto tiempo hace que está malo?

3. ¿Ha estado enfermo anteriormente?

4. ¿Tiene: (a) fiebre? (b) vómitos? (c) náuseas? (d) diarrea? (e) estreñimiento?

5. ¿Tiene dolor: (a) de barriga? (b) de cabeza? (c) en el pecho? (d) en las extremidades? (e) en algún otro lugar?

6. ¿Ha notado usted si: (a) está corto de aliento? (b) tiene dificultad al respirar? (c) tiene silbido?

7. ¿Estaba completamente bien el niño antes?

8. ¿Cuándo comenzaron los primeros síntomas?

9. ¿Se han empeorado los síntomas, o no ha habido ningún cambio?

10. ¿Le empezó de pronto este problema, o le fue aumentando progresivamente?

11. ¿Estaba el niño tomando alguna medicina?

12. ¿Tiene vómitos? ¿Con qué frecuencia? ¿Cuándo fue la última vez que vomitó?

13. ¿Puede usted decirme cómo era el vómito?

14. ¿Tiene tos? ¿De qué tipo es y con qué frecuencia tose? ¿Es una tos seca, o desgarra?

15. Si tiene flema, ¿cómo es?

16. ¿Tiene congestión nasal? ¿Tiene alguna segregación? ¿Es: (a) clara (b) amarilla? (c) verde? (d) con sangre?

17. ¿Está eliminando bien? ¿Cuándo fue la última vez? ¿Notó usted algo anormal?

18. Is he toilet-trained?

19. Does he wet the bed?

20. Have you noticed any discharge from the genitalia?

21. Does he take a nap?

22. What is his usual bedtime hour?

23. Is he eating and drinking well?

24. Is there a general lack of appetite, or is it only for certain things or at certain times?

25. When the child is well, which foods does he like or dislike the most?

26. Does he eat between meals?

27. Do you have to force him to eat?

28. Does he need help to eat?

29. When did the injury or bite occur?

30. When did he have the last tetanus booster shot?

31. When did the injury occur? Did he lose consciousness? For how long?

# HISTORY

## Pregnancy

1. Was the pregnancy: (a) full-term? (b) incomplete? (c) premature?

2. How many months did it last?

3. Did the mother have any significant trauma or illness while pregnant?

4. Was the mother taking any: (a) medicine? (b) alcohol? (c) drugs? (d) Did she smoke?

18. ¿Necesita todavía ayuda de alguien para ir al baño?

19. ¿Se orina en la cama?

20. ¿Ha notado usted alguna segregación genital?

21. ¿Duerme la siesta?

22. ¿A qué hora se acuesta generalmente?

23. ¿Come y bebe bien?

24. ¿Le falta apetito en general, o es que no tiene deseos de comer ciertos alimentos o a ciertas horas?

25. Cuando el niño está bien, ¿qué alimentos le gustan más y cuáles menos?

26. ¿Come algo entre las comidas?

27. ¿Tiene usted que forzarlo a comer?

28. ¿Necesita que lo ayuden para comer?

29. ¿Cuándo le ocurrió la lesión o la picada o mordida?

30. ¿Cuándo le pusieron la última inyección antitetánica?

31. ¿Cuándo le ocurrió la lesión? ¿Perdió el conocimiento? ¿Por cuánto tiempo?

# HISTORIAL

## Embarazo

1. ¿Fue el embarazo: (a) de tiempo normal? (b) incompleto? (c) prematuro?

2. ¿Cuántos meses duró?

3. ¿Tuvo la mamá alguna enfermedad o algún trauma de importancia durante el embarazo?

4. ¿Estaba la mamá tomando alguna: (a) medicina? (b) bebida alcohólica? (c) droga? (d) ¿Fumaba?

Pediatrics

5. Did she have any X-rays done?

## Delivery

1. Was delivery natural, without any complications?

2. Were forceps used?

3. Was it a cesarean section? Why?

4. Was the baby all right at delivery, and did he start breathing right away?

5. Did the baby require any special procedure and oxygen treatment after birth?

6. Was he in an oxygen tent? For how long?

7. How much did he weigh?

## Neonatal

1. Did the baby have any problems during his first month of life? (a) Cyanosis (b) Hemorrhage (c) Difficulty in swallowing (d) Skin eruption (e) Infection (f) Milk intolerance

2. Was anything abnormal noticed by the doctor, the nurse, or yourself?

3. Was the baby breast-fed or bottle-fed? How often? When was he weaned?

## Development

1. Did the child's teeth erupt: (a) normally? (b) early? (c) late? When?

2. At what age did he: (a) sit? (b) stand up? (c) walk alone?

3. When did he start talking?

4. Which words does he use most often?

5. Does he use his hands properly?

5. ¿Le hicieron algunas radiografías?

## Parto

1. ¿Fue natural el parto, sin problemas?

2. ¿Hubo necesidad de usar los fórceps?

3. ¿Fue por cesárea? ¿Por qué?

4. ¿Estaba la criatura bien al nacer y comenzó a respirar en seguida?

5. ¿Fue necesario usar algún procedimiento especial y tratamiento con oxígeno a la criatura después del parto?

6. ¿Estuvo en cámara de oxígeno? ¿Por cuánto tiempo?

7. ¿Cuánto pesó?

## Neonatal

1. ¿Tuvo algún problema la criatura durante el primer mes de vida? (a) Cianosis (b) Hemorragia (c) Dificultad para tragar (d) Erupción de la piel (e) Infección (f) Intolerancia a la leche

2. ¿Le notó alguna anormalidad el doctor, el enfermero o usted?

3. ¿Le dio la mamá el pecho o se alimentó con el biberón? ¿Con qué frecuencia? ¿Cuándo dejó de dárselo?

## Desarrollo

1. ¿Al niño le salieron los dientes: (a) normalmente? (b) temprano? (c) tarde? ¿A qué edad?

2. ¿Cuándo: (a) se sentó? (b) se paró? (c) caminó solo?

3. ¿Cuándo empezó a hablar?

4. ¿Cuáles palabras usa más?

5. ¿Usa bien las manos?

Pediatrics

6. Does he play with toys and with other children normally?

7. What type of play does he like best?

8. What are his favorite stories?

9. Does he learn normally at school for his age? What grade is he in now?

10. Has he regressed in any area?

11. Have you noticed any abnormal behavior or habit?

12. Does he get along with others?

13. At what age did she start her menstruation? Is it normal?

## Illness or Trauma

1. Has the child ever been admitted to a hospital?

2. What was the hospital and the reason for admission?

3. Did he have any serious injuries or surgery? When?

4. What previous diseases has he had (with approximate dates)? (a) Asthma (b) Hay fever (c) Bronchitis (d) Chicken pox (e) Convulsions (f) Ear infection (g) Kidney disease (h) Measles (i) German measles (j) Meningitis (k) Mumps (l) Tonsillitis (m) Rheumatic fever (n) Scarlet fever (o) Whooping cough (p) Other

5. Has the child been exposed to: (a) measles? (b) whooping cough? (c) any other contagious disease within the last three weeks?

## Allergies

1. Have you noticed any type of allergic reaction in the child to: (a) foods? (b) medications? (c) animals? (d) plants? (e) other environmental factor?

2. Has it been proved?

3. Did he have any treatment for it?

6. ¿Juega con los juguetes y con otros niños normalmente?

7. ¿Qué tipo de juego le gusta más?

8. ¿Cuáles son sus cuentos favoritos?

9. ¿Va aprendiendo normalmente en la escuela de acuerdo con su edad? ¿En qué grado está ahora?

10. ¿Se ha atrasado en alguna área de sus estudios?

11. ¿Ha notado alguna anormalidad en su comportamiento o en sus costumbres?

12. ¿Se lleva bien con los otros?

13. ¿A qué edad le empezó la menstruación? ¿Es normal?

## Enfermedades o traumas

1. ¿Ha estado el niño recluído en algún hospital?

2. ¿En qué hospital, y por qué razón?

3. ¿Tuvo alguna lesión de importancia o alguna operación? ¿Cuándo?

4. ¿Qué enfermedades ha tenido anteriormente (con fecha aproximada)? (a) Asma (b) Coriza (c) Bronquitis (d) Varicelas (e) Convulsiones (f) Infección de oído (g) Alguna enfermedad renal (h) Sarampión (i) Rubéola o sarampión alemán (j) Meningitis (k) Paperas (l) Amigdalitis (m) Fiebre reumática (n) Escarlatina (o) Tos ferina (p) Otras

5. ¿Ha estado expuesto el niño a alguien con: (a) sarampión? (b) tos ferina? (c) cualquier otra enfermedad contagiosa en las últimas tres semanas?

## Alergias

1. ¿Ha notado usted alguna reacción alérgica en el niño a: (a) alimentos? (b) medicamentos? (c) animales? (d) plantas? (e) otros factores ambientales?

2. ¿Se ha verificado que tiene alergias?

3. ¿Ha tenido algún tratamiento?

4. Does anyone in the family have allergies? (a) Asthma  (b) Hay fever  (c) Urticaria  (d) Other

5. Is there any kind of food that the child does not tolerate?

## Immunization

1. Has the child had these vaccines? (a) Diphtheria  (b) Tetanus  (c) Pertussis  (d) Triple oral polio vaccine (T.O.P.V.)  (e) Rubella, mumps, measles  (f) Hemophilus intracapsular vaccine (H.I.P.V.)

2. Besides those mentioned above, has he had any other type of vaccine?

3. Has he had the tuberculin skin test?

4. Please provide us with a complete record of the child's previous immunizations if you have it, or sign a consent to request it from your previous pediatrician.

## Family History

1. List the mother's and father's ages and health problems, if any, now and in the past.

2. List the siblings' ages and health.

3. Did any children die? What was the cause of death?

4. Are there alcohol, smoking, or drug habits in either parent?

5. Are any of the following conditions in the family? (a) Allergies, drug reactions  (b) Tuberculosis  (c) Diabetes  (d) Hemophilia  (e) Congenital defects

6. How many pregnancies, abortions, and other children has the mother had?

7. Has anyone in the husband's or wife's family had any hereditary illness or congenital defect?

8. Is any relative or close contact of your child sick at present?

4. ¿Tiene alergias algún miembro de la familia? (a) Asma  (b) Coriza  (c) Urticaria  (d) Otras

5. ¿Hay algún alimento particular que no tolere el niño?

## Inmunización

1. ¿Le han puesto al niño estas vacunas? (a) Difteria  (b) Tétano  (c) Tos ferina  (d) La vacuna oral triple contra la polio  (e) Rubeola, paperas, sarampión  (f) La vacuna hemófilo intracapsular

2. Además de las vacunas antes mencionadas, ¿le han puesto alguna otra vacuna?

3. ¿Le han hecho la prueba cutánea de la tuberculina?

4. Tenga usted la bondad de facilitarnos el record completo de todas las vacunas de su hijo si lo tiene, o haga el favor de dar su consentimiento por escrito para pedírselo al pediatra que tenía antes.

## Historial de la familia

1. Enumere la edad del padre y de la madre, así como problemas de salud que tengan o que hayan tenido.

2. Enumere la edad y estado de salud de los hermanos carnales.

3. ¿Ha muerto alguno de los hijos? ¿Cuál fue la causa de su muerte?

4. ¿Tiene alguno de los padres problemas con el alcohol, de fumar o de drogas?

5. ¿Hay alguna de las siguientes condiciones en la familia?  (a) Alergias y reacciones a ciertas medicinas  (b) Tuberculosis  (c) Diabetes  (d) Hemofilia  (e) Defecto congénito

6. ¿Cuántos embarazos, abortos u otros hijos ha tenido la mamá?

7. ¿Ha padecido alguno de los hijos de los padres del esposo o de la esposa de alguna enfermedad hereditaria o de algún defecto congénito?

8. ¿Hay algún pariente o alguna amistad de su hijo que tenga alguna enfermedad actualmente?

# SECTION 15

# UROLOGY

Urology is the branch of medicine concerned with the diseases and proper functioning of the genitourinary system in both men and women. It also includes surgery of the kidneys, prostate, bladder, testes, and penis by a specialist called a urologist.

The urinary system is much like a filtering and purifying plant. At times the urinary tract may become obstructed and in need of repairs to avoid the malfunctioning of the whole renal system, such as the kidneys, ureters, prostate gland, bladder, and urethra.

## COMMON TERMS USED IN UROLOGY

1. **anuria**: lack of urine formation by the kidneys.

2. **balanitis and phimosis**: inflammation of the head of the penis, and the tightening of the foreskin, or prepuce.

3. **circumcision**: surgical removal of the foreskin, usually done on newborn boys.

4. **cystitis**: inflammation of the bladder.

5. **cystoscopy**: visual examination of the bladder using a device inserted through the urethra.

6. **genitalia**: reproductive organs.

7. **gravel**: uric acid crystals that are passed in the urine, causing discomfort.

8. **hematuria**: blood in the urine.

9. **hemodialysis**: therapy used to purify the blood when the kidneys have failed to do so.

10. **incontinence**: inability to retain urine.

# SECCIÓN 15

# UROLOGÍA

La urología es la rama de la medicina que se dedica a las enfermedades del sistema genitourinario y al funcionamiento adecuado del mismo, tanto en el hombre como en la mujer. Incluye también la cirugía de los riñones, la próstata, la vejiga, los testículos y el pene por un médico especialista llamado urólogo.

El sistema renal es como una planta de filtrar y purificar. A veces las vías urinarias pueden llegar a obstruirse, siendo necesario entonces su reparación para evitar males mayores en el funcionamiento de todo el sistema renal que incluye los riñones, los uréteres, la próstata, la vejiga y la uretra.

## TÉRMINOS COMUNES EN UROLOGÍA

1. **anuria**: falta de formación de orina por los riñones.

2. **balanitis y fimosis**: inflamación del glande en el pene y la estrechez excesiva del prepucio.

3. **circuncisión**: extirpación del prepucio por medios quiúrgicos, generalmente en niños recién nacidos.

4. **cistitis**: inflamación de la vejiga.

5. **cistoscopía**: inspección visual de la vejiga con un aparato que se introduce por la uretra.

6. **genitales**: órganos de la reproducción.

7. **arenilla**: cristales de ácido úrico que se excretan al orinar, causando cierta molestia.

8. **hematuria**: sangre en la orina.

9. **hemodiálisis**: terapia para purificar la sangre cuando los riñones han perdido esa facultad.

10. **incontinencia**: incapacidad de retener la orina.

Urology

11. **K.U.B.**: kidney, ureter, and bladder X-ray.

12. *lith*otripsy, extracor*por*eal shock wave (E.S.W.L.): the crushing of stones by the external application of ultrasound.

13. *lith*otripsy percu*tan*eous: the crushing of renal stones by applying ultrasound through the skin in conjunction with a nephroscope.

14. *lith*otripsy, *ure*teral: the crushing of ureteral stones using a ureteroscope and ultrasound.

15. **litho*trip*tor**: device inserted through the urethra and on to the bladder for the crushing of stones. They may also be crushed with ultrasound and the electrohydraulic lithotriptor.

16. **lym*pho*graphy**: exam of the lymphatic vessels using X-rays and a radiopaque substance.

17. **mictu*rition* (*void*ing)**: the passing of urine through the urethra.

18. ***neph*ron**: structural and functional unit of the kidney.

19. **ne*phro*sis**: degenerative disease of the kidney.

20. **noc*tur*ia**: excessive urination during the night.

21. **or*chi*tis**: inflammation of a testis.

22. ***pros*tate**: part of the male reproductive system at the neck of the bladder, conical in shape, and about the size of a walnut. It is composed of muscular and glandular tissues, and its function is to secrete a slightly alkaline fluid in which the sperm cells can live. When enlarged, it blocks urination by compressing the urethra.

23. **pyelone*phr*itis**: inflammation involving the parenchyma (the functional part of the kidney) and the renal pelvis.

24. ***ren*al angi*og*raphy**: study of all the blood vessels of the kidneys by means of a series of X-rays taken after a dye for contrast has been injected through a catheter inserted in the femoral artery in the groin.

11. **placa simple**: rayo X del abdomen, incluyendo el riñon, el uréter y la vejiga.

12. **lito*trip*sia extracorp*ó*rea**: destrucción de cálculos con ultrasonido por vía no quirúrgica.

13. **lito*trip*sia percu*tá*nea**: destrucción de cálculos renales a través de la piel, usando un nefroscopio y ultrasonido.

14. **lito*trip*sia urete*ral***: destrucción de los cálculos del uréter, utilizando un uretroscopio y ultrasonido.

15. **litotrip*tor***: aparato que se introduce en la vejiga a través de la uretra y que fragmenta los cálculos. Se pueden destruir también usando ultrasonido y el litotriptor electrohidráulico.

16. **linfogra*fía***: examen de los vasos linfáticos por medio de rayos X y una substancia radiopaca.

17. **elimina*ción***: pase de la orina a través de la uretra.

18. **ne*frón***: unidad estructural y funcional del riñón.

19. **ne*fro*sis**: mal degenerativo del riñon.

20. **noc*tu*ria**: excesiva frecuencia de orinar en horas de la noche.

21. **or*qui*tis**: inflamación del testículo.

22. ***pró*stata**: parte del sistema de reproducción masculino situada en el cuello de la vejiga, de forma cónica y más o menos del tamaño de una nuez de nogal. Está formada por tejidos musculares y glandulares, y su función es la de segregar un líquido ligeramente alcalino para la subsistencia de las células espermáticas. Cuando se ha agrandado, bloquea la salida de la orina al comprimir la uretra.

23. **pielone*fri*tis**: inflamación que envuelve el parénquima (parte funcional del riñon) y la pelvis renal.

24. **angiogra*fía* re*nal***: estudio de todos los vasos sanguíneos renales por medio de una serie de radiografías tomadas una vez que se haya inyectado una substancia opacante por un catéter que se ha introducido previamente por la arteria femoral en la ingle.

25. **renal *fail*ure**: incapacity of the kidney to perform its function.

26. **re*verse* va*sec*tomy**: restitution of the vas deferens after a previous vasectomy.

27. ***scro*tum**: the double pouch containing the testicles.

28. ***se*men**: fluid produced by the testes containing the spermatozoa.

29. **spermato*z*oa (pl.)**: main components of the semen that fertilize the female ovum.

30. ***tes*ticles (*tes*tes)**: oval-shaped male sex glands in a sac called the scrotum. As a rule, one is larger than the other. Besides the production of semen, they also secrete testosterone, a male sex hormone responsible for certain masculine characteristics.

31. **trans*r*ectal pros*tatic* *so*nogram**: exam of the prostatic gland using ultrasound waves to ascertain if the condition is benign or malignant.

32. **u*re*mia**: toxic condition associated with renal insufficiency and the retention of urea in the blood.

33. **ureter*os*copy**: entails the introduction of a thin tube (ureteroscope) through the ureter to examine the ureter and/or the kidney and to take a biopsy for proper diagnosis of the problem. It may also be used as a surgical procedure to destroy any stones (calculi).

34. **u*re*ters**: tubes connecting the kidneys with the bladder.

35. **u*re*thra**: canal through which the urine is excreted.

36. ***u*rinary *cal*culus (stone)**: hard formation in the urinary tract due to precipitation of certain substances.

37. **va*sec*tomy**: surgical excision of all or part of the tube (vas deferens) connecting the testes and the prostate gland.

Urología

25. **insufi*cien*cia re*nal***: incapacidad del riñon de desempeñar su función normal.

26. **vasecto*mía* en retro*verso***: restitución del vas deferente después de una vasectomía previa.

27. **es*cro*to**: bolsa doble que contiene los testículos.

28. ***se*men**: secreción producida por los testículos, la cual contiene los espermatozoides.

29. **espermato*zo*ide**: principal constituyente del semen, siendo el factor responsable de la fecundación del óvulo femenino.

30. **tes*tí*culos**: glándulas sexuales masculinas, de forma ovalada, y que están dentro del saco llamado escroto. Por regla general uno es algo más grande que el otro. Además del semen, también producen o secretan la testosterona, hormona sexual masculina responsable de ciertas características en el hombre.

31. **sono*gra*ma transrec*tal* de la *pró*stata**: examen de la próstata utilizando ondas ultrasonoras para averiguar si la dolencia es de carácter benigno o maligno.

32. ***ure*mia**: estado tóxico del organismo asociado a la acumulación de urea en la sangre debido a insuficiencia renal.

33. **uretros*copía***: proceso que consiste en pasar un tubo fino (uretroscopio) a través del uréter, lo cual facilita examinar el uréter y/o el riñon y hacer una biopsia como medio de diagnosticar si la condición existente es benigna o maligna. Se usa también como medio quirúrgico para desbaratar cálculos.

34. **u*ré*teres**: tubos que unen los riñones con la vejiga.

35. **u*re*tra**: conducto por el cual se elimina la orina.

36. ***cál*culo re*nal***: material calcáreo que se forma en la vía urinaria debido a la precipitación de ciertas substancias.

37. **vasecto*mía***: corte quirúrgico de toda o de una parte del conducto (vas deferente) que une los testículos con la próstata.

# RELATED TOPIC

The kidneys are a pair of bean-shaped organs, purplish-brown in color and about 4.5 inches (11 cm) long, 2.5 inches (6 cm) wide, and 1 inch (2.5 cm) thick. They are located in the back part of the abdominal cavity, one on each side of the vertebral column. The right kidney is slightly lower than the left one.

The kidneys function as the plumbing system of the body by filtering waste material from the blood and excreting it in the form of urine, thus helping to regulate the balance of water and acidity in the body. Each kidney is made up of nephrons (each the size of a grain of sand), forming a maze of coiled and twisted tiny blood vessels and cells called glomeruli, numbering over a million in each kidney. It is here where the blood is first directed as it enters the kidneys, at a rate of 2.5 pints (500 cc) per minute, to filter the excess water, salts, urea, and so on that it may contain through a complex system of excretion and reabsorption until the final product, urine, is formed.

Urología

## TEMA RELACIONADO

Los riñones son un par de órganos de forma parecida a la de un frijol, de color rojizo oscuro, con un largo aproximado de 4,5 pulgadas (11 cm.), un ancho de 2,5 pulgadas (6 cm.) y 1 pulgada (2,5 cm.) de espesor. Están situados al dorso de la cavidad abdominal, uno a cada lado de la columna vertebral. El riñon derecho se encuentra un poco más bajo que el izquierdo.

La función de los riñones es la de actuar como la plomería del organismo al purificar las impurezas de la sangre, eliminándolas luego por la orina para mantener así el balance adecuado de agua y acidez en el organismo. Cada riñon está compuesto de nefrones (cada uno del tamaño de un granito de arena), los cuales forman un complejo laberíntico de pequeñísimos vasos sanguíneos y de tejidos llamados glomérulos, de los cuales hay más de un millón en cada riñón. Es aquí hacia donde va dirigida la sangre al entrar en los riñones en la proporción de 2,5 pintas (500 cc.) por minuto para filtrar el agua, la sal, la urea, etc. excesivas a través de un sistema complejo de excreción y de reabsorción hasta que se forme el producto final—la orina.

# SECTION 16

# NEUROLOGY AND PSYCHIATRY

The branch of medicine that deals with the disorders of the nervous system caused by disease, infection, or organic injury is called neurology; the specialist in this field is called a neurologist.

Psychiatry, which also deals with functional nerve disorders, is concerned with the diagnosis, treatment, and prevention of mental, emotional, and behavioral illness. The specialist in this field is the psychiatrist.

## COMMON TERMS USED IN NEUROLOGY AND PSYCHIATRY

1. **aba**sia: inability to walk due to loss of coordination, although at times it is possible to move the legs while in bed.

2. *Al*zheimer's dis*ease*: progressive form of dementia with fatal consequences among the elderly, although it may strike at any age, usually beginning after the age of 50. It begins with spells of forgetfulness and progressive disorientation accompanied by bad temper, finally deteriorating the neurological function of the brain until the patient lapses into a coma and dies.

3. **am***n***esia**: complete or partial loss or disturbance of memory due to injury to the brain or to severe emotional trauma.

4. **cere**bral *cor***tex**: thin surface layer of gray matter covering the cerebral hemispheres. It is the center for higher mental functions.

5. *cra***nium**: bony surface embodying the top and back parts of the skull, which encloses the brain. It is composed of eight bones: the frontal, occipital, sphenoid, ethmoid, two temporal, and two parietal bones.

# SECCIÓN 16

# NEUROLOGÍA Y PSIQUIATRÍA

La rama de la medicina que tiene que ver con los desórdenes del sistema nervioso motivados por alguna enfermedad, infección o lesión orgánica es llamada neurología. Al médico que se especializa en este campo se le llama neurólogo.

La psiquiatría también trata los problemas funcionales de los nervios, así como el diagnóstico, el tratamiento y la prevención de las enfermedades mentales, emocionales y las relacionadas con la manera cómo se conduce el individuo. Al médico que se especializa en este campo se le llama psiquiatra.

## TÉRMINOS COMUNES EN NEUROLOGÍA Y PSIQUIATRÍA

1. **aba**sia: imposibilidad de caminar debido a la pérdida de coordinación, aunque a veces es posible mover las piernas en la cama.

2. **mal de Al**z**heimer**: forma de demencia progresiva de consecuencias fatales para los ancianos, aunque puede atacar a cualquier edad después de los 50. Comienza con lapsos mentales y desorientación progresiva acompañados de mal genio con el deterioro de la función neurológica cerebral hasta que el paciente finalmente cae en estado de coma y fallece.

3. **am**n**esia**: pérdida completa o parcial de la memoria debido a una lesión cerebral o a un trauma emocional grave.

4. **cor**te**za cere**bral: capa fina de materia gris que cubre la parte superficial de los hemisferios cerebrales. Es el centro de las funciones mentales más elevadas.

5. *cr*á**neo**: superficie ósea que comprende las partes superiores y occipitales del cráneo, que contiene en su interior el cerebro. Está compuesto de ocho huesos: el frontal, el occipital, el esfenoide, el etmoide, dos temporales y dos parietales.

6. **dementia**: deteriorative mental state characterized by the total or partial loss of mental efficiency and intellectual ability.

7. **encephalitis**: inflammation of the brain cells usually caused by a viral infection or as a consequence of another infection. The symptoms of Reye's syndrome in children are similar to those of encephalitis.

8. **foramen (sing.), foramina (pl.)**: opening between every two vertebrae for the passage of nerves to and from the spinal cord.

9. **hydrocephaly**: abnormal accumulation (with increased pressure) of the cerebrospinal fluid in the central spaces (ventricles) of the brain, resulting in brain damage and enlargement of the head in children, making it difficult or impossible to keep the head upright.

10. **hypnosis**: passive, sleeplike state induced artificially and without the use of any drug, in which the subject's perception and memory are altered. The subject is more receptive than usual to recall, and may follow the suggestions and commands of the hypnotizer.

11. **hypochondriasis**: psychopathological syndrome in which the individual has an abnormal and excessive concern about his health, and believes that he is suffering from some disease. It is generally accompanied by anxiety and depression.

12. **hysteria**: pathological manifestation with symptoms simulating almost every type of physical and mental disease.

13. **Lou Gehrig's disease or amyotrophic lateral sclerosis**: occurs when certain bundles of motor neurons that run from the brain to the muscles slowly atrophy or die, degenerating into paralysis of muscles on both sides of the body. It starts in the limbs with signs of atrophy, weakness, and difficulty in walking, swallowing, breathing, and other muscular activities. It occurs mostly after the age of 40 and progresses rapidly, with death usually occurring two to eight years after the onset of the disease.

14. **megalomania**: form of mental illness in which the individual has delusions of greatness and wealth, and believes himself to be powerful and of great importance, which in reality is not true.

6. **de*men*cia**: estado de deterioro mental que se caracteriza por la pérdida total o parcial de las facultades mentales y las intelectuales.

7. **encefa*li*tis**: inflamación de las células cerebrales, causada generalmente por una infección viral o como consecuencia de alguna otra infección. Los síntomas del síndrome de Reye en los niños son similares a los de la encefalitis.

8. **fo*ra*men**: apertura entre cada dos vértebras para el pase de los nervios que entran y salen de la médula espinal.

9. **hidroce*fa*lia**: acumulación anormal (con el consiguiente aumento de presión) del líquido encefaloraquídeo en los espacios centrales (ventrículos) del cerebro, trayendo como consecuencia el aumento en el tamaño de la cabeza en los niños y daño cerebral, haciendo difícil o imposible que la mantengan en posición normal.

10. **hip*no*sis**: estado pasivo como de sueño, inducido artificialmente sin la intervención de droga alguna, por el cual se alteran el estado perceptivo y la memoria del individuo, estando más propenso a acatar las órdenes y sugerencias del hipnotizador.

11. **hipo*con*dria**: síndrome psicopatológico en el cual el individuo tiene una preocupación excesiva y anormal por la salud, creyendo que padece de algún mal. Va acompañado generalmente de estados de depresión y ansiedad.

12. **histe*ris*mo o his*te*ria**: manifestación de tipo patológico con síntomas que simulan casi todo tipo de enfermedad física y mental.

13. **mal de Lou *Geh*rig o esclero*sis amiotró*pica late*ral***: ocurre cuando ciertos haces de neuronas motoras que van del cerebro a los músculos se van atrofiando gradualmente o mueren, causando un estado que degenera en parálisis muscular en ambos lados del cuerpo. Comienza por las extremidades con síntomas de atrofia, debilitamiento y dificultad para caminar, al tragar, al respirar y en otras actividades musculares. Ocurre generalmente en personas después de los 40 y su progreso es rápido, a tal extremo que la muerte sobreviene entre los dos y ocho años después de haberse diagnosticado el mal.

14. **megaloma*nía***: tipo de enfermedad mental por la cual la persona hace alarde de grandeza y de riquezas, y se cree que ejerce una gran influencia por su poder e importancia, que en realidad no tiene.

Neurology and Psychiatry

15. **melancholia or depression**: type of mental disorder in which the individual feels extremely sad and hopeless.

16. **myelitis**: inflammation of the spinal cord.

17. **neurasthenia**: abnormal condition characterized by many physical and psychological symptoms such as extreme feeling of weakness, fatigue, or exhaustion, without the existence of any organic disease in a degree sufficient to justify the complaints of the individual.

18. **neuritis**: inflammation or irritation that affects the peripheral nerves.

19. **paraplegia**: paralysis of the legs and lower part of the body, sometimes accompanied by loss of sensory and motor function due to spinal disease or injury.

20. *ps*y**chopath**: individual having an imbalance in the mind characterized by amoral and antisocial behavior to the point that he may become a criminal.

21. **psychosis**: mental disease or disorder affecting the total personality, causing disintegration and loss of contact with reality.

22. **psychosomatic**: functional disorder pertaining to the mind-body relation, caused by or influenced by the emotional state of the person.

23. **schizophrenia**: mental disease from which complete recovery is rare. It is characterized by the disintegration of the personality, withdrawal from social contact, and distortion of reality. It is a lifelong illness with periodic attacks, presenting such symptoms as moodiness, solitary habits, hallucinations, and intellectual and emotional deterioration.

24. *shin***gles**: disease of the skin caused by a viral infection of a ganglion in the peripheral nerves with excruciating pain and itching in the area (usually the chest and the face) followed by a cluster of blisters much like dew drops, which become crusted. It usually disappears after a few weeks, but the itching may remain much longer.

25. *so***ma**: the body as distinguished from the psyche.

15. **melanco*lía* o depre*sión***: tipo de desequilibrio mental por el cual el individuo se siente muy deprimido, triste y desesperado.

16. **mie*li*tis**: inflamación de la médula espinal.

17. **neuras*te*nia**: estado anormal que se caracteriza por una diversidad de síntomas físicos y psicológicos, tales como tremenda sensación de debilidad, fatiga y de agotamiento, sin que exista ningún mal de origen orgánico en grado tal que justifique los males de los cuales se aqueja el individuo.

18. **neu*ri*tis**: inflamación o irritación que afecta los nervios periféricos.

19. **para*ple*gia**: parálisis de las piernas y de la cadera hacia abajo, la cual va a veces acompañada de la pérdida de las funciones perceptivas y motoras debido a alguna enfermedad o lesión de la columna vertebral.

20. **psic*ó*pata**: individuo con un desajuste mental caracterizado por una conducta amoral y antisocial, al extremo de llegar posiblemente a convertirse en un criminal.

21. **psic*o*sis**: enfermedad o desajuste mental que afecta la personalidad total, causando desintegración y pérdida del contacto con la realidad.

22. **psicoso*má*tico**: desorden funcional de la relación existente entre la mente y el cuerpo, causado o influido por el estado emocional de la persona.

23. **esquizo*fre*nia**: enfermedad mental de la cual difícilmente se recupera el individuo. Se caracteriza por la desintegración de la personalidad, alejamiento del ambiente social y distorsión de la realidad. Es una enfermedad de toda la vida, con ataques periódicos, presentándose con síntomas tales como mal genio, deseos de estar solo, alucinaciones y el deterioro intelectual y emocional.

24. **cule*bri*lla**: enfermedad cutánea ocasionada por una infección viral que parte de un ganglio del sistema periférico nervioso, con picazón y dolor extremos en el área afectada (generalmente el tronco y la cara), acompañados de ampollitas parecidas a las gotas de rocío, las cuales hacen postilla. Generalmente desaparece después de unas semanas, pero la picazón puede durar mucho más tiempo.

25. *so*ma: lo concerniente al cuerpo a diferencia de lo que concierne a la mente.

# RELATED TOPICS

## The Nervous System

This vast network of extremely delicate, interconnected nerve cells and nerve centers includes the brain, the cerebellum, the spinal cord, the ganglia, and the peripheral nerves. It conveys information in the form of impulses that regulate, control, and coordinate the functions of the different organs of the body, making them perform as a well-organized unit.

This highly complex system of communication is divided into three parts: (a) the central nervous system, which includes the brain and the spinal cord; (b) the peripheral nervous system, which is outside the brain and spinal cord and includes the ganglia and nerves connecting the different organs; and (c) the autonomic nervous system, which coordinates the unconscious or involuntary functions or activities of the body, such as the heartbeat rate, bowel functions, and the functioning of the glandular system.

## The Nerves

These are bundles of fiber connecting the brain and the spinal cord with the rest of the body. The neurons, or nerve cells, are the nerve's basic structural and functional unit. Each neuron has: a cell body; dendrites, which convey the impulses to the cell body; and axons, which carry the impulses away from the cell body to other nerve cells. Each axon is protected by a sheath of a whitish, fatty material called myelin.

There are billions of neurons, about 12 billion in the brain alone. They do not multiply or regenerate as other cells do. Thousands of these nerve cells may be lost as time goes on, but no impairment of function is noticeable as long as the loss is not concentrated on a particular nerve center, where the lesion would then be irreparable.

The nerves are divided into sensory and motor nerves. The sensory nerves transmit the afferent (centripetal) impulses from the sense organs and other organs of the cellular body, or soma, to the central nervous system. The motor, or efferent (centrifugal), nerves carry the outgoing impulses through the axons away from the central nervous system to the muscles and glands to bring about the response required by the initial stimulus.

# TEMAS RELACIONADOS

## El sistema nervioso

Esta vasta red de delicadísimas células nerviosas que se agrupan en centros nerviosos entrelazados entre sí incluye el cerebro, el cerebelo, la médula espinal, los ganglios y los nervios periféricos. Recibe y trasmite información en forma de impulsos, los cuales regulan, controlan y coordinan el funcionamiento de los diferentes órganos del organismo, haciéndolos actuar como una unidad bien organizada.

Este sistema de comunicación extremadamente complejo está dividido en tres partes: (a) el sistema nervioso central, el cual incluye el encéfalo y la médula espinal; (b) el sistema nervioso periférico, el cual está localizado fuera del cerebro y de la médula espinal e incluye los ganglios y los nervios que conectan los distintos órganos; y (c) el sistema nervioso autónomo, el cual coordina las funciones o actividades inconscientes o involuntarias del cuerpo, tales como el ritmo cardíaco, las funciones de los intestinos y el funcionamiento del sistema glandular.

## Los nervios

Éstos son fascículos, o haces, de fibras que unen el cerebro y la médula espinal con el resto del cuerpo. Las neuronas, o células nerviosas, representan la unidad estructural y funcional básica del nervio. Cada neurona tiene: un cuerpo celular; dendritas, las cuales dirigen los impulsos hacia el cuerpo celular; y axones, los cuales conducen los estímulos desde el cuerpo celular hacia otras células nerviosas. Cada axón está protegido por una capa de grasa de color rosáceo llamada mielina.

Hay miles de millones de neuronas, habiendo solamente en el cerebro unos doce mil millones. Las células nerviosas no tienen la propiedad de multiplicarse ni de regenerarse como otros tipos de células. Miles de estas células van desapareciendo según pasa el tiempo, pero su pérdida no se nota porque unas pueden suplir la falta de otras, a menos que la falta haya estado localizada en algún centro nervioso en particular, en cuyo caso la lesión sería irreparable.

Los nervios se dividen en sensitivos y motores. Los sensitivos trasmiten los impulsos aferentes (centrípetos) provenientes de los órganos sensorios y de otros órganos del cucrpo celular, o soma, al sistema nervioso central. Los nervios motores, o eferentes (centrífugos), conducen los impulsos que salen del sistema nervioso central por los axones a los músculos y las glándulas, lográndose así la reacción de acuerdo con el estímulo original.

# The Central Nervous System

This neuroaxis is composed of the brain, which is a large mass of nerve tissue well protected by the cranium, and the spinal cord, which is an extension of the brain. Both the brain and the spinal cord are covered by the meninges, through which flows the cerebrospinal fluid.

The brain (encephalon) is the seat of consciousness, thought, reason, judgment, and emotions. It includes the cerebrum, the cerebellum, the brain stem, and the medulla oblongata.

The cerebrum is the largest and most conspicuous part of the brain, representing seven-eighths of the total weight of the brain, which is about 3 pounds (about 1,400 gm). It includes the two cerebral hemispheres connected by bands of nerve tissue (commissures). Each hemisphere has its corresponding lobes (frontal, parietal, temporal, occipital, and the central), which are responsible for the control of the mental functions.

The exterior part of the cerebrum has a grayish layer of nerve cells about one-eighth of an inch (0.32 cm) thick. It is known as the cerebral cortex, or gray matter. Under the cortex there is a mass of white tissue formed mainly by axons and dendrites responsible for the afferent and efferent impulses.

The cerebellum, in the back part of the brain and directly under the two cerebral hemispheres, is also divided into two hemispheres, each affecting the opposite side of the body (as is also the case with the cerebral counterparts). The cerebellum controls balance and is also concerned with the control of voluntary muscular activity, such as when a person is playing an instrument, typing, or hammering.

The spinal cord is the continuation of the medulla oblongata in the vertebral canal. It acts as the center for simple reflexes as well as a conducting path for impulses to and from the brain. It is a mass of cord tissue, white outside with a gray mass in the center; it is about three-quarters of an inch thick (about 2 cm), about 17 inches long (43 cm), and it weighs approximately 1.5 ounces (about 43 gm). All the functions of the body depend upon this relatively small mass of cord tissue protected by the meninges.

All the spinal nerves enter or leave the spine through a gap in the vertebrae, except the twelve pairs of cranial nerves, which are connected directly to the brain. Nerve signals from the brain travel to the spinal cord on their way to the peripheral nerves, which transmit or relay the signals to and from specific parts of the body, such as those serving the neck and arms, which emerge from the cervical region; those serving the rib cage and abdominal wall, which emerge from the thoracic region; those serving the legs, which emerge from the lumbar region; and those serving the bladder and the bowel, which emerge from the sacral region.

## El sistema nervioso central

Este neuroeje está compuesto del encéfalo, el cual es una gran masa de células nerviosas bien protegidas por el cráneo; y también por la médula espinal, la cual es una extensión del encéfalo. Tanto el encéfalo como la médula espinal están cubiertas por las meninges, por las cuales fluye el líquido cerebroespinal.

El encéfalo es el centro de la conciencia, el pensamiento, la razón, el juicio y las emociones. Incluye el cerebro, el cerebelo, la protuberancia, o pons, y la médula oblongada.

El cerebro es la parte más voluminosa y visible del encéfalo ya que comprende las siete octavas partes del peso total del mismo, que es de unas tres libras (unos 1.400 g.). Incluye los dos hemisferios cerebrales que están unidos entre sí por bandas de tejido nervioso. Cada hemisferio tiene sus correspondientes lóbulos (frontal, parietal, temporal, occipital y central), cuya responsabilidad es controlar las facultades mentales.

La parte exterior del cerebro está cubierta por una capa gris de células nerviosas que tiene más o menos un octavo de pulgada (0,32 cm.) de espesor. Se le conoce como la corteza cerebral, o materia gris. Debajo de la corteza cerebral hay una masa de tejidos blancos constituida mayormente por axones y dendritas, responsables de la conducción de los impulsos aferentes y eferentes.

El cerebelo, en la parte posterior del encéfalo y directamente debajo de los dos hemisferios cerebrales, también está dividido en dos hemisferios, afectando cada uno el lado opuesto del cuerpo (al igual que los hemisferios cerebrales). El cerebelo controla el equilibrio y tiene que ver también con el control de la actividad muscular voluntaria, por ejemplo cuando una persona toca un instrumento musical, escribe a máquina, o martilla.

La médula espinal es la continuación de la médula oblongada dentro del conducto vertebral. Actúa como centro para los reflejos simples así como también de vía para los impulsos que van al cerebro y los que provienen del mismo. Es una masa de tejido blanco en el exterior con una masa gris en el centro; tiene unos tres cuartos de pulgada de grueso (unos 2 cm.), unas 17 pulgadas de largo (43 cm.) y un peso aproximado de 1,5 onzas (unos 43 g.). Todas las funciones del cuerpo humano dependen de esta masa de tejido relativamente pequeña protegida por las meninges.

Todos los nervios espinales entran o salen de la espina dorsal por un orificio al lado de cada vértebra, menos los doce pares de nervios craneanos que están conectados directamente al cerebro. Los mensajes enviados por el cerebro pasan por la médula espinal en ruta hacia los nervios periféricos, los cuales trasmiten las señales que van hacia partes específicas del cuerpo, o que vienen de ellas, tales como los nervios del cuello y los brazos, que salen de la región cervical; los de la caja torácica y la pared abdominal, que salen de la región torácica; los de las piernas, que salen de la región lumbar; y los del intestino y la vejiga, que salen de la región del sacro.

## The Peripheral Nervous System

This is an extensive network of nerves throughout the body with the exception of the brain, the spinal cord, and the twelve pairs of cranial nerves, which emerge from the lower part of the brain. This system controls all the conscious activities and affects some of the unconscious processes such as the heart rate and bowel functions.

## The Autonomic Nervous System

This is divided into the sympathetic and the parasympathetic nerves. It is made up of fibers and nerve cells clustered into ganglia, which stimulate the activities of the digestive, circulatory, and respiratory organs, as well as the exocrine glands, pupillary movement, and other activities.

## El sistema nervioso periférico

Esta vasta red de nervios se extiende por todo el cuerpo, menos el encéfalo, la médula espinal y los doce pares de nervios craneanos que salen de la parte inferior del encéfalo. Tiene control de todos los impulsos conscientes y afecta algunos de los inconscientes también, tales como el ritmo cardíaco y las funciones de los intestinos.

## El sistema nervioso autónomo

Este sistema se divide en simpático y parasimpático. Está constituido por fibras y células nerviosas agrupadas en ganglios, los cuales intervienen en la regulación del funcionamiento de los órganos de la digestión, los de la circulación y los de la respiración, así como de las glándulas exocrinas, del movimiento pupilar y de otras actividades.

# SECTION 17

# ORTHOPEDICS

Orthopedics deals with the treatment and prevention of deformities and disorders of the musculoskeletal system, either of a congenital nature, acquired by disease, or by injuries sustained in an accident. The orthopedist makes use of different kinds of treatments to correct structural and functional anomalies that affect the locomotor system, such as artificial devices, or prostheses, and in some other cases by means of surgery.

Today there are many new, sophisticated internal and external prosthetic devices that are made of metal or plastic material. Some of these prostheses are designed to correct structural defects, while others are designed to replace missing parts or those parts not functioning properly. Also, by the use of screws, nails, and metal plates, the orthopedic surgeon is able to immobilize a fractured limb after having aligned the broken bone. This procedure is known as osteosynthesis.

Bone grafting is another technique done to correct bone defects or to repair a damaged bone. By using a small piece of bone material taken from one part of the skeleton or from a bone bank and affixing it to the damaged bone, growth of a new osseous structure is stimulated.

## COMMON TERMS USED IN ORTHOPEDICS

1. *ar*throplasty, hip: the surgical replacement of a diseased or injured femur bone in a hip joint. The prosthesis consists of a metal femoral ball to replace the worn head of the femur and a plastic cup to replace the worn hollow socket.

2. burs*i*tis: the painful inflammation of a bursa, membranous sacs of synovial fluid found mostly around the joints. It is common in older people, but it is also found in younger persons resulting from an injury, from friction, or from prolonged pressure against the affected joint.

# SECCIÓN 17

# ORTOPEDIA

La ortopedia es la especialidad médica dedicada al tratamiento y prevención de desórdenes y malformaciones del sistema musculoesquelético, ya sean de naturaleza congénita, contraídas por enfermedad, o motivadas por lesiones en un accidente. Al médico especializado en el tratamiento de estos problemas se le conoce con el nombre de ortopedista, u ortopédico, el cual hace uso de distintos tratamientos para corregir las anomalías estructurales y funcionales que afectan al sistema locomotor, mediante dispositivos artificiales, o próstesis, y en otros casos por medios quirúrgicos.

En la actualidad existen muchos nuevos y complejos aparatos prostésicos, para uso interno o externo, los cuales están hechos de metal o de material plástico, algunos de los cuales están diseñados para corregir defectos estructurales, mientras que otros están diseñados para reemplazar partes que faltan, o aquellas que no están funcionando adecuadamente. También mediante el uso de tornillos, clavos, y placas de metal, el cirujano ortopédico puede inmovilizar un miembro fracturado después de haber alineado el hueso partido. Este procedimiento se conoce con el nombre de osteosíntesis.

El injerto es otra técnica usada para corregir defectos óseos, o para reparar un hueso dañado, usando un pedazo de material óseo sacado de una parte del esqueleto, o de un banco de huesos, y fijado al hueso dañado para estimular su crecimiento.

## TÉRMINOS COMUNES EN LA ORTOPEDIA

1. **artro*plas*tia de la ca*de*ra**: es la sustitución de una parte enferma o dañada del fémur en la articulación de la cadera. La prótesis consiste de una bola femoral de metal para reemplazar la cabeza gastada del fémur, y de un receptáculo plástico que reemplaza la parte hueca donde gira la bola de metal.

2. **bur*sitis***: es la inflamación dolorosa de una bursa, pequeño saco membranoso lleno de líquido sinovial que se encuentra mayormente alrededor de las coyunturas. Es común en los viejos, pero también ocurre en personas más jóvenes, como resultado de una ligera lesión, por roce o fricción, o motivada por la presión prolongada sobre la articulación afectada.

Orthopedics

3. **disk pro*lapse***: the displacement, weakening, and gradual rupture of an intervertebral disk, most often the disks of the neck, or of the lower spine, accompanied by pain that worsens with any movement. When the pain goes from the buttocks down into the leg, it is called sciatica.

4. **gout**: a common metabolic disorder due to the excessive accumulation of uric acid crystals in the tissues and the joints. It is characterized by recurrent attacks of intense pain, usually at night and early morning, accompanied by redness and swelling of the joints, mainly at the base of the big toe, although it may also affect the hands, wrists, elbows, arms, shoulders, knees, feet, and ankles. It is frequent in adults of both sexes, more often in males over 60.

5. **ky*pho*sis**: excessive, abnormal, backward curvature in part of the spine, resulting in a hump. May be caused by osteoporosis, by the fracture of a vertebra, or by a vertebral tumor. If the curvature is toward the front, it is called lordosis, and if it is lateral, it is called scoliosis.

6. **mastoid*i*tis**: inflammation of the air passages within the mastoid portion of the temporal bone in the skull due to infection.

7. **men*i*scus**: interarticular fibrocartilage disks of crescent shape found especially in the knee joint.

8. **myas*th*enia gravis**: disease characterized by great muscular weakness that becomes worse, but not involving atrophy. It is most common in the face, tongue, and neck, with drooping eyelids, slight difficulty in speech, and possible paralysis of the respiratory muscles.

9. **oste*i*tis**: inflammation of a bone, generally by bacterial infection of the staphylococcus aureus type, or other pus-producing bacteria. It affects the arms and legs of children and adolescents and also the pelvis or the spine in adults. If the infection spreads to the bone marrow through the bloodstream, it is called osteomyelitis.

10. **osteomal*a*cia**: the increased softening of the bones, becoming flexible and brittle due to a lack of minerals and vitamin D, especially in women during pregnancy.

3. **desplaza*mien*to de un disco**: es el debilitamiento y gradual ruptura del disco entre dos vértebras, y con más frecuencia los discos del cuello y de la región lumbar de la columna vertebral, acompañado de dolor que va empeorando con cualquier movimiento. Cuando el dolor se extiende desde las nalgas, o la cadera, hacia abajo en la pierna, se le llama ciática.

4. **la *go*ta**: una trastorno metabólico común debido a la acumulación excesiva de cristales, o sales de ácido úrico en los tejidos y las coyunturas adyacentes. Se caracteriza por los ataques repetidos de dolor intenso, generalmente por la noche y por la mañana temprano, acompañados generalmente de dolor e inflamación de las coyunturas, principalmente en la base del dedo gordo del pie, aunque también puede afectar la mano, muñeca, codo, brazo y hombros, rodillas, pies, y tobillos. Es frecuente en adultos de ambos sexos, más frecuentemente en hombres de más de 60 años.

5. **ci*fo*sis**: curvatura pronunciada y anormal hacia atrás en la región torácica de la columna, la cual eventualmente se convierte en joroba. Puede ser ocasionada por osteoporosis, por la fractura de una vértebra, o por un tumor en la misma. Si la curvatura es hacia adelante se le llama lordosis, si es lateral se le llama escoliosis.

6. **mastoi*di*tis**: es la inflamación de los conductos de aire en el interior de la región mastóidea del hueso temporal del cráneo debido a infección.

7. **me*nis*cos**: discos cartilaginosos entre articulaciones, en forma de media luna, los cuales se encuentran particularmente entre hueso y hueso en la coyuntura de la rodilla.

8. **mias*te*nia gravis**: enfermedad que se caracteriza por una gran debilidad muscular, la cual se pone peor con el uso, pero sin embargo no se convierte en atrofia. Es más común en la cara, la lengua y el cuello, con la caída de los párpados, ligera dificultad en el habla, y la posible parálisis de los músculos de la respiración.

9. **oste*í*tis**: inflamación de un hueso ocasionada generalmente por una infección bacterial del tipo Streptococo áureo, u otro tipo de bacteria productora de pus. Afecta los brazos y piernas de niños y adolescentes, pero también la pelvis y la espina dorsal in los adultos. Si la infección se extiende a la médula ósea a través de la corriente sanguínea, se le llama osteomielitis.

10. **osteoma*la*cia**: gradual reblandecimiento óseo, los cuales se ponen flexibles y quebradizos por la falta de minerales y Vitamina D, muy particularmente en las mujeres embarazadas.

11. *oste*onecrosis: death of bone tissue.

12. *oste*oporosis: the most common and serious of all bone diseases, characterized by an excessive increase in porosity and fragility, with the propensity to spontaneous fractures. It is very common in post-menopause women and also in persons over 70 years of age as a natural process in aging, due mainly to a forced sedentary life or a lack of calcium and vitamins in nutrition. It is characterized by pain in the lower back, the loss of height, and an abnormal pathological curvature of the spine.

13. **pa***ral***ysis (pl. pa***ral***yses)**: the partial or complete loss of sensation, or of the power to move the muscles at will in one or several parts of the body. It is caused generally by injury or disease of some portion of the nervous system, such as the nerves, muscles, brain, or spinal cord. Depending on the place and the extent of damage to the affected part, paralyses are called monoplegias, if the paralysis is in a single limb or of a single group of muscles; hemiplegia if it affects one side of the body; triplegia, if it affects one side of the body and one member of the opposite side; paraplegia, if it is on both of the upper limbs, or on both of the lower limbs and part of the trunk, or torso; quadriplegia if it affects all the four limbs and the trunk; general paralysis, when the whole body is paralyzed. The general terms for a person with some kind of paralysis are handicapped, disabled, or crippled.

# RELATED TOPICS

## The Musculoskeletal System

This system is a complex combination of bones, muscles, nerves, cartilages, and articulations responsible for some of the major functions of the human body.

The bones are living structures that grow in size and shape as the person grows older. The human body has a total of 206 bones that form the skeleton around which the body is built. The skeleton allows the body to hold its shape by providing the framework for the soft tissues of the body to adhere to. Bones also facilitate flexibility and body movement, and act as storage places for calcium and phosphorus, minerals of utmost importance that are responsible for the hardness and consistency of the bones.

11. **osteo**ne*cro*si**s**: la muerte del tejido óseo.

12. **osteo**po*ro*si**s**: grave y el más común de los problemas óseos, que se caracteriza por el excesivo aumento de la porosidad y fragilidad de los huesos, y la susceptibilidad a fracturas espontáneas. Es muy común entre las mujeres después de la menopausia, y en las personas mayores de setenta años como un proceso natural del envejecimiento, debido principalmente al estilo forzado de una vida sedentaria, o a la falta de calcio y vitaminas en la nutrición. Se caracteriza por dolor en la espalda, pérdida de estatura, y una desviación patológica anormal de la columna.

13. **par*á*lisis**: es la pérdida parcial o total de la sensibilidad, o sea la pérdida de la capacidad para mover los músculos en una o varias partes del cuerpo a voluntad. Es causada generalmente por una lesión, por enfermedad en alguna parte del sistema nervioso, tales como los nervios, músculos, el cerebro, o la espina dorsal. De acuerdo con el lugar y el daño a la parte afectada, las parálisis se denominan monoplejías si la parálisis es en un solo miembro, o en un solo grupo muscular; hemiplejías, si afectan a un solo lado del cuerpo; triplejías, si afectan un lado del cuerpo y un miembro del lado opuesto; paraplegías, si ocurre en los dos miembros superiores, o en los inferiores y parte del tronco, o torso; cuadriplegía, si afecta a todas las cuatro extremidades a la vez y al torso; parálisis general, cuando afecta a todo el cuerpo en general. Los términos más usuales en relación con una persona con algún tipo de parálisis, son minusválidos, inválidos, paralíticos, o físicamente impedidos.

## TEMAS RELACIONADOS

### El sistema musculoesquelético

Este es una compleja combinación de huesos, músculos, nervios, cartílagos y articulaciones que forman parte importante al intervenir en varias de las funciones importantes del cuerpo humano.

Los huesos son estructuras vivientes que cambian de forma y tamaño según va creciendo la persona. El cuerpo humano tiene un total de 206 huesos, los cuales forman el esqueleto, o armazón alrededor de la cual el cuerpo toma y mantiene su forma al facilitar los medios para que los tejidos blandos del cuerpo se adhieran y se mantengan fijos en su lugar, así como el facilitar también la flexibilidad y el movimiento de las distintas partes del cuerpo. También actúan como depositarios de calcio y de fósforo, minerales muy necesarios para dar la dureza y consistencia a los huesos.

The distribution of the 206 bones in the body is as follows: the axial group protects the different organs and also supports the appendicular group of limb bones. There are: 22 cranial; one hyoid; six ear bones; 26 vertebrae; 24 rib bones; one sternum, or chest bone; 64 upper limb; and 62 lower limb bones. According to their structure, they are divided into long, short, and flat bones. The long ones, in the arms and legs, have a central hollow part called diaphysis, which contains soft, yellow marrow with round, swollen, and spongy ends, calledepiphyses, which articulate with the bones next to them. The short bones have no epiphysis and have a layer of spongy bony tissue surrounded by another layer of compact tissue.

The muscles are fleshy tissues composed of multiple contractile fibers that, together with the joints and the neighboring tendons and cartilages, are the active organs in the locomotor system and are responsible for the movement of most of the bones in the body. The muscles are also an integral part of the walls forming the hollow internal organs.

There are three kinds of muscles according to their structural formation: striated, smooth, and cardiac muscles. The striated, or voluntary skeletal muscles, affect the movement of an organ by means of multiple contractile muscle fibers (myofibrillae) under the voluntary control of the brain. These muscles usually work in pairs. It is estimated that there are over 500 of these muscles in the body, each one classified according to its location. The smooth, involuntary visceral muscles regulate the physiological activities of many of the internal hollow organs under the control of the autonomic nervous system. Activities such as the beating of the heart, breathing, the peristaltic movement in the alimentary canal, excretion, and the activities of other internal organs which normally work without the conscious control of the individual are examples of involuntary visceral muscles. The cardiac muscle, composing the bulk of the heart, and despite being an involuntary muscle, has the same characteristics of the striated muscles, a factor which allows the heart to beat and pump the blood through the cardiovascular system.

Cartilages are a firm, flexible type of white connective tissue present in different parts of the body that require a strong, solid, and elastic material to facilitate the smooth and frictionless movement of one bone against the other, such as in the joints. They are also found in the trachea, larynx, external ear, tip of the nose, and in the discs between the vertebrae of the spinal column. Cartilage tissue also makes up the major portion of the unborn infant's skeleton, which gradually hardens into bone.

La distribución de los 206 huesos en el cuerpo es como sigue: el grupo de los huesos axiales, los cuales, además de servir de protección a los órganos del cuerpo, les sirven de soporte al grupo de los huesos apendiculares de las extremidades, y son: 22 cranianos, uno hióideo; seis del oído; 26 vértebras; 24 costillas; uno esternón; 64 en los miembros superiores; y 62 en los miembros inferiores. De acuerdo con su estructura, se dividen en largos, cortos, y planos.

Los largos, en los brazos y las piernas, tienen una parte central hueca, llamada diáfisis, que contiene una substancia blanda y amarilla llamada médula, o tuétano, con extremos redondos y esponjosos llamados epífisis, los cuales se articulan con los huesos adyacentes. Los huesos cortos no tienen epífisis, pero están rodeados de una capa de tejido óseo esponjoso, rodeada de otra de tejido compacto.

Los músculos son tejidos carnosos compuestos de múltiples fibras elásticas, las cuales, junto con las coyunturas, los tendones y los cartílagos son los órganos activos del sistema locomotor y responsables del movimiento de la mayor parte de los huesos del cuerpo. Los músculos son también parte integral de las paredes que le dan la forma ahuecada a los órganos internos.

Hay tres clases de músculos de acuerdo con su estructura: estriados, lisos y cardíacos. Los estriados, o músculos voluntarios del esqueleto, hacen posible el movimiento de un órgano por medio de sus múltiples fibras contráctiles (miofibrillas) bajo el control voluntario del cerebro. Estos músculos generalmente funcionan en parejas, y se calcula que hay más de quinientos en el cuerpo humano, cada uno clasificado de acuerdo con el lugar donde está situado. Los lisos, o músculos viscerales involuntarios, regulan las actividades fisiológicas de muchos de los órganos internos, las cuales están bajo el control del sistema nervioso autónomo. Actividades tales como los latidos cardíacos, la respiración, el movimiento peristáltico en el canal alimenticio, la excreción, etc., y las actividades de otros órganos internos que funcionan normalmente sin que en ellos tenga influencia alguna la voluntad o control del indivíduo son ejemplos de músculos viscerales involuntarios. El cardíaco, principal componente estructural del corazón, el cual a pesar de ser un músculo involuntario, tiene las mismas características de los músculos estriados, factor este que le permite al corazón latir y bombear la sangre a través del sistema cardiovascular.

Los cartílagos son un tipo de tejido conjunctivo blanco, firme, y flexible, el cual se encuentra en las distintas partes del cuerpo que requieran un material fuerte, sólido, y a la vez elástico, para facilitar el movimiento suave y sin fricción de un hueso con el otro, tal como ocurre en las articulaciones. También se encuentran en la tráquea, la laringe, oído externo, la punta de la naríz, y en los discos entre las vértebras de la columna vertebral. El tejido cartilaginoso es también el componente principal de la mayor parte del esqueleto fetal, el cual después se va endureciendo gradualmente hasta convertirse en hueso.

There are three types of cartilage: hyaline, fibrocartilaginous, and elastic, differing in their structural formation and performance such as toughness, elasticity, reduction of friction, and pressure so as to facilitate the movement of the bony parts in the joints and the intervertebral discs.

Articulations, or joints, are the juncture of two or more bones held together by ligaments and cartilages. The opposing ends of the bones are covered by the synovial membrane, a viscous and slippery fluid that enables the joints to move easily in certain ways without friction. According to their purpose and structure they are classified as synarthrodial joints like those between the cranial bones, joining them almost rigidly. Amphiarthrosis joints, like the intervertebral discs which buffer bone ends, give the spine a certain degree of elasticity and movement. The diarthrosis joints, the most common, facilitate free movement, like those in the knees, ankles, elbows, and shoulders.

## Arthritis

This condition is an inflammation of the joints and the connective tissues supporting them, such as muscles, tendons, and ligaments. It is generally accompanied by pain, swelling, and stiffness in one or several joints. The terms arthritis and rheumatism are generally applied to a large group of related rheumatic disorders and/or diseases due to aging and to normal wear and tear, although it may affect young adults and children as well.

Rheumatologists specialize in the diagnosis and treatment of rheumatic disorders, of which the most common are: (a) Spondylitis arthritis, in which the joints linking the vertebrae become inflamed, giving rise to an ankylosis of the vertebrae and causing great pain, stiffness, and distortion of the spine, with the pain extending to the sacroiliac region, the hip joints, knees, and ankles. (b) Infectious arthritis is a pus-producing infection caused by the entry into the joint of bacteria coming from an infected wound, or from infection in the bloodstream caused by a sexually transmitted disease or tuberculosis. The signs and symptoms are chills, fever, redness, swelling, and pain in the affected joint, thighs, and the groin. (c) Rheumatic arthritis is a progressive and severe type of arthritis involving the inflammation of the joints and the neighboring structures, causing a slow or sudden attack of pain, swelling, and difficulty of movement in the joints affected, with possible deformity and ankylosing. Women from 30 to 50 years of age are most commonly affected, but there is a type known as Still's disease, or juvenile rheumatoid arthritis, which appears in children under five years of age, usually leaving a permanent deformity. In its most severe stage it may affect the heart, liver, and peripheral nervous system. (d) Osteoarthritis is the destruction from the usual wear and tear of the articular cartilage, with the formation of subchondral cysts and spurs (osteophytes) at the bone endings, causing an inflammation in the surrounding tissue accompanied by pain and stiffness, especially in the weight-bearing joints and those in the lower back,

Hay tres clases de cartílagos, el hialino, el fibrocartilaginoso, y el elástico, que difieran uno del otro de acuerdo con su composición estructural, así como en sus funciones, tales como solidez, elasticidad, resistencia a la fricción y la presión, para facilitar así el movimiento de las partes óseas en las articulaciones y en los discos intervertebrales.

Las articulaciones, o coyunturas, son la unión de dos o más huesos sujetos entre sí por ligamentos y cartílagos. Los extremos opuestos de los huesos están cubiertos con la membrana sinovial, compuesta de un líquido viscoso y resbaladizo, el cual le permite a la articulación desplazarse fácilmente sin fricción. De acuerdo con su finalidad y estructura, las articulaciones se clasifican en sinartroides, como las que se encuentran entre los huesos del cráneo, que lo unen de manera casi rígida. Las anfiartroides que tienen un ligero movimiento, tales como los discos intervertebrales que amortiguan los extremos óseos, dándole a la columna cierto grado de elasticidad y movimiento. Las diartróseas, las más abundantes, las cuales facilitan el movimiento libre, como las de las rodillas, tobillos, los codos, y los hombros.

## La artritis

Este es una inflamación de las articulaciones y de los tejidos que las sostienen, tales como músculos, tendones y ligamentos. Va generalmente acompañada de dolor, hinchanzón y rigidez en una o en varias articulaciones. Las palabras artritis y reumatismo se le aplican generalmente a un gran número de trastornos y/o males reumáticos afines debidos a la vejez y al desgaste natural, aunque también puede afectar a jóvenes adultos y a niños por igual.

Los reumatólogos son los médicos que se especializan en el diagnóstico y el tratamiento de los trastornos reumáticos, de los cuales las más comunes son: (a) La artritis espondilitis, en la cual las articulaciones que unen las vértebras se inflaman, dando lugar a una anquílosis de las vértebras con mucho dolor, rigidez, y distorsión de la columna vertebral, extendiendose el dolor hasta las caderas, la región sacroilíaca, las rodillas, y los tobillos. (b) La artritis infecciosa, purulenta, causada por la invasión o entrada en la coyuntura de bacteria proveniente de una herida infectada, o por infección en la corriente sanguínea motivada por una enfermedad venérea o por tuberculosis. Las señales y síntomas son escalofríos, fiebre, eritema, hinchazón, y dolor en la articulación afectada, en las caderas, y en la ingle. (c) La artritis reumatóidea, que es un tipo severo y progresivo de artritis, caracterizada por la inflamación de las articulaciones y las estructuras adyacentes, ocasionando un ataque de dolor, unas veces lento, y otras repentino, con gran dificultad de movimiento en las coyunturas afectadas y la posible deformación y anquilosamiento de las mismas. Las mujeres entre los 30 y los 50 años de edad son las más afectadas, pero existe un tipo conocido con el nombre del mal de Still, o artritis reumatóidea juvenil que se presenta en niños menores de 5 años, la cual deja generalmente una deformidad permanente. En

neck, fingers, toes, hips, and knees, with the possible replacement in extreme cases of the last two, with artificial joints made of metal and/or plastic material. It affects middle-aged people and, more commonly, older people.

su etapa más severa puede afectar el corazón, el hígado, y el sistema nervioso periférico. (d) La osteoartritis, la cual es la degeneración del cartílago motivada por el desgaste natural del mismo, con la formación de quistes debajo del pericondio, y de espolones (osteófitos) en los extremos de los huesos, y que dan motivo a una inflamación de los tejidos adyacentes, con dolor y rigidez, muy particularmente en las articulaciones destinadas a soportar más peso, y en las de la región lumbar, el cuello, los dedos, las caderas y las rodillas, con la posibilidad, en casos extremos, de que las de las caderas y las rodillas tengan que ser reemplazadas con articulaciones de metal y/o de material plástico. Afecta a personas de edad madura, y principalmente a los más viejos.

# SECTION 18

# DERMATOLOGY

Dermatology is the branch of medicine dealing with the skin, its disorders, and their diagnosis and treatment, including cutaneous appendages such as the hair and the nails. The medical professionals dedicated to this specialty are called dermatologists, and they may in turn use surgery, oral and/or topical medication, burning, freezing, radiation, and lately, laser beams for the treatment of different cutaneous problems.

## COMMON TERMS USED IN DERMATOLOGY

1. *ac*ne vul*gar*is: a chronic skin disease produced by the hyperactivity of the pilosebaceous follicles in the pubertal period, bringing about a blockage and inflammation of the follicular ducts, particularly those in the face, neck, and upper trunk. It starts with the formation of comedones, local inflammation and skin redness leading to infection and the possible formation of pustules and nodes, which in severe cases may leave permanent scars.

2. **alo*pe*cia**: the total or partial loss of the hair due to old age, to scalp infection, stress, certain diseases, chemotherapy, and/or heredity.

3. **angi*o*ma**: a form of benign tumor consisting mainly of newly formed blood vessels or lymph vessels.

4. ***an*tigen**: a substance able to stimulate the production of antibodies that can cause an immune response as a defense against infection or disease.

5. ***ti*nea pedis**: a common and contagious fungal infection of the feet and of the skin between the toes. Its signs and symptoms are moist, red scales with itching between the toes produced by small blisters.

# SECCIÓN 18

# DERMATOLOGÍA

La Dermatología es la rama de la medicina que trata del estudio de la piel, sus trastornos, su diagnóstico y tratamiento, incluyendo los anexos cutáneos como el pelo y las uñas. Los profesionales de la medicina dedicados a esta especialidad se llaman dermatólogos, y pueden recurrir al uso de la cirugía, a medicamentos orales y/o de uso externo, fulguración, congelación, radiaciones, y más recientemente al uso de los rayos láser para el tratamiento de los diferentes problemas cutáneos.

## TÉRMINOS COMUNES EN DERMATOLOGÍA

1. **acné vulgar**: es una enfermedad crónica de la piel causada por la excesiva actividad de los folículos pilosebáceos durante la pubertad, ocasionando la obstrucción e inflamación de los poros foliculares, y en particular los de la cara, el cuello, y la parte superior del tronco. Comienza con la formación de comedones, la inflamación local, y el enrojecimiento de la piel que va degenerando en una infección y la posible formación de pústulas y nódulos, los cuales en casos muy severos pueden dejar cicatrices permanentes.

2. **alopecía**: la pérdida total or parcial del cabello, motivada por la edad, por infección del cuero cabelludo, la tensión nerviosa, ciertas enfermedades, la quimoterapia, y/o por factores hereditarios.

3. **angioma**: una forma de tumor benigno formado principalmente de vasos sanguíneos, o de vasos linfáticos de reciente formación.

4. **antígeno**: substancia que puede estimular la producción de anticuerpos y motivar así una reacción immunológica como defensa contra infecciones o enfermedades.

5. **tinea pedis**: es una infección fungal común y contagiosa de la planta de los pies y de la piel entre los dedos de los pies, producida por hongos. Los síntomas son escamas húmedas y rojas de piel necrosa, con picazón entre los dedos producido de pequeñas ampollas.

# Dermatology

6. **decu*bitus *u*lcers**: ulcerations caused by prolonged pressure on the body over a prominent bony area by an external object, bringing about a necrosis of the tissues by the lack of circulation. They first appear as red spots in the lower back, the buttocks, elbows, and knees, progressing to blisters and deep ulcers that become infected. Common in elderly patients and obese people confined to bed and who have to remain in one position for extended periods of time.

7. *birth*marks, *ne*vus: anomalies in a circumscribed area of the skin, with dark brown spots present from birth due to an excess of pigmentation. They require no treatment unless they start growing or bleeding.

8. **bromhi*dro*sis**: due to an abundant secretion of sweat, with a fetid, offensive odor, mainly on the feet and the axillae.

9. **carci*no*ma, *ba*sal-cell pig*men*ted**: an epidermoid malignant tumor common on the face of aged persons, and on those who have been exposed to the ultraviolet solar rays for long periods of time. It may appear as a central ulcer with raised edges, or as a brownish or black nodule, both starting as a tiny, shiny nodule with a slow growth rate. It has a low degree of malignancy.

10. **co*l*lagen**: the main structural protein of the skin, tendons, bone cartilage, and connective tissues.

11. **con*nec*tive *tis*sue**: one of the four main types of tissue in the body. It is composed of collagenous, fibrous, elastic, and fat tissues supporting bodily structures and also binding parts together.

12. **derma*t*itis**: inflammation of the skin, evidenced by reddish patches, crusting, itching, and other types of skin eruptions.

13. *der*matophy*to*sis, *tin*ea: a fungal infection of the skin and of its appendages (hair and nails) marked by scaling, red patches, small blisters, itching and crusting. Also found in the feet, hands, buttocks, etc.

14. *fr*eckles: small, round, brownish spots on the skin, mostly on the face and other areas exposed to sunlight. They are harmless.

## Dermatología

6. **u*l*cera por de*cú*bito**: llagas o ulceraciones causadas por la presión prolongada del cuerpo sobre una prominencia ósea y un objeto externo, trayendo como consecuencia una necrosis de los tejidos por la falta de circulación. Aparecen primero cono manchas rojas en la parte inferior del torso, las nalgas, los codos, y las rodillas, convirtiéndose luego en ampollas y úlceras profundas que se infectan. Es muy común entre los pacientes de edad avanzada y las personas gruesas que tengan que guardar cama y permanecer en una posición mucho tiempo.

7. **lu*n*ares, nevos**: anomalías limitadas a un área limitada de la piel, con manchas oscuras congénitas debidas a una pigmentación excesiva. No requieren tratamiento alguno al menos que comiencen a crecer o a sangrar.

8. **bromi*dro*sis**: secreción abundante de sudor fétido y desagradable que se presenta principalmente en los pies (llamado comunmente "sicote" en Cuba y otros países de latinoamérica) y también en las axilas o sobaco (llamado comunmente "grajo" en Cuba y otros países de habla hispana).

9. **carci*no*ma, de células basales pigmentadas**: tumor maligno epidérmico muy común en el rostro de personas de edad, y en aquellas que han estado expuestas por largo tiempo a los rayos solares ultravioleta. Se puede presentar como una ulceración central con bordes levantados, o como un nódulo de color castaño o negro, comenzando ambos con una mancha brillosa pequeña que va aumentado de tamaño, pero de bajo potencial maligno.

10. **col*á*geno**: la principal proteína estructural de la piel, los tendones, los cartílagos y tejidos conjuntivos.

11. **te*j*ido conjun*t*ivo**: uno de los principales tejidos del cuerpo. Está compuesto de tejidos colágenos, fibrosos, elásticos y adiposos, cuya función es la de dar soporte a la estructura corpórea y de mantener unidas las diferentes partes.

12. **derma*t*itis**: inflamación de la piel, que se manifiesta con manchas rojas, picazón, costras, y otros tipos de erupciones cutáneas.

13. **dermatofi*to*sis, tiña**: infección de la piel y sus anexos (pelo y uñas) causada por hongos, y que se caracteriza por descamación, manchas rojas, pequeñas ampollas, picazón y costras en los pies, las manos, nalgas, etc.

14. ***pe*cas**: pequeñas manchas redondas y de color pardo en la piel, y mayormente en la cara, los brazos y otras áreas expuestas al sol. Son inócuas.

15. *fur*uncle, boils: a staphylococcal infection ending with suppuration from a hair follicle or from a sebaceous gland and surrounding tissue. Common on the face, the back of the neck, the axillae, and the buttocks.

16. *her*pes *zos*ter: viral infection with small watery blisters on the skin and mucous membranes close to the natural openings of the body. When they start drying they turn crusty and yellowish but leave no scars. If the infection attacks nerve endings of the skin affecting ganglia, acute pain and discomfort, called "shingles," may occur.

17. *ke*loid: an abnormal, large, non-malignant growth due to an excessive development of fibrous tissue over a scar.

18. *ke*ratosis: brown, wart-like growths which usually appear in middle age and become horn-like in later years, with the possibility of developing into skin cancer.

19. *ke*ratin: hard, fibrous protein substance which is the main element of the outer layer of the epidermis.

20. *lu*pus: disease characterized by reddish patches of nodules on the skin. It may develop and take different forms and characteristics. If the patches break down, ulcerate, and leave scars, it is called "lupus vulgaris," the most common and non-lethal type. The other non-terminal type is "discoid lupus," with disseminated, red, disc-shaped skin eruptions on the face, scalp, neck, chest, and arms, leaving a possible scar and loss of hair. The most serious, and usually fatal type, called "systemic lupus erythematous," causes inflammation of the central nervous system and the connective tissue of the different vital organs of the body, with corresponding functional disorders. It begins in young adult life, particularly in women of childbearing age, between puberty and menopause. Its cause is not exactly known, although it is suspected that genes may have an influence on its development, in addition to prolonged and continued exposure to the ultraviolet rays of the sun.

21. **mela*no*ma**: a malignant tumor of the pigmented skin cells caused by either heredity or long exposure to the ultraviolet rays of the sun. When itchy and painful, it may bleed and spread rapidly through the lymph nodes to the lungs, liver, or brain.

Dermatología

15. **for*ún*culos,** *gra***nos,** **golon*dr*inos**: infección estafilococa que termina con supuración de un folículo o de una glándula sebácea y del tejido que la circunda. Se presenta más comunmente en la cara, la parte posterior del cuello, las axilas, y en la región glútea.

16. ***her*pes *zos*ter**: infección viral con pequeñas ampollas de un líquido acuoso en la piel y membranas mucosas próximas a las aberturas naturales del cuerpo. Cuando empiezan a secarse se forma una costra amarillenta pero no deja cicatrices. Si la infección ataca las terminales nerviosas de la piel y afecta los ganglios a lo largo de una región bien definida con un dolor agudo y malestar general, se le llama "culebrilla."

17. ***que*loides**: son protuberancias anormales, no malignas, en la piel debidas a un aumento excesivo de tejido fibroso en una herida.

18. ***que*ratosis**: protuberancias como verrugas de color oscuro que generalmente aparecen en la edad madura y que se vuelven córneas en la vejez. Tienen la posibilidad de convertirse en cáncer de la piel.

19. ***que*ratina**: una substancia proteínica, dura y fibrosa, la cual es el elemento principal de la capa externa de la epidermis.

20. ***lu*pus**: enfermedad que se caracteriza por la presencia de grupos de nódulos o tubérculos en la piel, los cuales pueden evolucionar y tomar distintas formas y características. Si los nódulos se revientan, se convierten en úlceras, las cuales dejan cicatrices, se le llama "lupus vulgar," siendo el más común y sin consecuencias letales. El otro tipo nonterminal es el "lupus discoide," con manchas rojas diseminadas en forma de discos en la cara, cuero cabelludo, cuello, pecho, y brazos, con posibilidad de cicatrices y pérdida del pelo. El tipo más serio y generalmente de fatales consecuencias, llamado "lupus sistémico eritematoso," causa inflamación del sistema nervioso central y del tejido conjuntivo en los distintos órganos vitales del cuerpo, con sus correspondientes trastornos funcionales. Comienza en los adultos jóvenes, particularmente en las mujeres durante los años en que pueden tener familia, entre la edad púber y la menopausia. Sus causas no se conocen con exactitud, aunque se sospecha que los genes pueden tener cierta influencia en su desarrollo, además de la exposición prolongada y habitual a los rayos ultravioleta del sol.

21. **mela*no*ma**: tumor maligno de células pigmentadas de la piel, de carácter hereditario, o por exposición excesiva a los rayos solares ultravioleta. Si hay picazón y dolor puede sangrar y extenderse rápidamente a través de los nódulos linfáticos, con metástasis pulmonares, hepáticas, o cerebrales.

22. **pso*ri*asis**: a relatively common and chronic inflammation of the epidermis, characterized by the formation of red patches covered with dead, flaking skin, which is shed off and leaves small, red, bleeding points in the affected parts, mainly in the scalp, chest, abdominal area, back of the trunk, the buttocks, elbows, and the knees. It is of unknown causes, but believed to be inherited, and also may be brought about by diabetes. It is not contagious.

23. **warts**: a common cutaneous condition. They are small, benign growths, of viral nature on the epidermis. They have a firm, rough, and clearly defined shape, and are not cancerous but very contagious, either from one individual to another, or by self-contact from one area of the skin to another.

24. **whi*t*low**: an acute inflammation of the cellular tissue at the end of a finger or a toe with suppuration and pain caused by bacteria or by fungi. If located under the nail (subunguial) or on the sides, the result is usually the temporal loss of the nail.

# RELATED TOPICS

## The Skin

The skin is the largest and one of the most important organs in the body. It is also the most superficial protective covering, with an average surface area of approximately 20 square feet in males, and about 18 square feet in females, which makes it very vulnerable to external injury, to the effects of excessive ultraviolet radiation from the sun, to infection and attack by fungi, parasites, and bacteria, to harmful chemicals, and to the normal wear and tear of everyday living. Fortunately for us, the surface skin cells so exposed renew themselves continually and in a relatively short time in case of injury.

The skin is a very tough and flexible sensory organ, for its many cells and sensory nerve endings make it very sensitive to touch, pain, itching, and temperature changes. It is constantly being replaced by new tissue as it wears out, to the extent that, on average, each individual normally sheds about 100 pounds of skin during his lifetime.

The skin reflects a great deal about the state of the body, certain illnesses, or the state of mind. This may be observed when someone blushes from embarrassment or turns pale from fear. Its color varies depending on the ethnic group, the part of the body, the age of the individual, and the exposure to sunlight. The protective pigment responsible for the color of the skin, as well as the hair, is called melanin.

22. **la sori*a*sis**: una inflamación crónica, relativamente común, de la epidermis, que se caracteriza por la formación de zonas rojas cubiertas de escamas de piel necrosa, las cuales al desplazarse dejan pequeños puntos sangrantes en las partes afectadas, principalmente en el cuero cabelludo, el pecho, el área abdominal, la espalda, la región glútea, los codos y las rodillas. Su origen es desconocido, pero se estima que sea por herencia genética, y también puede ser motivado por la diabetes. No ofrece peligro de contagio.

23. **v*erru*gas**: una condición cutánea común. Son pequeñas y benignas protuberancias en la epidermis, de naturaleza viral, y de forma bien definida, firme y áspera. No son cancerosas, pero sí muy contagiosas, o bien de persona a persona, o por el contacto de la verruga madre en un área de la piel a otra.

24. **el pana*diz*o, pa*dras*tro, o u*ñe*ro**: es una inflamación aguda del tejido celular al final de un dedo de la mano o del pie con supuración y dolor a causa de la presencia de bacterias o de hongos. Si está debajo de la uña, o a los lados, casi siempre resulta en la pérdida temporal de la uña.

## TEMAS RELACIONADOS

## La piel

La piel es el mayor y uno de los órganos más importantes del cuerpo; también es la cubierta protectora del mismo, con un área superficial promedio de unos veinte pies cuadrados en los varones, y de unos diez y ocho pies cuadrados en las hembras, lo cual la hace muy vulnerable a cualquier lesión externa, a los efectos de los rayos ultravioleta del sol, a infecciones y ataques de hongos, parásitos, bacteria, etc., a ciertos productos químicos, y al desgaste natural de la vida cotidiana. Afortunadamente para nosotros, las células más superficiales de la piel que ya han estado expuestas se renuevan continuamente, y en un lapso de tiempo relativamente corto en caso de alguna lesión.

La piel es un órgano de una estructura muy fuerte y flexible, así como también muy sensible, ya que sus múltiples células y terminales nerviosas la hacen muy sensible al tacto, al dolor, al excozor, o picazón, y a los cambios atmosféricos. Está también en un proceso constante de renovación según se va desgastando al extremo tal de que la persona normalmente descarta aproximadamente unas cien libras de piel en el transcurso de su vida.

La piel refleja en gran parte el estado físico del cuerpo como en el caso de ciertas enfermedades; también refleja el estado mental, según podemos observar cuando alguien se sonroja al abochornarse, or se pone pálido al asustarse. El color de la piel varía también según el grupo étnico, la parte del cuerpo, la edad del indivíduo, y a la exposición a la luz solar. El pigmento responsable del color de la piel, al igual que el del pelo, se llama melanina.

The skin has two main layers of tissue, the epidermis and the dermis, both of which are followed by a third layer of subcutaneous fat, fiber, muscles, and blood vessels. Each layer has a different structure as well as different functions to perform.

The epidermis, the thinnest layer of the skin, lacks blood vessels and has very few nerves. It has a superficial horny layer made up of dead cells that have been exposed to the environment and which protect the skin from germs and other external agents. The second and deeper layer is made up of living cells, some of which will replace the dead ones that were exposed to the normal wear and tear; some of the other cells have a pigment, called melanin, which is responsible for the color of the skin, while other groups of cells produce a tough, waterproof, fibrous protein substance, called keratin, responsible for the certain degree of toughness of the outer cover of the epidermis.

The dermis is the layer immediately under the epidermis. It is made up of tough collagen and elastic fibers; a network of small blood, capillary and lymph vessels; numerous nerve endings that carry sensory information; the hair follicles and the sebaceous and sweat glands connected to the pores in the epidermis; and the dermal papillae responsible for the rows of ridges in the fingertips and the palms of the hands that make up the set of fingerprints used for the identification of an individual.

Beneath the dermis is a layer made up mainly of fatty tissue which protects the body against temperature extremes, and acts as an energy reservoir. There are also several sheaths of fibrous tissue which protect the body against any possible internal injury caused by an external impact, or any other hazard.

## The Hair

Hair is a thin, flexible, and threadlike structure of cornified dead cells and keratin which grows from the base of small cavities in the skin, known as hair follicles, present by millions all over the body except for the soles of feet, the palms of the hands, the lips, the nipples, and certain parts of the external genital organs. The color and texture of hair are characteristics genetically inherited; however, before birth, the fetus is covered with a dense, fine hair called "lanugo" which shortly after birth turns into a short, fine hair until puberty when coarser, longer, and pigmented hair covers the armpits and the pubic region as well as the rest of the body, including the eyebrows and the eyelashes. The color of the hair is determined by the type and the variable amount of melanin in the cells of the hair follicles according to the individual and his age, which is generally a hereditary characteristic. White or gray hair in elderly people occurs when the melanin pigment in the cells disappears.

La piel tiene dos capas principales de tejidos celulares, la epidermis y la dermis, ambas seguidas de una tercera capa subcutánea de grasa, fibra, músculos y vasos sanguíneos. Cada una de las capas tiene una estructura diferente, así como diferentes funciones que realizar.

La epidermis, la capa más delgada de la piel, la cual carece de vasos sanguíneos y tiene muy pocos nervios. Tiene una capa externa o superficial queratinizada, compuesta de células muertas que han estado expuestas al ambiente, y que además protegan la piel de los gérmenes y otros agentes foráneos. La segunda capa, más profunda, está compuesta de células vivas, algunas de las cuales van a reemplazar a las células muertas ya expuestas al deterioro y desgaste normal; algunas de las otras células contienen un pigmento llamado melanina, que es responsable del color de la piel, mientras que otro grupo de células producen una substancia proteínica, dura, fibrosa e impermeable, llamada keratina, la cual es la que le da cierto grado de consistencia a la cubierta exterior de la epidermis.

La dermis es la capa inmediatamente debajo de la epidermis. Está compuesta de fuertes fibras colágenas y de fibras elásticas; de una red extensa de vasos capilares pequeños y de vasos linfáticos; de numerosas terminaciones nerviosas que transmiten la información sensorial táctil; de folículos pilosos y las glándulas sebáceas y sudoríparas conectadas a los poros en la epidermis; de la papilla dérmica, que es la responsable de las ondulaciones en la punta de los dedos y palma de las manos que forman las huellas digitales usadas para la identificación de un individuo.

Debajo de la dermis se encuentra una capa compuesta mayormente de tejido adiposo para proteger al cuerpo de los cambios extremados de temperatura ambiental, y también como un depósito de energía. Hay también varios haces de tejido fibroso para proteger al cuerpo de posible lesión interna ocasionada por algún tipo de impacto externo, o cualquier otro peligro.

## El pelo

El pelo es de una estructura flexible en forma de hilo delgado compuesta de células necrosas y de queratina, el cual sale, o brota, de la base de unas cavidades pequeñas en la piel conocidas como folículos pilosos, los cuales se encuentran por millones por todo el cuerpo, a excepción de la planta de los pies, la palma de las manos, los labios, los pezones, y ciertas partes de los órganos genitales externos. El color y contextura del pelo son características heredadas genéticamente, sin embargo, el feto, antes e inmediatamente después de nacer la criatura, está cubierto de un peluche fino y denso llamado "lanugo," y al poco tiempo después le sale un pelo fino y corto, o vellos, que le dura así hasta la pubertad, en que se pone más áspero y más largo, cubriendo las axilas y la región del púbico, al igual que el resto del cuerpo, incluyendo las cejas y las pestañas. El color del pelo lo determina el tipo y la cantidad de melanina en las células de los folículos pilosos, según el indivíduo y la edad, lo cual es generalmente una car-

Each hair has a small, flat muscle known as "arrector pili," which is between the hair follicle and the epidermis. In cases of great fear and/or cold weather, this tiny muscle contracts and the hair stands erect, a condition known as piloerection, or "goose flesh."

## The Nails

Nails are thin, horny, keratine formations of epidermal cells forming convex plates over the upper side of the last phalanx of the fingers and the toes. They lack blood vessels and nerves, and they themselves neither hurt nor bleed. They grow from the nail root at the rate of approximately two millimeters about every 15 days.

The fact that they have a pinkish color is due to the blood vessels under the nail body, or the visible part of it. Sometimes the nails turn bluish from lack of oxygen in the blood, or cyanosis.

## The Skin Glands

The skin glands include the sudoriferous and the sebaceous glands. The sweat glands are the most numerous of the skin glands, with over 3 million of them distributed throughout the body, abounding mostly in the palms of the hands, the soles of the feet, and in the forehead. They regulate the body temperature by secreting through the pores a transparent, aqueous and salty fluid, called sweat, which cools the skin and the blood in the capillary vessels by evaporation, thus maintaining a constant body temperature. The perspiration also helps to eliminate certain waste products, such as ammonia and uric acid. The average sweat secretion by a person is about one quart; higher, depending on the atmospheric combination of heat and humidity in the environment, the extent of muscular activity, periods of anxiety and nervousness of the individual, and other factors.

Based on their location and the type of secretion, the sweat glands in the armpits (axillae) and in the pubic region secrete a milky fluid, and are known as apocrine glands, while the rest of the sudoriferous glands in the body surface, except in the glans of the penis, around the anal region, and the areola in the mammary glands, are called the eccrine sweat glands.

acterística hereditaria. El pelo blanco, o canoso, ocurre cuando desaparece la melanina o pigmento en las células, lo cual generalmente ocurre en la vejez.

Cada pelo tiene un pequeño músculo liso llamado el "músculo piloerector," situado entre el folículo piloso y la epidermis. En situaciones de miedo o terror, y/o de frío intenso, este pequeño músculo se contrae y el pelo se para, condición que se conoce con el nombre de piloerección, erizamiento, o de "carne, o piel, de gallina."

## Las uñas

Las uñas son estructuras queratinizadas de células epidérmicas que forman láminas de forma convexa en la parte superior del extremo final, o falange, de los dedos de las manos y de los pies. Por carecer de vasos sanguíneos y de nervios, las uñas de por si no duelen ni sangran. Van creciendo desde la raíz de la uña a razón de dos milímetros, más or menos, cada quince días.

El hecho de tener un color rosáceo se debe a los vasos sanguíneos en el lecho ungueal debajo del cuerpo de la uña, o parte visible de la misma. Algunas veces las uñas toman un color azuloso, lo cual se debe a la falta de oxígeno en la sangre, o cianosis.

## Las glándulas cutáneas

Estes son las sudoríparas y las sebáceas. Las glándulas sudoríparas son las más numerosas de las glándulas cutáneas, con más de tres millones de ellas distribuídas por todo el cuerpo, abundando más en la palma de las manos, en la planta de los pies, y en la frente. Son las que regulan la temperatura del cuerpo al segregar a través de los poros un líquido transparente, acuoso, y salobre, llamado sudor, el cual refresca la piel y la sangre en los vasos capilares por medio de la evaporación, manteniendo así una temperatura constante en el cuerpo. El sudor, o transpiración, contribuye también e eliminar ciertos productos desechables del organismo, tales como el amoníaco y el ácido úrico. El promedio diario de sudor segregado por una persona es aproximadamente de un cuarto (un litro), y aún más, de acuerdo con la combinación de calor y de humedad ambiental, también al grado de la actividad muscular, a etapas de ansiedad y de nerviosismo del indivíduo, y a otros factores.

De acuerdo con su situación y el tipo de secreción, las glándulas sudoríparas en los sobacos (axilas) y en la región del púbico que segregan un líquido lechoso, se conocen con el nombre de glándulas sudoríparas apocrinas, mientras que el resto de las sudoríparas, con la excepción del glande del pene, la región anal, y la auréola, o pezón, de las glándulas mamarias se conocen con el nombre glándulas sudoríparas exocrinas.

The sebaceous glands are microscopic oil-secreting organs distributed almost over the entire cutaneous surface, except for the palm of the hands and the sole of the feet. These glands lubricate the hair follicles and the neighboring skin. They abound principally on the head, the face, and all the hairy regions of the body.

## Cutaneous Sense Organs

There are millions of sensitive nerve endings and specific types of skin receptors which send impulses through the spinal cord to the cerebral cortex to detect the sensations of pain, pressure, temperature changes, and touch.

Las glándulas sebáceas son órganos microscópicos que segregan una substancia grasosa, y están distribuídas por casi toda la superficie cutánea, excepto en la palma de las manos y la planta de los pies. Estas glándulas lubrican los folículos pilosos y la piel cercana a ellos. Son más abundantes en la cabeza, la cara, y en todas las regiones vellosas del cuerpo.

## Órganos sensores cutáneos

Estes son millones de terminales de nervios muy sensibles, y de receptores cutáneos específicos, los cuales envían impulsos a través de la médula espinal al cortex cerebral, y de esta manera percibir las sensaciones de dolor, de presión, de cambios térmicos, y las sensaciones táctiles.

# SECTION 19

# RADIOLOGY AND NUCLEAR MEDICINE

Radiology is the branch of medical studies that specializes in the use of X-rays, radioactive materials, or other processes to obtain diagnostic images of the body. The information is viewed and interpreted by a radiologist, who is a doctor of medicine specializing in radiology. He reports the results to the patient's referring doctor.

X-rays were discovered in 1895 by a German physicist named Wilhelm Roentgen. They are short-wavelength electromagnetic radiations that can easily pass through the body, allowing a view of its internal structures. X-rays are very useful in medicine to detect bone fractures as well as foreign objects lodged in some part of the body. They are also used in dentistry to detect dental cavities and other irregularities. Prolonged exposure to these rays may be harmful.

Radiology makes use of several different types of imaging devices to examine patients. General radiography is used to view a specific part of the body on a single sheet of X-ray film. Fluoroscopy allows an internal view of moving organs on a fluorescent screen through the use of a continuous X-ray beam. It is most useful in looking at the heart and the intestines. Tomography is similar to a radiograph but allows a view of anatomy at one specific level at a time, blurring out all the adjacent structures. Ultrasound (sonography) produces a computerized image by means of high-frequency sound waves. Nuclear medicine is a process that differs somewhat from general radiography. Instead of looking at anatomical changes within the body, it examines physiological changes in the body.

# SECCIÓN 19

# RADIOLOGÍA Y MEDICINA NUCLEAR

La radiología es la rama de la medicina que se especializa en el uso de rayos X, de materiales radioactivos y de otros procedimientos para lograr obtener imágenes del interior del cuerpo con fines diagnósticos. La información obtenida es analizada e interpretada por un radiólogo, el cual es doctor en medicina especializado en radiología. Éste informa luego al médico del paciente los resultados obtenidos.

Los rayos X fueron descubiertos en 1895 por un físico alemán llamado Wilhelm Roentgen. Son radiaciones electromagnéticas por medio de ondas de corta duración, las cuales pasan a través del cuerpo permitiendo así ver su estructura interna. Los rayos X son muy útiles en la medicina para detectar fracturas de huesos, así como también cualquier objeto extraño que se haya alojado en alguna parte del cuerpo. Se usan también en la odontología para detectar las caries, así como otras irregularidades dentales. La exposición prolongada a estos rayos puede traer serias consecuencias.

La radiología hace uso de variados y diferentes tipos de equipos para el examen de los pacientes. Las radiografías normales se usan para lograr la imagen de una parte específica del cuerpo en una sola placa radiográfica. La fluoroscopía permite ver los órganos interiores en acción en una pantalla fluorescente con la ayuda de un haz continuo de rayos X. Es de mayor utilidad para ver el corazón y los intestinos. La tomografía es similar a una radiografía, pero que permite ver la parte del cuerpo en distintos niveles, cada uno por separado, obliterando a la vez las estructuras adyacentes. El ultrasonido (sonograma) produce una imagen computarizada por medio de ondas sonoras de alta frecuencia. La medicina nuclear es un proceso que difiere algo de lo que es la radiografía normal. En vez de verse los cambios anatómicos que ocurren en el interior del cuerpo, este proceso examina los cambios fisiológicos que tienen lugar en el cuerpo.

An image produced in nuclear medicine is different. Instead of being a clear image of a certain structure, it is a pattern of black dots that vary in their degree of darkness. To obtain information about a specific area, it must first be determined which particular chemical substance would have a reaction to that area. For example, the thyroid is sensitive to iodine and will absorb it, which makes it possible to obtain an image. To accomplish this, iodine is "tagged," or mixed, with a radioactive substance and then injected into the patient. When a gamma camera is placed over the area of the thyroid, it detects a certain level of radiation, which gives necessary information on the functioning of the thyroid. The organs and tissues of the body will each react in the same way, but with different chemicals attached to the radioactive material.

Another important area is therapeutic radiology, which is the treatment of cancerous tissue with very high doses of radiation. Many forms of tumors are sensitive to radiation and can be destroyed by therapeutic radiation, which is administered by qualified personnel.

## COMMON TERMS USED IN RADIOLOGY AND NUCLEAR MEDICINE

1. **angio*cardio*graph**: X-ray examination of the heart and its blood vessels after an intravenous injection of a radiopaque solution.

2. **at*om***: smallest possible component of an element. When the nucleus in the atom disintegrates, it emits radioactivity. The atom was first split in the 1930s.

3. **a*x*ial**: situated on an axis, a central line bisecting a body.

4. **ba*rium sul*fate**: metallic, radiopaque white powder used as a contrasting medium in X-rays for the examination of the gastrointestinal tract.

5. **di*git*al com*pu*ter**: electronic machine that processes information in numerical form from 1 to 9, representing all variables occurring in a problem.

6. **e*lec*tron**: particle of matter with a negative charge.

7. **ema*na*tion**: gaseous substance given off from radioactive matter.

8. **f*luo*roscope**: apparatus with a screen coated with a fluorescent substance, used for examining internal organs by means of X-rays.

La imagen producida por la medicina nuclear es distinta. En lugar de ser una imagen clara de una estructura en particular, es un patrón de puntos negros que van variando en oscuridad. Para obtener la información deseada sobre un área específica, primero hay que hallar la substancia química específica que ocasione la reacción deseada en esa área. Por ejemplo, el tiroides al ser sensible al yodo lo absorbe, haciendo posible que se pueda obtener una imagen de esta glándula. Para lograr esto se mezcla el yodo con una substancia radioactiva, y entonces se inyecta al paciente. Al colocarse una cámara de rayos gamma sobre el área del tiroides, se detectará el nivel de radiación, dando así la información necesaria para saber cómo está funcionando el tiroides. Los órganos y tejidos del cuerpo reaccionan cada uno de igual modo, pero con diferentes productos químicos mezclados con el material radioactivo.

Otro campo importante es la radiología terapéutica, la cual se usa para el tratamiento de tejidos cancerosos con altas dosis de radiación. Muchas clases de tumores son sensibles a la radiación y pueden destruirse por la radiología terapéutica, la cual administra un personal competente.

## TERMINOS COMUNES EN RADIOLOGÍA Y MEDICINA NUCLEAR

1. **angiocardio*gra*ma**: examen radiológico del corazón y sus vasos sanguíneos después de haber inyectado por la vena una solución radiopaca.

2. ***á*tomo**: el componente más pequeño posible de un elemento. Cuando el núcleo del átomo se desintegra emite radioactividad. El átomo se pudo dividir por vez primera en la década del 1930.

3. **a*xi*al**: situado en un eje, o plano central que divide a un cuerpo en dos partes iguales.

4. **sul*fa*to de *ba*rio**: polvo blanco, metálico y radiopaco que se usa como medio de contraste en las radiografías del sistema gastrointestinal.

5. **computa*do*ra digi*tal***: equipo electrónico que procesa la información obtenida en forma numérica del 1 al 9, la cual es representativa de todas las variantes que pueden ocurrir en un problema.

6. **elec*trón***: partícula de materia con carga negativa.

7. **emana*ción***: substancia gaseosa que sale de materiales radioactivos.

8. **fluoros*co*po**: aparato con pantalla luminizada que se usa para examinar los órganos interiores por medio de rayos X.

9. ***gam*ma rays**: very short and highly penetrating electromagnetic rays emitted by radioactive substances.

10. ***Gei*ger *coun*ter**: instrument used to detect and measure radiation.

11. **half-life**: time it takes for half a population of atoms of any radioactive isotope to disintegrate and lose one half of its radioactivity, which may vary from fractions of a second to several years. This fact is of great value in the diagnosis and treatment of various ailments.

12. ***im*aging**: visualization of something by mechanical means.

13. ***pos*itron**: element similar to the electron, but with a positive charge.

14. ***pro*ton**: element that is a fundamental part of all atomic nuclei.

15. **radio*ac*tive *io*dine**: sodium iodide isotope that emits gamma rays. It is administered either orally or intravenously.

16. **radio*ther*apy**: the use of X-rays, radium, cobalt, or other radioactive substances (administered internally or externally) for the treatment of various diseases.

17. ***ra*dium**: highly radioactive, metallic element found in pitchblende and other minerals at about 20 miles deep in the earth's crust. It was first identified by Pierre and Marie Curie in 1898.

18. **scan, *scan*ner**: device used to investigate or explore in detail, using a beam of X-rays passing repeatedly through a section of the body, together with a radioactive material, to produce a series of images with the required information.

19. ***tom*ograph**: device with an X-ray tube that records a detailed series of pictures of the internal organs of the body as it moves along an arc.

20. **trans*du*cer**: device similar to a microphone, which receives energy from one system or place and retransmits it to another.

9. *ra*yos *gam*ma: rayos electromagnéticos muy cortos y con un alto poder de penetración, los cuales son emitidos por ciertas substancias radioactivas.

10. **medi***dor* **Gei**ger: instrumento que se usa para detectar y medir la presencia de radiación.

11. **período de parti***ción*: tiempo que le toma a la mitad de los átomos de cualquier isótopo radioactivo en desintegrarse y así perder la mitad de su potencial radioactivo, el cual puede fluctuar entre fracciones de segundo y varios años. Este hecho es de gran valor para el diagnóstico y el tratamiento de diversos males.

12. **ima**gen: visualización de algo por medios mecánicos.

13. **posi***trón*: elemento similar al electrón, pero con carga positiva.

14. **pro***tón*: elemento que es la parte fundamental de todos los núcleos atómicos.

15. *y*o**do radioac***t*i*v*o: isótopo de yoduro de sodio que emite rayos gamma. Se administra por la vía oral o por la intravenosa.

16. **radiote***ra***pia**: el uso de rayos X, radium, cobalto u otra substancia radioactiva cuya aplicación interna o externa se usa para el tratamiento de distintas enfermedades.

17. *ra***dium o** *ra***dio**: elemento metálico altamente radioactivo, el cual se encuentra presente en la pecblenda y otros minerales en la corteza de la tierra a unas 20 millas de profundidad. Fue identificado por primera vez por Pierre y Marie Curie en 1898.

18. **explora***dor*: dispositivo usado para hacer una investigación detallada por medio de un haz de rayos X que al pasar repetidas veces por una parte del cuerpo, junto con un material radioactivo, forma una serie de imágenes que contienen la información necesaria.

19. **tom***ó***grafo**: dispositivo con un tubo de rayos X que graba una serie detallada de imágenes de los órganos internos del cuerpo según se va moviendo en forma de arco a través del área previamente seleccionada.

20. **transduc***tor*: dispositivo similar a un micrófono, el cual recibe impulsos electrónicos de un lugar y los retrasmite a otro.

# RELATED TOPICS

Barely three generations ago, people marveled at a new breed of drugs named the "Wonder Drugs" (penicillin, Aureomycin, the sulfa drugs, and other antibiotics) because they were highly effective in the fight against infection. Today's source of marvel are the highly sophisticated electronic machines that can "see" inside the human body as never before and at the same time take a series of electronically controlled, high-speed pictures or images of the organs and skeleton from different planes and positions with a high degree of resolution.

The greatest changes have taken place in the field of radiology, for both therapeutic and diagnostic purposes, with the introduction of new "Wonder Machines" that use computers, gamma cameras, rectilinear scanners, and so on to produce an image of how radioactive material is distributed in the body in order to diagnose certain diseases. One of the most significant advances has been obtained through the merger of the digital computer and the system of X-rays to process an image. This has brought forth a series of new equipment and techniques with peculiar names such as computerized axial tomography (C.A.T.), nuclear magnetic resonance imaging (N.M.R.I.), and positron emission tomography (P.E.T.). This new technology, known as "Computer Graphics," is having a tremendous impact in the field of radiologic diagnosis. A brief description of some of these new machines and techniques is given below.

## M.R.I. (Magnetic Resonance Imaging)

This is a relatively new technology developed to examine all parts of the body without using any radiation or X-rays. It gives more detailed and specific information than any other device or machine available.

How it works: (1) The patient is placed in a large scanner, which encircles the body in order to create a strong magnetic field that causes the protons of hydrogen to line up in the same direction as the magnetic field. (2) Once the protons are lined up, a pulse of radio frequency waves is introduced that will "knock" them out of position. (3) After this is done, the radio frequency is turned off, allowing the protons to go back to their starting position, emitting a faint sound signal which is picked up by the scanner. (4) The signal is processed in the computer, which evaluates it and produces high-contrast, three-dimensional, cross-sectional images revealing the surrounding tissues without any interference by the bones.

This exam can be used to show the metabolic activity of the body and to identify tumors and diseases such as multiple sclerosis and disease of the heart, the liver, and the kidneys.

## TEMAS RELACIONADOS

Hace apenas tres generaciones, el mundo quedó maravillado ante la aparición de un grupo de medicinas nuevas, a las cuales llamaron "Drogas Maravillosas," (la penicilina, la Aureomicina, las sulfas y otros antibióticos) por su gran efectividad en la lucha contra las infecciones. La fuente de maravilla de hoy son las máquinas electrónicas altamente complejas que permiten otear el interior del cuerpo humano como nunca antes y sacar una serie de fotografías controladas electrónicamente y con una resolución sorprendente de todo el organismo así como también del esqueleto humano desde distintos ángulos.

Los cambios más importantes han ocurrido en el campo de la radiología, tanto en su parte terapéutica como en la del diagnóstico, con el advenimiento de las "Máquinas Maravillosas" que valiéndose de las computadoras, de las cámaras de rayos gamma, del explorador rectilíneo, etc., muestran gráficamente cómo se va dispersando por el cuerpo el material radioactivo inyectado para hacer el diagnóstico de ciertas enfermedades. Uno de los adelantos de mayor envergadura es el que se ha logrado con la combinación de la computadora y los rayos X para el proceso de la imagen. Esto ha traído como consecuencia una serie de nuevos y sorprendentes equipos con nombres extraños tales como la tomografía medial computarizada, las imágenes por medio de la resonancia magnética nuclear y la tomografía por medio de la emisión de positrones. Esta nueva técnica, conocida hoy con el nombre de "Gráficos por Computadora," ha tenido un gran impacto en el campo del diagnóstico radiológico. Abajo se describe de una forma breve algunos de estos equipos y técnicas nuevos.

## M.R.I. (Imagen por resonancia magnética)

Este proceso relativamente nuevo es para examinar todas las partes del cuerpo, sin que intervenga el uso de rayos X o de radiación alguna. Da información más detallada y específica que cualquier otro equipo existente.

Cómo funciona: (1) Se coloca al paciente en un dispositivo explorador, el cual rodea al cuerpo para crear un campo magnético que hace que los protones de hidrógeno se alínien en la misma dirección del campo magnético. (2) Una vez que están en línea son sometidos a pulsaciones emitidas por ondas de radiofrecuencia, las cuales hacen que los protones giren y cambien de posición. (3) Al interrumpirse dichas pulsaciones, los protones vuelven a su posición original, emitiendo una ligera señal sonora que es captada por el dispositivo explorador. (4) La señal se envía a la computadora, la cual evalúa la señal y construye una serie de imágenes seccionales de gran contraste y en tercera dimensión, pudiendo verse en ellas los tejidos sin que aparezcan los huesos.

Este examen puede usarse para mostrar la acción metabólica del cuerpo y para identificar algún tumor o enfermedad tal como la esclerósis múltiple y los males cardíacos, hepáticos o nefríticos.

## P.E.T. (Positron Emission Tomography)

This procedure uses an enormous machine with a large ring in the center acting as a scanner. It is used to assess brain function or brain damage from a stroke, as well as to study epilepsy, schizophrenia and tumors.

How it works: (1) The patient is injected with a low-level radioactive isotope. (2) Then he is moved slowly into the big center ring, which does the scanning around the head. (3) A computer records from several positions the radiation pattern emitted by the collision of positrons and electrons, converting the data obtained into an image, or a series of them, showing the areas of normal and/or abnormal brain activity.

## D.S.A. (Digital Subtraction Angiography)

This is a procedure used to obtain high-resolution images of the blood vessels of the body.

How it works: (1) An X-ray image is taken of the area of interest and stored in the computer system for later use. (2) An opaque solution is injected into the vessels so that they show up on the X-rays. (3) Then another X-ray is taken in exactly the same location as the first one, showing the radioactive solution through the vessels. (4) When this is done, a computer "subtracts" the first image from the second one, leaving a sharp and greatly enhanced image of only the blood vessels with the contrast in them. This procedure is important to detect any enlargement or blockage of the vessels, any coronary disease or angina pectoris, and also to determine the advisability of a bypass.

## Ultrasound or Sonogram

This procedure uses a machine to produce a computerized image by means of high-frequency sonographic waves in order to examine the breasts, heart, gall bladder, and especially the fetus during pregnancy. The ultrasonic waves are safer than X-rays because they do not emit any radiation.

How it works: (1) A manual device, which is both a transmitter and a receiver, produces high-frequency sound waves. (2) This hand-held device, called a transducer, is placed close to the skin over the area to be examined. (3) It will send the high-frequency waves and at the same time will listen to the echo of the sound waves that are bouncing back. (4) These sound waves are then reconstructed through a computer and turned into a graph or an image on a screen.

## P.E.T. (Imagen seccional por emisión de una carga positiva)

Este proceso utiliza un equipo enorme con un gran anillo central, el cual funciona de sensor. Se usa para evaluar el funcionamiento del cerebro o si hay alguna lesión que haya sido producida por un infarto así como para estudiar la epilepsia, la esquizofrenia, los tumores, etc.

Cómo funciona: (1) Al paciente se le inyecta un isótopo radioactivo de baja intensidad. (2) Luego se le va pasando lentamente a través del anillo, que le va haciendo la exploración del cráneo. (3) Una computadora va grabando desde distintas posiciones el patrón producido por las radiaciones emitidas al chocar los positrones con los electrones, convirtiendo la información obtenida en una imagen, o en una serie de ellas, en las que se podrán distinguir las áreas tanto normales como anormales del cerebro.

## D.S.A. (Angiografía por substracción digital)

En este proceso se obtienen imágenes de los vasos sanguíneos del cuerpo.

Cómo funciona: (1) Primero se hace una radiografía del área deseada y se archiva en la computadora para volverla a usar después, (2) Se le inyecta al paciente una substancia opacante en la arteria para hacerla resaltar, o destacar, en la radiografía. (3) Luego se le hace una segunda radiografía, exactamente en el mismo lugar en donde se hizo la primera, para ver la solución radioactiva según va pasando. (4) Una vez terminada esta segunda placa, una computadora le "resta" la primera imagen a la segunda, lo cual deja una imagen nítida y mejor detallada de sólo los vasos sanguíneos con la solución contrastante en ellos. Este proceso es útil para poder detectar cualquier aneurisma o bloqueo en alguna arteria, o indicios de angina de pecho, y también para determinar si es aconsejable o no el hacer una bifurcación arterial.

## Ultrasonido o sonograma

Este proceso utiliza un equipo que produce una imagen computarizada por medio de ondas sonográficas de alta frecuencia para poder examinar los senos, el corazón, la vesícula biliar, y en particular el feto durante el embarazo. Esta onda ultrasónica es más segura que los rayos X, pues no emite radiación alguna.

Cómo funciona: (1) Un dispositivo manual, que es trasmisor y receptor al mismo tiempo, produce ondas sonoras de alta frecuencia. (2) Se pasa este dispositivo por la piel del área a investigar. (3) Producirá ondas de alta frecuencia y al mismo tiempo recibirá el eco producido por las ondas sonoras al rebotar éstas. (4) Luego estas ondas son reconstruidas por una computadora para producir una imagen en una pantalla.

## C.A.T. or C.T. (Computerized Axial Tomography)

This procedure uses a whole-body scanner to give a cross-sectional view of the body. There is also a small machine to examine just the head.

How it works: (1) An X-ray tube mounted on a continuously moving platform rotates 360 degrees over longitudinal sections of the body, each taking exactly the same amount of time to produce two-dimensional images. (2) Detectors rotating within the X-ray tube record each portion scanned to measure transmitted X-rays and convert them into electrical signals. (3) These signals are delivered to a digital computer that processes the information, making a complete high-resolution image which is displayed on a screen and stored for future reference. It shows bone structure in detail, as well as any abnormal tissue or tumors in the brain, liver and lungs.

## C.A.T. o C.T. (Tomografía axial computarizada)

Este proceso utiliza un equipo electónico para lograr una imagen por secciones de todo el cuerpo. Existe otro equipo más pequeño para el examen de solamente la cabeza.

Cómo funciona: (1) Un tubo de rayos X montado en una plataforma motorizada, va rotando en un eje de 360 grados por secciones del cuerpo en sentido longitudinal, cada una con la misma rapidez y duración de tiempo para producir imágenes en dos dimensiones. (2) Unos detectores van anotando lo que se observa en cada una de las secciones examinadas y midiendo las radiaciones trasmitidas por los rayos X y las convierten en señales eléctricas. (3) Estas señales van a una computadora digital para su procesamiento e interpretación, formando entonces una sola imagen completa tridimensional de gran resolución, la cual es reproducida en una pantalla y es archivada para uso futuro. En ella se observa la estructura ósea completa y también si hay algún tumor en el cerebro, el higado, y en los pulmones.

# SECTION 20

# DENTISTRY

A dentist is a professional trained and licensed to care for teeth, either by treating or extracting those that are diseased, or by restoring those that are missing.

The training of a dentist consists of undergraduate college courses in pre-dentistry, followed by four years of graduate studies at a dental school for the degree of Doctor in Dental Surgery (D.D.S.). Before being able to practice the profession, he has to pass the state examination. Then, depending on the specialization, he has to go through additional studies in: orthodontics, to correct problems such as crooked teeth and malocclusion; periodontics, for the diseases of the gums and bones; oral surgery, for operations on the jaw and the soft tissue in the mouth; or prosthodontics, for the artificial replacement of teeth or parts of the jaw.

A dentist, or dental surgeon, uses a large number of instruments and equipment for drilling, taking X-rays, applying local and general anesthesia, and for surgery or simple, everyday dental work. He also uses certain drugs for the treatment of various diseases of the mouth, and different synthetic products and metals (such as gold, porcelain, and amalgams) to repair or to replace any teeth that may have come loose or broken off.

## COMMON TERMS USED IN DENTISTRY

1. *ab*scess: infection, or pocket of pus, at the apex of the root inside the bone. Generally accompanied by swelling.

2. **alve***oli*: sockets within the jawbone surrounding the root or roots of a tooth.

3. **bi***cus*pids or *pre*molars: teeth that end in two points.

4. *bra*ces: bands of metal to align and retain the teeth so as to prevent irregular positioning.

# SECCIÓN 20

# ODONTOLOGÍA

El dentista es un profesional con el entrenamiento requerido y con la licencia del estado correspondiente para cuidar los dientes, ya sea con el tratamiento requerido o extrayéndolos cuando están malos, o restaurándolos cuando se hayan caído.

El entrenamiento profesional que se requiere para ser dentista consiste de cursos universitarios preparatorios para los no graduados, los cuales están relacionados con los principios de odontología; le siguen luego cuatro años de estudios universitarios graduados en la facultad de odontología para obtener el titulo correspondiente de Doctor en Cirugía Dental (D.D.S.). Antes de poder ejercer su carrera de dentista tendrá que someterse a un examen del estado correspondiente. Luego tendrá además que hacer estudios adicionales de acuerdo con su especialidad: ortodoncia, para la corrección de dientes jorobados y la maloclusión; periodoncia, para las enfermedades de las encías y huesos de la mandíbula; cirugía oral, para las operaciones en la quijada y tejidos blandos de la boca; o prótesis dental, para reemplazar dientes o parte de la quijada con material artificial.

El dentista, o cirujano dental, tiene que usar un sinnúmero de instrumentos y aparatos para taladrar, sacar rayos X, aplicar anestesia local y general, y para cirugía o para los trabajos dentales simples. También usa drogas o medicamentos para el tratamiento de ciertas enfermedades de la boca, y metales (como el oro, la porcelana y una amalgama de metales y materiales sintéticos) para el arreglo o el reemplazo de dientes que se hayan caído o partido.

## TÉRMINOS COMUNES EN ODONTOLOGÍA

1. **abs*c*eso**: infección o acumulación de pus en la punta de la raíz dentro del hueso, la cual va generalmente acompañada de inflamación.

2. **alv*é*olos**: cavidades dentro del hueso de la mandíbula, las cuales rodean la raíz o las raíces de los dientes.

3. **bic*ús*pides o premo*la*res**: dientes que terminan en dos puntas.

4. *fre*nos o ari*tos*: bandas de metal para alinear y retener los dientes, evitando así que se sittúen de una manera irregular.

Dentistry

5. **bridge**: fixed or removable tooth or teeth, usually secured to the surrounding good teeth.

6. *ca*nines or *cus*pids: teeth on each side of the jaw, next to the incisors.

7. **crown**: part of the tooth covered by enamel. It is also an artificial substitute made of gold or porcelain for that part of the tooth.

8. *den*tal cast or *plas*ter im*pres*sion: mold taken of the teeth and the surrounding tissue.

9. *den*tal floss: soft waxed thread for cleaning the spaces between teeth.

10. *den*tures: complete or partial replacement of several or of all the natural teeth.

11. *fill*ing: artificial substitute for replacing lost or diseased parts of a tooth.

12. **gingivitis**: early stage of gum disease and tooth decay, characterized by the red, swollen, and bleeding condition of the area.

13. **gums**: the pink membrane and fibrous tissue that encircle the neck of a tooth.

14. im*pac*ted *wis*dom tooth: when a third molar becomes trapped between a last molar and the jaw.

15. **jaw**: either of two bones that form the framework of the mouth, to which the teeth are attached.

16. **maloc***clu***sion**: incorrect alignment of teeth.

17. *pal*ate or roof of the mouth: separates the oral cavity from the nasal cavity.

18. **plaque** *build*up: sticky accumulation of bacteria that forms on the teeth.

19. **pyo***rrhe***a**: disease characterized by the formation of pus between the roots of the teeth and surrounding tissues. It is usually accompanied by the complete loss of the teeth.

5. *puen*te: uno o varios dientes fijos o removibles que generalmente van fijados a dientes buenos a su alrededor.

6. **ca**n**inos o col**m**illos**: dientes a cada lado de la mandíbula al lado de los incisivos.

7. **coro**na: parte del diente que va cubierta por el esmalte. Se le llama así también al enchape o casquillo de oro o de porcelana en esa parte del diente.

8. **impres***ión* **den***tal*: molde que se hace de los dientes y de los tejidos aledaños.

9. *hi***lo den***tal*: hilo suave y parafinado que se usa para limpiar el espacio entre los dientes.

10. **denta***du***ra pos***tiza*: reemplazo total o parcial de varios o de todos los dientes naturales.

11. **em***pas***te u obtura***ción*: relleno o substituto artificial que se usa para reemplazar la parte mala de un diente.

12. **gingi***v***itis**: etapa inicial de infección en las encías y dientes, la cual se distingue por el color, la inflamación y el sangramiento del área afectada.

13. **enc***ías*: membrana rosada y tejido fibroso que rodean el cuello del diente.

14. **cor***al* **impac***tado*: cuando el tercer molar se queda atrapado entre el último molar y la quijada.

15. **man***dí***bula**: cualquiera de los dos huesos que le dan forma a la boca, y donde están adheridos los dientes.

16. *ma***la oclus***ión*: desajuste ocasionado por la alineación impropia de los dientes.

17. **pala***dar* **o** *cie***lo de la** *bo***ca**: separación entre la cavidad bucal y la nasal.

18. *pla***ca den***tal*: acumulación babosa de bacteria que se forma en los dientes.

19. **pio***rr***ea**: dolencia que se caracteriza por la formación de pus entre la raíz de los dientes y los tejidos que los rodean. Va generalmente acompañada de la pérdida total de los dientes.

Dentistry

20. **root ca***nal*: the root portion of the pulp cavity. It is through here that the blood vessels and nerves enter the tooth.

21. *tar*tar de*pos*its: remnants of food packed between the teeth.

## USEFUL QUESTIONS AND INFORMATION

### History

1. What is your name, please?

2. What is your address, please?

3. When was your last visit to the dentist? (a) Recently. (b) Within the year. (c) More than a year ago.

4. Are you taking any medicine? (a) No, nothing. (b) Yes, I'm taking _____.

5. Have you had any serious illness?

6. Have you been in the hospital in the past four or five years?

7. Do you have any heart disease?

8. Do you have a heart murmur?

9. Have you ever had rheumatic fever?

10. Are you a diabetic?

### Preparation for Treatment

1. Come in. The dentist will see you now.

2. Sit here, please.

3. Please remove your lipstick with this tissue.

4. Please remove your glasses.

20. **con***duc***to de la *pul*pa**: la parte de la raíz en el conducto de la pulpa dental. Es por este lugar por donde los vasos sanguineos y los nervios van hacia el interior del diente.

21. **tártaro o sarro**: residuo calcáreo que se queda entre los dientes al comer, el cual se endurece con el tiempo

## PREGUNTAS Y INFORMACIÓN ÚTILES

## Historial

1. ¿Cuál es su nombre, por favor?

2. ¿Cuál es su dirección, por favor?

3. ¿Cuándo fue la última vez que visitó a su dentista? (a) Recientemente. (b) Este año. (c) Hace más de un año.

4. ¿Esté tomando alguna medicina? (a) No, nada. (b) Sí, estoy tomando _____.

5. ¿Ha tenido alguna enfermedad grave?

6. ¿Ha estado usted en el hospital en los últimos cuatro o cinco años?

7. ¿Ha tenido algún padecimiento del corazón?

8. ¿Tiene algún soplo cardíaco?

9. ¿Ha tenido fiebre reumática?

10. ¿Es usted diabético?

## Antes de comenzar a trabajarle en la boca

1. Pase adelante. El dentista va a atenderlo.

2. Siéntese aquí, por favor.

3. Por favor, quítese la pintura de labios con este papel.

4. Por favor, quítese los espejuelos (anteojos, lentes).

Dentistry

5. Tip your head back, please.

## Treatment

1. Point to the tooth that hurts you.

2. Open your mouth wide, please.

3. Does it hurt when you eat or drink hot or cold things?

4. Does it hurt when you chew hard?

5. Does it hurt when you eat sweet things?

6. Have you had any bleeding or swelling in the area?

7. You have an impacted wisdom tooth.

8. You have a very large cavity.

9. You have cavities that need filling.

10. Your tooth is badly decayed. I'll have to extract it.

11. We must remove the decay from the tooth.

12. We have to X-ray the tooth to see how bad it is.

13. Hold the film with your right/left hand.

14. Bite very gently on the film, please.

15. Breathe deeply through your nose before taking the x-ray.

16. Hold very still until you hear a buzz.

17. We must remove your tooth.

18. We'll try to save your tooth.

19. We'll put a temporary filling in the tooth to relieve the pain.

20. We're going to fill your tooth.

## Odontología

5. Eche la cabeza hacia atrás, por favor.

## Tratamiento

1. Indique cuál es el diente que le duele.

2. Abra la boca bien grande, por favor.

3. ¿Le duele cuando come o toma cosas calientes o frías?

4. ¿Le duele cuando mastica duro?

5. ¿Le duele cuando come cosas dulces?

6. ¿Le ha sangrado o se le ha hinchado esa parte?

7. Tiene un cordal impactado.

8. Tiene una carie muy grande.

9. Tiene dientes picados (cariados) que tienen que ser empastados.

10. El diente está en muy malas condiciones. Tendré que sacárselo.

11. Tendremos que quitarle la parte mala del diente.

12. Tendremos que hacerle una radiografía del diente para ver cómo está.

13. Sujete la radiografía con la mano derecha (izquierda).

14. Muerda ligeramente la película, por favor.

15. Respire profundo por la nariz antes de tomar la radiografía.

16. Estése bien quieto hasta que oiga un zumbido.

17. Tendremos que sacarle ese diente.

18. Trataremos de salvarle el diente.

19. Vamos a ponerle un empaste provisional para calmarle el dolor.

20. Vamos a empastarle el diente.

Dentistry

21. What kind of filling do you prefer? (a) Amalgam  (b) Porcelain  (c) Gold

22. Bite on this gauze for a while.

23. Have only liquids and soft foods today.

24. Don't rinse your mouth for 24 hours.

25. Your teeth are in bad shape. The best thing for you is to have a new denture.

26. We have to make a dental cast.

27. How long have you had your denture?

28. Can you eat well with your denture?

29. Does it hurt or rub anywhere?

## Anesthetic

1. We must numb your tooth so that you won't feel anything while we are working.

2. Tell me when your lip feels numb.

3. This is medicated air (gas) that will relax you.

4. This covers your nose and you breathe in and out through your nose. In a few minutes you'll be relaxed. You'll know exactly what we're doing at all times.

5. Don't worry if you feel a little dizzy.

## Gum Condition

1. Your gums are badly infected and swollen.

2. This is dental floss, and this is how you should use it.

3. Use it once a day to improve the condition of your gums.

21. ¿Qué clase de empaste (obturación) quiere? (a) Amalgama  (b) Porcelana  (c) Oro

22. Muerda esta gasa por un rato.

23. Tome solamente líquidos y coma solamente alimentos suaves hoy.

24. No se enjuague la boca por 24 horas.

25. Sus dientes están en malas condiciones. Lo mejor es que se los ponga postizos.

26. Vamos a hacerle una impresión de la dentadura.

27. ¿Qué tiempo hace que usa dentadura postiza?

28. ¿Puede comer bien con ella?

29. ¿Le duele o le raspa en algún lugar al comer?

## Anestesia

1. Tenemos que insensibilizarle el diente para que no sienta nada cuando estemos trabajando en él.

2. Dígame cuando se sienta el labio entumecido (dormido).

3. Con este poco de gas usted se va a sentir mejor.

4. Esto le cubre la naríz para que usted se sienta mejor. Respire para adentro y para afuera por la naríz. Se relajará en unos minutos. Podrá darse cuenta de todo lo que hacemos en cada momento.

5. No se preocupe si se siente un poco mareado.

## Condición de las encías

1. Usted tiene las encías muy infectadas e inflamadas.

2. Esto es hilo dental y ésta es la manera de usarlo.

3. Úselo una vez al día para que sus encías se mejoren.

## Dentistry

4. This is how you should brush your teeth.

5. Use a mouthwash every day for oral hygiene.

6. Use a hard/soft toothbrush.

## Cleaning Your Teeth

1. Open your mouth wide. Keep it open.

2. Turn this way.

3. Turn away from me.

4. You have some hard deposits (tartar) on your teeth that are irritating your gums. It must come off to avoid periodontal disease.

5. Your front teeth are tobacco-stained.

6. We're going to polish your teeth to make them shiny and clean.

7. We'll put some fluoride on your teeth to protect them against decay.

8. This is a saliva ejector to suck out the water and saliva.

9. Rinse your mouth with water and spit it out in the sink.

10. Make sure that you brush your teeth after every meal.

11. Use dental floss as often as possible.

12. Clean your bridge after every meal.

## Broken Teeth

1. We'll smooth off the sharp edge. It will probably be sensitive for a few days.

2. Your tooth is broken down to the nerve, and either the nerve or the tooth must be removed.

3. We have to give you a root canal treatment.

4. Ésta es la manera de cepillarse los dientes.

5. Use un enjuague bucal todos los días para la buena higiene de la boca.

6. Use un cepillo de dientes duro/suave.

## Limpieza de los dientes

1. Abra bien la boca. Manténgala abierta.

2. Vire la cabeza para este lado.

3. Vire la cabeza para el lado opuesto a mi.

4. Tiene sarro en los dientes que le está irritando las encías. Hay que quitárselo para evitar que se le enfermen las encías.

5. Los dientes de frente están manchados de tabaco.

6. Vamos a pulirle los dientes para limpiarlos y que brillen.

7. Vamos a ponerle fluoruro para protegerle los dientes contra las caries.

8. Éste es un extractor de saliva para extraer el agua y la saliva.

9. Enjuáguese la boca con agua y escúpala en el vertedero.

10. No deje de cepillarse los dientes después de cada comida.

11. Use el hilo dental lo más a menudo posible.

12. Limpie el puente después de cada comida.

## Dientes partidos

1. Vamos a limarle la parte áspera. Va a estar sensible por unos días.

2. El diente está partido hasta el nervio y tendré que matar el nervio o sacarle el diente.

3. Hay que hacerle un tratamiento de conductos.

## After Extraction

1. Eat and drink carefully and avoid the area of extraction as much as possible.

2. Don't rinse out your mouth today.

3. This medication is for pain. Take it as directed.

4. If there is any abnormal swelling or bleeding, call us.

## After Treatment

1. The next visit will be _____.

2. The receptionist will give you another appointment.

3. The fee is _____.

# RELATED TOPICS

## The Teeth

The teeth are bonelike structures in the jaws. They are used to grind food into small pieces to facilitate swallowing and digestion. On the edge of each jawbone (maxilla) are the alveoli, which are the cavities surrounding the root or roots of a tooth. Each tooth is made up of three parts: (a) the crown, covered with a white enamel, and visible when opening the mouth; (b) the collar, between the crown and the root; and (c) the root, yellowish in color and surrounded by the alveolus.

Each tooth has a hard and a soft part. The hard part, or skeleton of the tooth, is composed of the dentine and the enamel. The enamel is a hard, whitish substance covering the crown. Each tooth has one or more roots of different size and shape. The soft part, reddish in color and extremely sensitive, is called the dental pulp, which is in the central part, or canal, of the tooth. It has a connective tissue where the neurovascular packet—the artery, the vein, and the central nerve—is located.

Humans develop two sets of teeth in their lifetime. Children have twenty teeth, ten in each jaw, which are called deciduous, temporary, or milk teeth because they comprise the first set of teeth to erupt and are shed while still young. The first to erupt are the central incisors at about seven months of age. When the child is six or seven years old, the incisors are shed. When he is about eighteen, he has completed his set of permanent teeth.

## Después de la extracción

1. Coma y beba con cuidado, evitando la parte de la extracción lo más posible.

2. No se enjuague la boca hoy.

3. Esta medicina es para el dolor. Tómela según las indicaciones.

4. Si se inflama o sangra más de lo normal, llámenos.

## Después del tratamiento

1. La próxima visita será _____.

2. El recepcionista le dirá cuándo es su próxima cita.

3. La cuenta es de _____.

## TEMAS RELACIONADOS

## Los dientes

Los dientes son estructuras duras situadas en las mandíbulas. Se usan para triturar los alimentos, facilitando así su ingestión y digestión. En los bordes de cada quijada se encuentran los alvéolos, que son las cavidades que rodean la raíz o raíces de los dientes. Cada diente está compuesto de tres partes: (a) la corona, cubierta con un esmalte blanco visible al abrir la boca; (b) el cuello, entre la corona y la raíz; (c) la raíz, de color amarillento y que está dentro del alvéolo.

Todo diente tiene una parte dura y otra blanda. La parte dura está formada por la dentina y el esmalte, que son el esqueleto del diente. El esmalte es una substancia dura y blancuzca que cubre la corona. Todo diente tiene una o más raíces de distintos tamaños y formas. La parte blanda, sumamente sensible, es de color rojizo, se llama la pulpa dental y ocupa la parte central, o el canal, del diente. Está compuesta de un tejido conectivo en el cual se encuentra el paquete vasculonervioso, formado por la arteria, la vena y el nervio central.

Al ser humano le salen dos denticiones, o juegos de dientes, en el transcurso de su vida. Los niños tienen veinte dientes, diez en cada maxilar, y se denominan temporales o de leche porque son los primeros en salir y se mudan en la niñez. Los primeros en salir son los incisivos, que aparecen generalmente a los siete meses. A los seis o siete años de edad los incisivos se mudan. El niño viene a tener todos sus dientes definitivos, o permanentes, a los dieciocho años.

An adult person has 32 permanent teeth, 16 in each jaw. The third molars, or wisdom teeth, on each side of the upper and lower jaws, are extremely variable, usually erupting between the ages of 17 and 25. But they may erupt later, or never.

There are four kinds of teeth according to their position in the mouth and their function in the chewing of food. They are: (a) the incisor, four in each jaw, with each one having a beveled crown; (b) the canines (cuspids), two in each jaw, with each one having a cone-shaped crown; (c) the premolars (bicuspids), four in each jaw, with each one having a double-pointed crown; (d) the molars, six in each jaw, with three- or four-pointed crowns, and two or three roots.

## Dental Disease and Oral Hygiene

Dental research in recent years supports the premise that acids and other harmful substances produced by microbial deposits adhering to the surface of the teeth are the major cause of tooth decay and periodontal disease.

The soft tissues continuously produce a sticky substance that lines the interior surfaces of the mouth and adheres to the teeth in the form of a thin, semi-transparent coating. This coating is an excellent breeding ground for the ever-present microbes. It tends to accumulate at the gum line and between the teeth. This microbial mass, known as bacterial plaque, hardens into rough, cement-like formations known as calculus (tartar), which irritates the gum tissues and may cause occasional bleeding. These conditions are early expressions of periodontal disease (pyorrhea), and unless professional treatment is obtained in time, the disease will progress and gradually destroy the bone structure supporting the teeth until the affected teeth are finally lost.

As the microbes consume refined, fermentable foods, minute quantities of acid and other toxic substances are produced which may attack and dissolve the minerals in the teeth and create microscopic cavities. If left unattended, they become visible cavities, after which the destructive process is accelerated up to the point of irreparable tooth damage. By using toothpaste with fluoride, dental decay may be delayed and at times avoided entirely.

Daily removal of plaque with a toothbrush and dental floss will remove imbedded mineral deposits before they have time to harden. However, a gradual buildup of calculus cannot be avoided entirely and should be removed once or twice a year by a dentist.

Las personas adultas tienen 32 dientes permanentes, 16 en cada maxilar. Los terceros molares, o cordales, a ambos lados del maxilar superior y del inferior son muy variables y generalmente salen entre los 17 y los 25 años de edad. Sin embargo, pueden salir después o no salir nunca.

Hay cuatro clases de dientes, llamados de acuerdo con la posición que ocupan en la cavidad bucal y con la función que desempeñan en el proceso de masticar los alimentos. Son: (a) los incisivos, cuatro en cada maxilar, y con la corona en forma biselada; (b) los caninos o colmillos, dos en cada maxilar, y con la corona en forma cónica; (c) los premolares (bicúspides), cuatro en cada maxilar, y la corona con dos cúspides; (d) los molares, seis en cada maxilar, los cuales tienen la corona con tres o cuatro cúspides y tienen dos o tres raíces.

## Los problemas o enfermedades dentales y la higiene bucal

Las investigaciones odontológicas más recientes mantienen con firmeza que los ácidos y otras substancias nocivas producidas por las colonias de microbios que se adhieren a la superficie dental son la causa principal de las caries dentales y de las enfermedades de las encías.

Los tejidos blandos producen continuamente una substancia gomosa que cubre las partes interiores de la boca y se adhiere también a los dientes, cubriéndolos con una capa fina y semitransparente. Esta capa es el lugar ideal para la reproducción de los microbios que están siempre presentes. Tiende a acumularse en el cuello de las encías y entre los dientes. Esta masa microbiana, conocida con el nombre de sarro (tártaro), se endurece y se pone áspera en forma de piedra, la cual irrita las encías y puede hacerlas sangrar. Esta es una manifestación de piorrea en su fase inicial, y al menos que se trate a tiempo, el mal progresará y destruirá poco a poco la estructura ósea que sujeta los dientes hasta que finalmente se pierdan los dientes afectados.

A medida que los microbios van consumiendo su cuota de alimentos fermentados en los dientes, producen también pequeñas cantidades de ácido y otras substancias tóxicas que a su vez pueden atacar y llegar a disolver los minerales en los dientes, produciendo caries microscópicas. Si no se les presta la debida atención a estas caries se harán visibles, acelerándose así el proceso de destrucción hasta el punto de llegarse a producir un daño irreparable a los dientes. Usando un dentífrico con fluoruro se puede retardar, y a veces eliminar, este proceso destructivo.

Al quitarse todos los días la placa con un cepillo de dientes y con el hilo dental, se eliminan los resíduos minerales antes de que puedan llegar a endurecerse. Sin embargo, la acumulación gradual del sarro no es posible evitarla totalmente, y para ello es necesario ver al dentista una o dos veces al año.

# SECTION 21

# GERIATRICS AND GERONTOLOGY

The human body becomes less efficient as it gradually grows older. This decline is not necessarily caused by illness or senility, but by a certain degree of molecular, cumulative, and organic changes resulting in the slowing down of many bodily functions over the passage of time.

This physical decline starts about the age of 40 or 45 when the reflexes take a little longer to react to stimuli, the joints begin to stiffen, and hearing and eyesight diminish. Then, as aging proceeds (at different speeds in different people, but particularly around age 70), the skin starts wrinkling and sagging; bones become lighter and brittle; muscular strength and cognitive process, including reasoning and memory, decline. The immune system becomes less effective and the whole body is more susceptible to disease, chronic conditions, and degenerative ailments that may have begun in earlier years, such as arthritis, asthma, diabetes, emphysema, cancer, rheumatism, hypertension, heart disease, genitourinary infections, and mental or nervous diseases. Factors such as lifestyle, lack of exercise, diet, smoking, alcohol abuse, stress, and emotional and economical problems may accelerate the process of aging. However, thanks to medical advances, public health care, and a greater understanding of the aging process, a better life is assured for the elderly today through the relatively new medical specialties known as gerontology and geriatrics.

Gerontology is the scientific study of the phenomenon of old age and the special problems of the elderly. Geriatrics is concerned mainly with the prevention and treatment of diseases of the elderly. Many medical colleges and medical centers today have geriatric and gerontology departments.

# SECCIÓN 21

# GERIATRÍA Y GERONTOLOGÍA

El cuerpo humano va siendo menos eficiente según van pasando los años. Este desgaste no es necesariamente el producto de ninguna enfermedad como signo inequivoco de una vejez que se avecina, sino de los fenómenos que paulatinamente van apareciendo en el organismo y que son mayormente de origen orgánico estructural, molecular y acumulativo, los cuales traen como consecuencia el que las funciones normales del cuerpo se vayan haciendo cada vez más lentas con el decursar del tiempo.

Este deterioro físico comienza más o menos a los 40 o 45 años de edad cuando ya los reflejos acondicionados empiezan a hacerse más lentos, las coyunturas van sintiéndose rígidas y los sentidos del oído y de la vista no son tan sensibles. Según va uno envejeciendo (proceso que se nota más en algunos individuos que en otros pero que generalmente se nota alrededor de los 70) la piel comienza a arrugarse; los huesos pierden su consistencia y se ponen más frágiles; la fuerza muscular al igual que el proceso perceptivo, incluso el razonamiento y la memoria, declinan. El sistema inmunológico va perdiendo su efectividad, haciendo que el organismo sea más susceptible a algunas enfermedades y a estados crónicos y males degenerativos que posiblemente hayan tenido su inicio años atrás, tales como la artritis, el asma, la diabetes, el enfisema, el cáncer, el reumatismo, la hipertensión, las afecciones cardíacas, las infecciones genitourinarias y las enfermedades mentales o nerviosas. Otros factores, tales como el estilo de vida de uno, la falta de ejercicio, la dieta, el fumar, el uso excesivo de bebidas alcohólicas, las tensiones y los problemas tanto emocionales como económicos, tienden a acelerar el proceso del envejecimiento. Sin embargo, gracias a los rápidos avances de la medicina, al cuidado de la salud pública en general, unido al énfasis cada vez mayor que hay en el estudio del proceso del envejecimiento, se ha logrado que la mayoría de personas de edad avanzada tengan la oportunidad de una vida mejor por dos especialidades médicas relativamente nuevas, que son la gerontología y la geriatría.

La gerontología es el estudio científico de los fenómenos de la vejez y de los problemas que afectan a las personas de edad avanzada. La geriatría tiene que ver mayormente con la prevención y el tratamiento de los males de la vejez. Muchas facultades de medicina en las universidades y muchos centros médicos cuentan hoy en día con sendos departamentos de Geriatría y de Gerontología.

# COMMON TERMS USED IN GERIATRICS AND GERONTOLOGY

1. ***ag*ing**: process of growing old, most noticeable with the wrinkling and sagging of the skin, the partial or complete loss of hair, the remaining hair becoming gray, as well as other physical changes.

2. ***asth*ma**: paroxysmal, often allergic, respiratory disorder characterized by wheezing, difficulty in expiration (breathing out), and a feeling of tightness in the chest.

3. ***cog*nitive *pro*cess**: act or process of knowing, of having perception and memory; the ability to think and to recognize.

4. **disa*bil*ity**: physical defect or disorder resulting in the lack of physical and/or mental ability.

5. **diverticu*lo*sis**: presence of abnormal weak areas in the muscular walls of the colon, bulging into small sacs or pouches.

6. ***el*derly or *a*ged *peo*ple**: persons between middle and old age.

7. **emph*ys*ema**: distention or rupture of the elastic tissues or air sacs of the lungs, interfering with expiration and accompanied by cough.

8. **hi*a*tal or diaphrag*ma*tic *her*nia**: bulging upwards of the stomach into the chest through the gap (hiatus) in the diaphragm for the esophagus to pass through. It produces heartburn and sometimes severe pain in the breastbone area, especially after meals, when stooping, or when lying down.

9. ***Med*icare, *Med*icaid**: Medicare is a government program of hospitalization insurance and voluntary low-cost medical care for persons 65 years of age or over. Medicaid is a government program financed by federal, state, and local funds to provide hospital and medical insurance for persons of all ages with certain income limits.

10. ***nurs*ing or conva*les*cent home**: private place equipped to care for the aged or infirm.

11. **old age**: the last period of human life, generally considered to be the years after 65.

# TÉRMINOS COMUNES EN GERIATRÍA Y GERONTOLOGÍA

1. **envejec*imien*to**: proceso de ponerse viejo, el cual se acentúa al aparecer las arrugas y flaccidez en la piel, la caída parcial o total del pelo, poniéndose canoso y otros cambios orgánicos.

2. ***as*ma**: afección paroxismal respiratoria, frecuentemente de origen alérgico, que se caracteriza por la dificultad al expeler el aire, acompañada de un sonido sibilante y de apretazón en el pecho.

3. **Pro*c*eso cognosci*ti*vo**: acto o proceso mental de poder reconocer, enjuiciar y reflexionar inteligentemente; la facultad de pensar y de razonar.

4. **incapaci*dad***: defecto físico o afección que trae como consecuencia algún impedimento físico o mental.

5. **diverticu*lo*sis**: anormalidad existente en ciertas partes debilitadas de las paredes del colon, las cuales se dilatan formando pequeñas bolsas o sacos.

6. **pers*o*nas de e*dad***: las comprendidas entre las de edad mediana y la vejez.

7. **enfi*se*ma**: distención o ruptura de los tejidos elásticos o de los alvéolos pulmonares, que impide exhalar el aire; va acompañada de tos.

8. ***her*nia hia*tal* o diafrag*má*tica**: aglobamiento del estómago, desplazándose hacia arriba e internándose en el pecho a través de la apertura en el diafragma para el pase del esófago. Produce acedía, y a veces fuerte dolor en el área del esternón, particularmente después de comer, al agacharse o al estar acostado.

9. ***Me*dicare, *Me*dicaid**: El Medicare es un programa del gobierno federal que les proporciona a las personas de 65 años en adelante un seguro de hospitalización y de atención médica voluntaria, a un costo bajo. El Medicaid es un programa financiado por el gobierno federal, el estatal y el de la localidad para proporcionarles un seguro de hospitalización y médico a las personas de cualquier edad de ingresos por debajo del límite establecido.

10. **ho*gar* para an*cia*nos**: lugar privado que está equipado para dar la atención médica requerida a personas de edad avanzada o muy enfermas.

11. **ve*j*ez**: la última fase de la vida, generalmente después de los 65 años de edad.

12. **osteoar*thri*tis or osteoar*thro*sis**: chronic disorder involving degenerative changes in the joints, occurring mostly with advancing years, in middle-aged and elderly people. It is the most common kind of arthritis, seldom crippling the person.

13. **osteoporosis**: abnormal loss of bony tissue, causing increased porosity and possible fracture of bones, accompanied by back pain and loss of stature.

14. ***P*arkinson's dis*ease***: neurological disorder characterized by slowly spreading tremors, especially of fingers and hands; stiffness of muscles, including those of the face, giving a masklike appearance; and slowness of movements and speech. It occurs in men more often than in women, particularly after the age of 60.

15. ***rec*tal *pol*yp**: projecting growth in the rectum that could develop into a tumor.

16. **sen*il*ity**: characteristic state of old age, referring especially to a decline of the mental faculties.

17. **vari*cos*ity**: abnormal dilation, lengthening, and twisting of a vein, particularly in the lower leg, when there is too much pressure from the blood that is returning to the heart.

## RELATED TOPIC

Retirement age today is generally 65, when Medicare and other retirement systems start. However, the specific time when senility or old age begins is sometimes difficult to pinpoint, especially when the elderly in our modern industrial society live longer than the previous generations, with improved status, better living conditions, and facilities for medical and diagnostic care. Today, many people 75 years old and older are still very active mentally and physically; however, others in their 60s may be quite senile, due mainly to serious organic and/or mental problems.

Some of the more common health problems of the elderly, besides those mentioned previously, are: (1) gastrointestinal, such as constipation, diarrhea and fecal incontinence, colitis, hiatal hernia, rectal polyps, and diverticulosis; (2) cardiovascular, such as arrhythmia, embolisms, varicose veins, angina, and aneurysms; (3) genitourinary, such as prostatic hypertrophy, incontinence, and renal insufficiency; (4) respiratory, such as pneumonia, asthma, and tuberculosis; (5) musculoskeletal, such as fractures, osteoarthritis, and osteoporosis; and (6) nervous system, such as Alzheimer's disease, Parkinson's disease, dementia, and partial or complete loss of memory.

12. **osteoar*tr*itis o osteoar*tr*osis**: afección crónica que produce cambios degenerativos en las coyunturas, y que aparece mayormente según van entrando en años las personas, es decir, entre las de edad madura y la vejez. Es la forma más frecuente de artritis, y raras veces degenera en invalidez.

13. **osteopo*ro*sis**: perdida anormal de tejido óseo con la consiguiente porosidad y posible fractura de huesos; va generalmente acompañada de dolor de espalda y de pérdida de estatura.

14. **mal de *Pa*rkinson**: desequilibrio neurológico que se caracteriza por temblores que poco a poco se van generalizando, particularmente en los dedos y las manos; también trae consigo cierta rigidez muscular incluyendo los músculos faciales, notándose una falta de expresión; y lentitud en los movimientos y en el habla. Es más frecuente en el hombre que en la mujer, especialmente después de los 60 años de edad.

15. ***pó*lipo rec*tal***: protuberancia que se va desarrollando en el recto, la cual puede convertirse en tumor.

16. **senili*dad* o senes*cen*cia**: estado característico de vejez que consiste en la perdida paulatina de las facultades mentales.

17. **inflama*ción* de las *vá*rices**: dilatación anormal de las venas, particularmente en las piernas, debido a la gran presión ejercida por la sangre que va de regreso al corazón.

## TEMA RELACIONADO

La edad para la jubilación hoy día está fijada generalmente a los 65, que es cuando comienzan a recibirse los beneficios de Medicare y de otros sistemas de jubilación. Sin embargo, no es posible determinar con precisión la edad en que comienza la senescencia o la vejez, y mucho menos hoy en que los individuos de edad avanzada en el medio socioindustrial en que vivimos tienen una vida más larga que los de las generaciones anteriores, pues disfrutan de una condición social mejor, de mejores condiciones de vida y de toda clase de facilidades para su cuidado y atención médica. Muchos de los que hoy tienen 75 años de edad, o más, conservan sus facultades mentales y físicas; hay otros, sin embargo, que a los 60 están bastante seniles, debido a serios problemas orgánicos y/o mentales.

Algunos de los problemas relacionados con la salud de las personas de edad, además de los antes mencionados, son: (1) gastrointestinales, tales como el estreñimiento, diarreas e incontinencia fecal, colitis, hernia hiatal o diafragmática, pólipos en el recto y diverticulosis; (2) cardiovasculares, como la arritmia, embolias, las venas varicosas, angina de pecho y aneurismas; (3) genitourinarios,

Young and middle-aged people should think ahead to their later years and consider following these guidelines for staying healthy: (1) Be physically and mentally active, as well as flexible in daily activities. (2) Don't smoke. (3) Have a sensible daily diet, eating three balanced meals that contain enough essential vitamins and minerals. (4) Watch your weight by doing daily exercise and controlling the intake of fats, both saturated and unsaturated. (5) Use as little salt and sugar as possible. (6) Avoid stress and get enough sleep, no less than seven or eight hours daily.

como hipertrofia prostática, incontinencia e insuficiencia renal; (4) respiratorios, como la pulmonía, el asma y la tuberculosis; (5) musculoesqueletales, como las fracturas, la osteoartritis y la osteoporosis; (6) del sistema nervioso, como el mal de Alzheimer, el de Parkinson, demencia y la pérdida parcial o total de la memoria.

Las jóvenes y las personas de edad madura deberán prepararse para sus años avanzados y tomar en consideración el seguir estas pautas para mantenerse saludables: (1) Tratar de mantenerse activo física y mentalmente y tener cierta flexibilidad en las actividades cotidianas. (2) No fumar. (3) Llevar una dieta diaria razonable, con tres comidas balanceadas que contengan suficientes vitaminas y minerales. (4) Vigilar el peso haciendo ejercicio diario y controlando el uso de las grasas, tanto las saturadas como las no saturadas. (5) Usar la menor cantidad posible de sal y de azúcar. (6) Evitar las tensiones y dormir lo suficiente, no menos de siete u ocho horas al día.

# SECTION 22

# THE SOCIAL DISEASES

## ALCOHOL AND ALCOHOLISM

Alcohol is the general term for a colorless, volatile, and highly flammable liquid used mainly for medical and industrial purposes. It is the product of fermentation or distillation, and generally classified as ethyl (grain and cereal alcohol), methyl (wood alcohol), and denatured alcohol, which is used in many household products. The only alcohol that is suitable for drinking is diluted ethyl alcohol; the other two kinds are very toxic and even lethal when taken internally. Ethyl alcohol is the intoxicating agent of liquor, since it depresses the central nervous system and interferes with the healthy and efficient functioning of the individual when it is taken to excess. Once alcohol is in the bloodstream, it takes time for the body to eliminate it. This process, called metabolism, takes about two hours for each drink. Fermented beverages such as beer and wine are low in alcoholic content, whereas distilled spirits such as whiskey and rum have a high content of alcohol, from 40 to 50 percent by volume.

Alcoholism is a disease whereby the individual has become dependent upon the excessive and continued use of alcohol, to the point of enduring severe physical and psychological disturbances. Alcohol affects the nervous system, impairing vision and mental and muscular reflexes, and causing a temporary loss of memory as the alcohol is absorbed through the lining of the stomach into the liver, kidneys, the blood system, and the brain. Alcohol abuse may have serious effects: impaired intellectual functioning, gastrointestinal problems, cirrhosis of the liver, damage to the heart, pancreatitis, and lack of appetite. It can also be a contributing factor to family problems, accidents, disorderly conduct, and possible criminal offenses.

# SECCIÓN 22

# LOS MALES SOCIALES

## EL ALCOHOL Y ALCOHOLISMO

El alcohol es el término general que se usa para identificar un líquido incoloro, muy volátil y altamente inflamable, el cual se utiliza con fines principalmente médicos e industriales. Es un producto que se obtiene por fermentación o por destilación, y se clasifica como alcohol etílico (obtenido de granos o cereales), el metílico (de madera) y el desnaturalizado, para uso en muchos productos domésticos. El único que se puede usar para consumo humano es el etílico, ya que los otros son muy tóxicos y hasta letales si se ingieren. El alcohol etílico es el agente intoxicante en las bebidas alcohólicas, ya que interfiere con el funcionamiento normal y cabal del individuo al deprimir el sistema nervioso central cuando se ingiere en exceso. Cuando el alcohol haya entrado al torrente sanguíneo tendrá que pasar algún tiempo para que el organismo lo pueda eliminar. Este proceso, llamado metabolismo, requiere más de dos horas por trago para su eliminación. Las bebidas fermentadas como la cerveza y el vino tienen un contenido bajo de alcohol, mientras que las bebidas destiladas como el whisky y el ron tienen un alto contenido de alcohol, de un 40 al 50 por ciento por volumen.

El alcoholismo es una enfermedad por la cual el individuo se ha habituado al uso excesivo y continuado de las bebidas alcohólicas, llegando al punto de sufrir graves problemas físicos y psicológicos. El alcohol afecta el sistema nervioso dañando la vista y los reflejos mentales y musculares y causando la pérdida temporal de la memoria según las paredes del estómago van absorbiendo el alcohol y continúa su curso hacia el hígado, los riñones, el torrente sanguíneo y el cerebro. Al abusar de las bebidas alcohólicas el individuo podrá sufrir circunstancias graves: la falta de correlación mental, problemas gastrointestinales, cirrosis del hígado, lesión al corazón, pancreatitis y falta de apetito. El alcoholismo también puede contribuir a los problemas de familia y causar accidentes y conducta irresponsable, y posiblemente infracciones legales.

# DRUGS

Drugs are chemical or natural substances that may be taken orally, injected, or applied locally for the purpose of diagnosing, preventing, or treating a disease or an abnormal mental or physical condition. Some of the commonly used drug products are: analgesics, which are taken for minor pain relief; antibiotics, to fight infection; sedatives or tranquilizers, to reduce stress and anxiety; vitamins, for organic deficiencies; vaccines, for immunization; anesthetics, to totally or partially deaden sensation to pain; insulin, for diabetes; antihistamines, for relief from allergic conditions; and anticoagulants, to prevent blood clotting.

Some of the drugs mentioned above are habit-forming when taken for a long time or for repeated medical use. The individual then develops a tolerance for them, requiring larger doses, which in turn bring about a series of mental and psychological symptoms if the need for the drug is not satisfied. This situation can lead to the eventual taking of hard drugs, or narcotics, and may also lead to severe addiction, requiring help from a physician or from a drug counseling center.

## Common Harmful Drugs

**Opiates**: These drugs can be obtained from opium or synthetically produced. The better known are opium, morphine, heroin, and codeine. They are either swallowed, smoked, inhaled, or injected. They provide temporary euphoria then drowsiness and stupor. Long-term effects are decreased breathing and heart rate, lack of appetite (leading to malnutrition), tuberculosis, pneumonia, hepatitis, susceptibility to infections, coma, and possibly death from an overdose or when mixed with alcohol.

**Cocaine**: This drug is obtained from the coca leaves, grown mainly in South America, or it is prepared synthetically, then marketed in the form of white powder. When taken intravenously or inhaled, it provides a heightened sensation of euphoria and extreme excitation by stimulating the central nervous system. It also produces hallucinations and high blood pressure. Long-term effects are increased heart rate, tremors, cardiac arrest, and death by overdose; it also produces ulcers, sores, and constricted blood vessels in the mucus membrane of the nose when inhaled.

**Crack**: an extremely potent and highly addictive form of cocaine that has been chemically altered into a product that is smoked. When heated, it makes a cracking sound. The inhaled vapors reach the brain in highly concentrated form in a matter of a few seconds with devastating effects.

# LAS DROGAS

Las drogas son productos químicos o naturales que se pueden ingerir, inyectar o aplicar localmente con el fin de diagnosticar, prevenir o tratar alguna enfermedad o condición mental o física anormal. Algunos de estos productos más usados son: los analgésicos, para aliviar pequeños dolores; los antibióticos, para combatir infecciones; los sedantes o tranquilizantes, para controlar las tensiones y la ansiedad; las vitaminas, para las insuficiencias orgánicas; las vacunas, para la inmunización; los anestésicos, para el control total o parcial del dolor; la insulina, para la diabetes; los antihistamínicos, para aliviar estados alérgicos; y los anticoagulantes, para evitar que la sangre se coagule.

Algunas de las drogas antes mencionadas tienden a crear, o a hacerse, un hábito cuando se toman por largo tiempo o cuando su uso se repite frecuentemente. El individuo entonces requiere cada vez mayores dosis, lo cual trae como consecuencia una serie de síntomas tanto mentales como psicólogicos si no se satisfacen sus deseos. Esta situación conlleva a las personas a usar drogas cada vez más fuertes, convirtiéndose en toxicómanos, en cuyo caso requieren la ayuda inmediata de un médico o de un centro especial para su curación.

## Drogas comunes y dañinas

**Opiatos**: Estas drogas se derivan del opio y también se producen sintéticamente. Los opiatos más conocidos son la morfina, la codeína y la heroína. Se pueden ingerir, fumar, inhalar o inyectar. Producen un estado temporal de euforia que luego se convierte en un decaimiento general y letargo. Los efectos a largo plazo son respiración y pulso lentos, falta de apetito (con la consabida desnutrición), tuberculosis, pulmonía, hepatitis, gran propensión a las infecciones, el coma y la muerte, si se ingieren cantidades excesivas o se mezclan con bebidas alcohólicas.

**Cocaína**: Esta droga se obtiene de las hojas de la coca cultivada principalmente en Sudamérica, o que se prepara también sintéticamente, luego se vende en forma de un polvo blanco. Al inyectar en el torrente sanguíneo o inhalarse, produce una gran sensación de euforia y de gran excitación al estimularse el sistema nervioso central. También produce alucinaciones e hipertensión. Los efectos a largo plazo son el aumento del ritmo cardíaco (el pulso), temblores, paro cardíaco y posible muerte por sobredosis; también produce llagas, úlceras y constricción de la mucosa nasal cuando se inhala.

**El "Crack"**: Es una forma de cocaína que ha sido alterada químicamente, convirtiéndola en un producto mucho más potente, y con un efecto adictivo muy superior. Es una substancia para ser fumada o inhalada. Al calentarse produce un ruido peculiar. El vapor que se inhala llega al cerebro en forma muy concentrada en muy pocos segundos con un efecto devastador.

**Marijuana**: This drug is obtained from a hemp plant (Cannabis sativa), which grows wild in different parts of the world. It may be inhaled, ingested, or smoked and takes several days or even weeks to be eliminated by the body. It produces a temporary relaxation of mind and body, bringing about mood changes and erratic behavior, hallucinations, excitability, and loss of coordination and performance. Long-term effects are damage to the brain, heart, lungs, and reproductive system, as well as a lack of motivation.

**Hallucinogens**: These drugs excite the central nervous system, producing false and fantastic perceptions and other psychic effects, or possibly severe mental illness. LSD, or lysergic acid diethylamide, is a synthetic product with psychedelic effects. It is ingested and in some cases it is even injected, producing hallucinations, terrifying images which can bring about a state of mental illness and confusion. Coordination is also impaired. Long-term effects are erratic behavior, psychosis, paranoia, high blood pressure, and increased pulse and heart rate. Other psychedelic drugs are peyote and mescaline.

**Volatile Substances or Inhalants**: These drugs are the inhaled vapors of chemicals such as glue, cleaning and lighter fluids, paint thinners, and nail polish removers. They produce delirium, hallucinations, disorientation, stupor, slurred speech, and sometimes unconsciousness. Long-term effects are damage to the brain, heart, liver, kidneys, and bone marrow, and suffocation.

**Barbiturates or Sedatives**: These depressants are obtained synthetically in the form of pills or powder, such as phenobarbital, Pentothal, Nembutal, and Seconal, all of which are very habit-forming. They produce extreme drowsiness, stupor, lethargy, and slurred speech. Long-term effects are double vision, loss of memory, disruption of normal sleep, and possible death from overdose or if taken with alcoholic drinks.

**Amphetamines or Stimulants**: These drugs are used to fight sleepiness, fatigue, and depression by increasing body activity. They speed up the physical and mental processes, resulting in extreme energy and unusual excitement and talkativeness. Long-term effects are paranoia, violent behavior, and possibly death from an overdose.

**Marihuana**: Esta droga se obtiene de una planta conocida con el nombre de "Cannabis sativa," la cual crece silvestre en distintas partes del mundo. Se puede inhalar, ingerir o fumar, y no se elimina rápidamente del organismo, ya que tarda varios días y aún semanas. Produce un relajamiento temporal tanto mental como físico, así como también cambios en la personalidad del individuo con una conducta errática, alucinaciones, nerviosismo y falta de coordinación y cumplimiento. Los efectos a largo plazo son lesión al cerebro, al corazón, a los pulmones y al sistema reproductivo; también produce falta de motivación.

**Alucinógenos**: Estas drogas excitan el sistema nervioso central ocasionando múltiples efectos psíquicos, entre ellos ideas falsas y fantásticas, y posiblemente un desequilibrio mental de graves consecuencias. El LSD, o ácido lisergico, es un producto sintético que produce desviaciones mentales ya que afecta a la mente en general. Se ingiere o en algunos casos se inyecta, produciendo alucinaciones, visiones fantasmagóricas que traen consigo un estado de confusión y de desequilibrio mental. Sus efectos a largo plazo son conducta errática, psicosis, paranoia, hipertensión y aceleramiento del pulso. Otras drogas alucinógenas son el peyote y la mescalina.

**Substancias Volátiles**: Estas drogas salen de diversos productos químicos y se inhalan, tales como pegamentos, líquidos para quitar las manchas de la ropa y para las fosforeras, los disolventes de pintura y la acetona quita-esmalte. Producen efectos mentales, alucinaciones, desconcierto, estupor, pronunciación indistinta y a veces la pérdida del conocimiento. Sus efectos a largo plazo son lesión al cerebro, al corazón, al higado, a los riñones y a la médula ósea, y asfixia.

**Barbitúricos o Sedantes**: Éstas son drogas que deprimen y se fabrican sintéticamente en forma de pastillas o polvo. Se les conoce generalmente por los nombres de fenobarbital, Pentotal, Nembutal y Seconal, todos los cuales tienden a formar hábito. Producen un gran sueño, estupor, letargo y pronunciación indistinta. Sus efectos a largo plazo son visión doble, pérdida de la memoria y del sueño, produciendo posiblemente la muerte si se ingieren dosis excesivas o si se mezclan con bebidas alcohólicas.

**Anfetaminas o Estimulantes**: Estas drogas se usan para contrarrestar el sueño, la fatiga y la depresión, aumentando la actividad orgánica. Aceleran el proceso tanto físico como mental, proporcionando un exceso de energía, de excitación nerviosa y de locuacidad. Los efectos a largo plazo son paranoia, estado de violencia y posiblemente la muerte si se ingiere una dosis excesiva.

# AIDS (ACQUIRED IMMUNE DEFICIENCY SYNDROME)

AIDS is the acronym used to refer to the lethal disease Acquired Immune Deficiency Syndrome. The disease was discovered in equatorial Africa in 1959, but the first confirmed cases of AIDS in the United States were not reported until two decades later, in 1981. The disease is caused by the extremely complex Human Immunodeficiency Virus (HIV), a retrovirus with a long and unpredictable incubation period that may last several years from the point of contamination to the clinical illness phase of the disease. AIDS can affect people at any age, and there are no racial or sexual predispositions. There is no curative treatment for the disease, nor has a vaccine been found to prevent its spread.

HIV is transmitted via bodily fluids such as semen, vaginal secretions, and blood. The exchange of such fluids results from sexual intercourse with an infected partner, sharing of syringes with contaminated needles among intravenous drug users, infusion with contaminated blood products, and needle-stick injuries among health care workers. HIV begins to weaken the effectiveness of certain crucial cells in the body's immunological system, such as T-4 lymphocytes, macrophagocytes, and certain brain cells, making them highly vulnerable to opportunistic infections and other diseases. The infected person shows no signs or symptoms of illness initially. The disease is often diagnosed at a later stage, after certain symptoms have developed. These symptoms include: extreme fatigue, chills, night sweats, difficulty breathing, swollen lymph nodes in the neck, groin, and armpits, unexplained weight loss, skin infections, recurring pneumonia, herpes simplex infections, salmonellosis, and diarrhea. Another important sign is a sharp reduction in the level of CD+4, the principal cell of the immune system, to 200 per cubic millimeter. This is one-fifth of the level in a healthy person.

Treatment of some of these early symptoms of AIDS with antibiotics, antiviral and cancer drugs, and radiation therapy has some palliative effect. However, in its final and most severe stage, AIDS may be characterized by *Pneumocystis carinii* pneumonia, Kaposi's sarcoma, lymphoma of the brain, lymphoid tumors, neurological disorders, invasive cervical cancer, and various mycobacterial infections that precede a long and agonizing death.

# EL SIDA (SÍNDROME DE LA INMUNODEFICIENCIA ADQUIRIDA)

El SIDA son las siglas que se usan para referirse a la mortal enfermedad conocida con el nombre del Síndrome de la Inmunodeficiencia Adquirida, enfermedad que se descubrió en al Africa ecuatorial en 1959, aunque los primeros casos confirmados del SIDA en los Estados Unidos no se reportaron hasta dos décadas más tarde, en 1981. Este mal es causado por el virus extremadamente complejo de la Inmunodeficiencia Humana (VIH) un retrovirus con un largo e indefinido período de incubación que puede llegar a extendersepor varios años, desde el inicio del contagio hasta la fase que requiere el tratamiento clínico del mal. El SIDA puede afectar a indivíduos de cualquier edad, sin distinción de raza o sexo de la persona. No existe aún tratamiento alguno para su curación, ni tampoco se ha podido encontrar ninguna vacuna para evitar que se propague.

El virus VIH se transmite a través de los fluídos o líquidos del cuerpo, tales como el semen, las secreciones vaginales, y la sangre. El intercambio ocurre al tener relaciones sexuales con una persona infestada; al intercambio entre los drogadictos de jeringuillas con agujas contaminadas; con la infusión de productos sanguíneos contaminados; así como al pincharse accidentalmente con una aguja hipodérmica infestada, hecho este algo frecuente entre aquellos que trabajan en los centros para el cuidado de la salud. El virus VIH comienza debilitando la efectividadde ciertas células cruciales en el sistema inmunológico del cuerpo, tales como los linfocitos del tipo T-4, los macrofagocitos, y ciertas células cerebrales, haciéndolas extremadamente vulnerables a las infecciones llamadas oportunistas, así como otras enfermedades. La persona infestada no muestra señales o síntomas de enfermedad alguna al principio, ya que el mal no se puede diagnosticar generalmente hasta mucho después del contacto inicial una vez que se vayan presentando ciertos síntomas específicos del mal, los cuales incluyen: estados extremos de fatiga o cansancio, escalofríos, sudores nocturnos, dificultad al respirar, inflamación de los nódulos linfáticos del cuello, los del área inguinal y de las axilas, así como una pérdida inexplicable de peso, infecciones cutáneas, pneumonía persistente, herpes simplex, salmonelosis y diarrea. Otra señal sintomática importante es una baja significante en el nivel del CD+4, la principal célula del sistema inmunológico, a 200 por milímetro cúbico, lo qual equivale a una quinta parte del nivel total de una persona saludable.

El tratamiento de algunos de los síntomas iniciales del SIDA con antibióticos, drogas antivirales y anticancerosas, así como con radiaciones, tiene tan solo un efecto paliativo. Sin embargo, en la fase final y más severa, el SIDA puede caracterizarse por la presencia de la pneumonía *Pneumocistis carinii*, el sarcoma de Kaposi, el linfoma cerebral, tumores linfoides, desórdenes neurológicos, cancer cervical invasivo, y una variedad de infecciones micobacterianas que suelen preceder a una muerte lenta y penosa.

To date, more than 150,000 Americans have died from AIDS, and according to the Centers for Disease Control (CDC) in Atlanta, Georgia, more than 250,000 cases of AIDS have been reported in the United States since 1981. CDC also estimated that more than 47,000 new cases of AIDS were reported in the U.S. in 1992. The World Health Organization (WHO) in Geneva, Switzerland, estimates that by the turn of the century, nearly 40 million people will be infected with HIV worldwide.

Among the most common tests for the detection of the HIV antibodies is the enzyme-linked immunosorbent assay (ELISA), a screening test used after a suspected initial exposure to the virus. This test is relatively inexpensive but not 100 percent accurate, as it has the possibility for false positive results. The Western Blot test is a more expensive and reliable test used to confirm the presence of HIV antibodies after a positive ELISA screening test. The Direct or HIV Culture test is used to detect faulty DNA (deoxyribonucleic acid) and RNA (ribonucleic acid) molecules that are responsible for the immunosuppression information transmitted to the T-lymphocytes.

At one time, it was thought that AIDS was a disease restricted to homosexual men, bisexuals, and intravenous drug users. Although people in these groups remain at highest risk for contracting HIV, it is now commonly acknowledged that anyone can become infected with this virus. High-risk activities include unprotected sexual activity with multiple partners of any gender, but particularly with homosexual or bisexual men, and sharing of syringes with contaminated needles among intravenous drug users of any gender or sexual orientation. Also, needles used for tattooing, acupuncture, and ear piercing can be sources of HIV infection if they are not properly sterilized. Children born to HIV-infected mothers also may contract the disease, and health care workers and lab technicians who work with AIDS patients and/or contaminated blood products are susceptible to needle-stick injuries that could expose them to the virus. All such workers should adhere strictly to the infection control precautions and the sharp instrument disposal guidelines that are currently in effect.

Hasta esta fecha, más de 150,000 norteamericanos han muerto víctimas del SIDA, y los Centros para el Control y Prevención de Enfermedades (CDC) en Atlanta, Georgia, informa que más de 250,000 casos del SIDA se han reportado en los Estados Unidos desde 1981. El CDC también ha dado a conocer que más de 47,000 casos nuevos del sida se han reportado en este país en el año del 1992. La Organización Mundial de la Salud (OMS) en Ginebra, Suiza, estima que para principios del próximo siglo habrá cerca de 40 millones de personas en todo el mundo infestadas con el virus VIH.

Entre las pruebas más en uso para detectar los anticuerpos del VIH esta la llamada ELISA, que son las siglas en inglés del "enzyme-linked immunosorbent assay," una prueba investigadora que se hace en casos de sospecharse que ha habido una exposición inicial al virus. Esta prueba es de un costo relativmente bajo pero no es cien por ciento exacta o confiable, y existe la posibilidad de que arroje resultados positivos falsos. La prueba "Western Blot" aunque más costosa es más confiable para confirmar si verdaderamente existe la presencia de los anticuerpos del VIH después de haber tenido un resultado positivo en la prueba ELISA. La prueba Directa, o prueba del Cultivo del VIH, se usa para determinar o detectar si las moléculas del ADN (ácido deoxiribonucléico) y las del ARN (ácido ribonucléico) han sido afectadas, las cuales en cuyo caso son las que transmiten la información del estado de inmunosupresión a los linfocitos del tipo T.

Antes había la impresión, u opinión, de que el SIDA era un mal exclusivo de los varones homosexuales, de los bisexuales, y de los adictos a las drogas por la vía intravenosa. Aunque las personas en estos grupos son las que verdaderamente corren el mayor riesgo de contraer el virus VIH, hoy en día ya se reconoce que cualquier persona puede estar expuesta a contraer dicho virus. Las actividades que conllevan el mayor riesgo son la actividad sexual sin ninguna protección por aquellas personas sexualmente promíscuas con mucho individuos de cualquier género, pero en particular con varones homosexuales y los bisexuales, y el intercambio de jeringuillas con agujas contaminadas entre los drogadictos, sin distinción de género u orientación sexual. También las agujas usadas para tatuajes, para la acupuntura, así como para perforar las orejas, pueden ser fuente de infección del virus VIH si no han sido esterilizadas adecuadamente. Los niños que nacen de madres infestadas con el virus VIH pueden también contraer ese mal, al igual que los que trabajan en lugares para el cuidado de la salud, y los técnicos de laboratorio que trabajan con pacientes del SIDA, y/o con productos de sangre contaminados, ya que pueden inadvertidamente darse un pinchazo y exponerse a contraer el virus. Todas estas personas deben regirse estrictamente por las reglas para el control de las infecciones, y por las regulaciones vigentes al deschar los instrumentos pérforo-cortantes.

Preventing the spread of HIV and AIDS is primarily a matter of educating people as to how to limit their exposure to infection. This includes promoting safer sex procedures such as using condoms, preferably in conjunction with a spermicidal jelly or foam as extra protection against the virus. Again, sexual contact with partners who may be at high risk for having the virus should be restricted. Avoid sharing razors or other sharp instruments that could become contaminated with blood.

It is important to note that a person with HIV or AIDS does not pose any danger of infection to those around him or her at home, work, school, or other public places as long as there is no exchange of bodily fluids. There is currently no scientific evidence demonstrating that HIV can be transmitted by casual contact such as shaking hands, embracing, regular kissing, sharing eating or drinking utensils, using public toilet facilities, swimming in public pools, sharing a bed with an HIV-positive person, or by mosquitos. Nor is there any evidence to demonstrate that the virus can be transmitted in perspiration, breast milk, urine, tears, or saliva, unless any of these secretions contain blood.

## COMMON TERMS USED IN SOCIAL DISEASES

1. **anal*g*esic**: drug that reduces sensitivity to pain.

2. ***an*tibodies**: protein substances produced by the body's immune system to neutralize or destroy the sources of infectious disease in response to the presence of specific antigens against viral or other germ infections.

3. **anti*his*tamine**: substance used in treating allergic conditions, colds, and hypersensitive reactions.

4. **bar*bi*turate**: drug that depresses brain and spinal activity.

5. **bis*ex*ual**: person who is sexually attracted to both sexes.

6. ***burn*out**: term used by drug addicts to describe the effect of prolonged use of a substance, making the person dull, slow-moving, and inattentive.

El tratar de prevenir la propagacion del SIDA y del virus VIH es más bien una cuestión de educar a la gente para que traten de eliminar los riesgos de infección a que se exponen. Esto incluye el promover la práctica de tener relaciones sexuales más seguras, o con menos riesgo, usando condones, preferiblemente con un agente espermaticida como protección adicional contra el virus. Debe de evitarse también el tener contacto sexual con compañeros que tengan un alto riesgo de tener el virus. Evítese también el usar navajas de afeitar, u otros instrumentos afilados, que pueden estar contaminados con sangre.

Es importante el observar, o saber, que cualquier persona con el virus VIH, o con el SIDA, no ofrece peligro alguno de infección a las personas que estén a su alrededor, tanto en la casa como en el trabajo, en la escuela, o en otros lugares públicos, siempre y cuando no haya contacto alguno con los fluídos del cuerpo humano que lo transmiten. Hasta el presente no hay evidencia alguna, desde el punto de vista científico, que indique que el virus VIH se transmita por el contacto casual en situaciones tales como darse o estrecharse la mano, abrazarse, besarse en las mejillas, el usar los mismos utensilios para beber o para comer, el usar los inodoros o las piscinas públicas, el acostarse en la cama de una persona que tenga el virus VIH positivo. Tampoco se transmite por las picadas de los mosquitos, así como tampoco hay evidencia alguna de que dicho virus se transmita por el sudor, la leche materna, el orine, las lágrimas, o la saliva, al menos que estas secreciones contengan sangre infestada.

## TÉRMINOS COMUNES EN LOS MALES SOCIALES

1. **anal*gé*sico**: medicina para aliviar la sensibilidad al dolor.

2. **anti*cuer*pos**: son substancias proteínicas producidas por el sistema inmunológico del organismo para neutralizar o destruir las fuentes u origen de las enfermedades infecciosas al responder a la presencia de los antígenos específicos para contrarrestar las infecciones.

3. **antihista*mí*nico**: cierta substancia que se usa para el tratamiento de condiciones alérgicas, catarro y reacciones hipersensitivas.

4. **barbi*tú*ricos**: drogas que reducen la actividad sensibilizadora del cerebro y de la médula espinal.

5. **bise*xual***: personal que tiene la atracción por los dos sexos.

6. **tos*t*ado o que*m*ado**: término usado entre los toxicómanos para describir el efecto que produce el uso prolongado de la droga, llegando a hacer al individuo denso, lento y distraído.

## The Social Diseases

7. **cir*rho*sis**: failure of the liver cells to renew themselves normally as they wear out, being gradually replaced by scar tissue instead, thereby impeding circulation.

8. **dele*ter*ious**: harmful, injurious to health.

9. **de*li*rium**: usually brief and temporary disorder of the mental faculties, with confused speech, hallucinations, and incoherence.

10. **de*pen*dence**: urgent need of the body for a drug to which the person is addicted, thus making it difficult to stop taking the drug.

11. **de*pres*sant, *sed*ative, bar*bit*urate**: drugs that decrease or slow up the functioning or activity of a part of the body, producing sleepiness and loss of sensation.

12. **drug ad*dic*tion**: an overwhelming desire to continue taking a drug, becoming physiologically dependent on it.

13. **eu*phor*ia**: extreme sense of well-being.

14. ***het*erosexual**: person who is sexually attracted to the opposite sex.

15. ***ho*mosexual**: person who is sexually attracted to the same sex.

16. **im*mune* system**: the body's natural defense against infection by harmful, disease-causing bacteria, viruses, fungi, and other parasitic organisms, as well as against pollutants in the environment.

17. **Ka*po*si's sar*co*ma**: a rather rare malignancy before the discovery of AIDS. It is a tumor of the walls of the small blood vessels and may also occur internally in the lymph nodes and in organ viscera. Its early manifestation appears in the skin as bluish and purplish spots on the upper and lower limbs.

18. ***le*thal**: causing death.

19. ***lymph*ocytes**: white blood cells, or leukocytes, found in lymphoid tissue and helpful in the fight against infection. There are two main types: B-cell, and T-killer or helper cells. The former produce antibodies that react when a microbe invades the system, while the T-cells attack and destroy the abnormal body cells that have been infected.

Los males sociales

7. **ci**rro**sis**: deficiencia de las células biliares al no poderse renovar normalmente, siendo entonces reemplazadas por tejidos fibrosos, los cuales impiden la circulación.

8. **dele*té*reo**: dañino, perjudicial o malo para la salud.

9. **de*li*rio**: desajuste de las facultades mentales, generalmente de corta duración, con lenguaje confuso, alucinaciones y falta de coherencia.

10. ***sín*drome de depen*den*cia**: necesidad perentoria por parte del organismo de hacer uso de la droga a la que esté adicto, dificultándosele así cada vez más la posibilidad de dejarla.

11. **cal*man*te, se*dan*te, barbi*tú*rico**: drogas que hacen más lentas las actividades normales del cuerpo, trayendo consigo gran somnolencia y pérdida de sensibilidad.

12. **toxicoma*nía***: el deseo incontrolable de hacer uso de la droga una vez que se habituado a ella.

13. **eu*fo*ria**: intensa sensación de sentirse bien.

14. **heterose*xual***: persona que tiene la atracción por el sexo opuesto.

15. **homose*xual***: persona que tiene la atracción por el mismo sexo.

16. **sis*te*ma inmuno*ló*gico**: es la defensa natural del organismo contra las infecciones causadas por bacterias, viruses, hongos, y otros organismos parasitarios, así como tambien contra la contaminación ambiental.

17. **sar*co*ma de Ka*po*si**: un mal más bien raro antes de descubrirse el SIDA. Es un tipo de tumor de las paredes de los vasos sanguíneos pequeños. Puede presentarse también en el interior en los nódulos linfáticos y en las vísceras. Se manifiesta inicialmente en la piel con manchas rojizas y/o azulosas en las extremidades superiores e inferiores.

18. **le*t*al**: que ocasiona o causa la muerte.

19. **linfo*ci*tos**: son glóbulos blancos, o leucocitos, presentes en las células linfáticas, los cuales contribuyen a rechazar las infecciones. Hay dos tipos principales: células B, y células T. Las primeras producen anticuerpos, los cuales responden a la presencia de algún organismo invasor, y las células T atacan y devoran las células anormales que hayan sido afectadas.

# The Social Diseases

20. **narco*tic***: drug derived from opium that produces changes in mood and mind, resulting in possible addiction.

21. **opportu*nis*tic in*fec*tion**: although uncommon and usually not fatal, it becomes serious and lethal to an individual who is unable to fend it off, due to an immunodeficient condition.

22. **para*no*ia**: mental abnormality that produces a delusion of persecution, suspiciousness, and hostility.

23. **per*mis*siveness**: habitually tolerating a type of behavior that a great majority would disapprove or forbid.

24. ***phag*ocytes**: leukocytic scavenger cells that are part of the defense system against foreign invading organisms, surrounding, ingesting, and destroying them along with dead tissue and cells.

25. **pneumo*cys*tis ca*ri*nii pneu*mo*nia**: a lung infection, the most common of opportunistic infections in people with AIDS. It is caused by a microorganism that is common in the environment and normally destroyed in people with a healthy immune system, but not by those people with impaired immunity to infections, in whom the infection has a fatal outcome.

26. **psyche*delic***: mental state with false perceptions and hallucinations.

27. *so*cial dis*ease*: one that tends to deteriorate and demoralize the individual and his relations with his fellow beings in a community.

28. *ster*oids: fat-soluble organic compounds related to the sterols, such as the sex hormones, bile acids, vitamin D, and adrenal hormones, most of which have a specific physiological action.

29. *syn*drome: susceptibility to a collection of illnesses caused by viruses, fungi, bacteria, etc.

30. **ve*ne*real dis*ease***: infection transmitted by sexual contact, such as syphilis and gonorrhea, both of which have reached epidemic proportions in some areas of the world.

20. **nar*có*tico**: droga derivada del opio que produce cambios temperamentales y mentales, resultando posiblemente en la adicción.

21. **infec*ción* oportu*nis*ta**: aunque poco frecuente normalmente y sin consecuencias fatales a veces, se convierte en enfermedad grave y letal ya que el individuo no tiene los medios físicos para hacerle frente por motivo de su inmunodeficiencia.

22. **para*noi*a**: abnormalidad mental que produce un delirio de persecución, sospecha y hostilidad.

23. **permisi*vis*mo mo*ral***: forma habitual con que se permite cierto tipo de conducta que otras personas no aprobarían.

24. **fago*ci*tos**: un tipo de leukocitos rastreadores que son parte del sistema de defensa del organismo contra las bacterias y otros elementos foráneos, rodeando, destruyendo, e ingiriendo los microorganismos dañinos, así como las células y tejidos necrosos.

25. **pneumo*ní*a pneumo*cis*tis ca*ri*nii**: un tipo de infección pulmonar que es la más común de las infecciones oportunistas que se observan entre los pacientes del SIDA. Es causada por un microorganismo que es común y que está latente en al ambiente pero no afecta a las personas que no tengan problemas inmunológicos, pero sin embargo sí afecta a aquellas propensas a contraer cualquier infección, en cuyo caso es de fatales consecuencias.

26. **psico*dé*lico**: estado de excitación mental que produce percepciones falsas o alteraciones.

27. **mal so*cial***: el que tiende a deteriorar y desmoralizar al indivíduo y sus relaciones con los integrantes de la comunidad donde vive.

28. **este*roi*de**: compuesto orgánico soluble en grasa, de la familia de los esteroles, tales como las hormonas sexuales, los ácidos biliares, la vitamina D, y las hormonas adrenales, la mayoría de las cuales desempeñan una función orgánica determinada.

29. **síndrome**: propensión a un número de enfermedades causadas por los virus, los hongos, o por las bacterias.

30. **enferme*dad* ven*ér*ea**: infección que se trasmite por contacto sexual, tal como la sífilis y la gonorrea, las cuales han llegado a alcanzar proporciones epidímicas en algunas partes del mundo.

# SECTION 23

# GENETICS

Genetics, of utmost importance today in modern medicine, is the science that studies the heredity process in all forms of life, as transmitted through an ultramicroscopic molecular code stored in the nucleus, or control center, of certain body cells known as chromosomes. It is this molecular code that stores the chemical messages, or specific genetic information, for the transmission of the characteristics of one species to the succeeding generations.

Genetics, as a science, was born at the onset of the 20th century when the principles of heredity discovered in 1865 by the Austrian monk, Mendel, were rediscovered in 1902, after being ignored for over three decades. Mendel's theories were not given full recognition until the mid-1950's with the discovery of nucleic acid, the thread-like chemical in the cells, known today as deoxyribonucleic acid, DNA for short, the genetic material found only in the nucleus of certain cells. Together with the ribonucleic acid (RNA) found in the nucleus as well as in the cytoplasm of cells, both play fundamental roles in the transmission of the hereditary traits of any species. Today we know that DNA is the one and only acid storing the genetic code with the specific hereditary information, which is copied into a single-stranded molecule called the RNA, that acts as the messenger that carries the genetic code.

A geneticist is familiar with one of the following branches of human genetics:

**Medical or Clinical Genetics**: The study, treatment, and prevention of certain hereditary disorders caused by faults in the genetic material or congenital defects. These defects are transmitted from one generation to the next, some appearing at the time of birth while others appear some years later. There are genetic anomalies in persons with normal genes, but because of factors such as radiation, ultraviolet rays, chemical substances, viruses etc., certain genetic alterations take place that may be transmitted from one generation to the next. Some of the disorders mentioned previously are hemophilia, daltonism, albinism, diabetes mellitus, epilepsy, muscular dystrophy, sickle-cell anemia, mongolism, dwarfism, obesity, hypertension, cancer of the breast and of the colon, malignant melanomas, and some infectious diseases.

# SECCIÓN 23

# GENÉTICA

La genética, de suma importancia hoy día en la medicina moderna, es la ciencia que estudia el proceso hereditario en todas las formas de vida, según se transmite a través de un código molecular ultramicroscópico que está depositado en el núcleo, o centro de control, de ciertas células en el cuerpo llamadas cromosomas. Es este código molecular el que contiene el mensaje químico, o información genética específica para la transmisíon o traspaso de las características de una especie a las generaciones posteriores.

La genética, como ciencia, surgió en los comienzos del siglo veinte, cuando los principios fundamentales de la herencia fueron descubiertos por el monje austríaco Mendel en 1865, y redescubiertos en 1902 después de más de tres décadas de permanecer en el olvido. Las teorías o leyes mendelianas, no fueron verdaderamente aceptadas del todo hasta mediados de los 1950 con el descubrimiento del ácido nucléico, la substancia química en forma de hilo que está presente en las células, y conocida hoy en día con el nombre de ácido desoxirribonucléico, ADN en abreviatura, el material genético que se encuentra solamente en el núcleo de ciertas células. Junto con el ácido ribonucléico, RN en forma abreviada, el cual se encuentra en el núcleo al igual que en el citoplasma celular, ambos desempeñan un papel inportantísmo en la transmisión genética de los cárácteres hereditarios en todas las especies. Hoy sabemos que el ADN es el único tipo de ácido que es el depositario del código genético con la información hereditaria específica, la cual al ser copiada se convierte en una molécula en forma de hilo, llamada el ARN, que actúa como el mensajero que lleva el mensaje genético.

La persona, o profesional especializado en genética se conoce con el nombre de genetista, el cual está especializado en una de las ramas siguientes de la genética humana:

**La Genética Médica, o Clínica**: Se dedica al estudio, tratamiento y prevención de ciertos desórdenes hereditarios a causa de fallos o errores en el material genético heredado, también a causa de defectos congénitos, ambos transmitidos de una generación a la otra, y haciéndose patentes al nacer, mientras que otros aparecen algunos años después de haber nacido el individuo. También están las anomalías genéticas en personas con genes normales, pero que debido a ciertos factores tales como las radiaciones, los rayos ultravioleta, substancias químicas, virus, etc., aparecen algunas alteraciones genéticas que pueden ser luego trans-

Genetics

**Molecular Genetics**: The study of the cellular structure, how it follows precise heredity instructions as stored by DNA, and the changes that sometimes take place.

**Population Genetics**: The study of the recurrence of certain genes in humans according to their ethnic or racial group.

**Medicolegal Genetics**: Associated with forensic medicine, and deals with legal cases of disputed paternity, and criminal cases involving alleged rape or sexual abuse.

## COMMON TERMS USED IN GENETICS

1. *ac*id, de*o*xyri**bonucle*ic* (**DNA**): a kind of nucleic acid having a ribose sugar content which is the genetic material that carries the information pertaining to the individual characteristics of any species in the form of a molecular code found in the nucleus of living cells. It is the constituent of the 23 sets of chromosomes that determine everything from sex, to skin, hair and eye color, as well as other individual body characteristics such as shape of mouth, nose, lips, eyes, etc. DNA performs two important functions: self-reproduction, and the storage of all the genetic information of the individual.

2. *ac*id, *ri***bonucle*ic* (**RNA**): one of the two types of chemicals having a ribose sugar content that helps in the decoding of the genetic instructions in the DNA.

3. a*n*emia, sickle-cell: a hereditary, chronic form of hemolytic anemia produced by the mutation of certain genes. It can cause changes in blood cells so that they do not carry the necessary oxygen that normal blood cells do, and so that a large number of blood cells are produced in the abnormal shape of a sickle that makes them clump together and clot small blood vessels in various organs of the body, thus cutting off the blood supply and resulting in pain and organ dysfunction. This life-threatening ailment primarily affects black children.

mitidas de una generación a la otra. Algunos de los desórdenes mencionados anteriormente son la hemofilia, el daltonismo, el albinismo, la diabetes mellitus, la epilepsia, la distrofia muscular, la anemia falciforme, el mongolismo, el enanismo, la obesidad, la hipertensión, el cáncer del pecho y el del cólon, los melanomas malignos, y algunas enfermedades infecciosas.

**La Genética Molecular**: Que trata del estudio de la estructura celular, y como esta sigue las instrucciones precisas relacionadas con la herencia contenidos en el ácido desoxirribonucléico (ADN), así cómo ocurren algunos de los cambios.

**La Genética Etnica**: Que se ocupa de estudiar la relativa frecuencia con que aparecen ciertos genes en los seres humanos de acuerdo con su raza o grupo étnico.

**La Genética Medicolegal**: asociada a la medicina forense, la cual trata de los casos de litigios para el establecimiento de la paternidad, y de los casos criminales de rapto, o de alegato de abuso sexual.

## TÉRMINOS COMUNES EN GENÉTICA

1. *a*cido desoxirribonu*cl*éico (ADN): es una clase de ácido nucléico con un contenido de azúcar ribosa el cual es el material genético, que contiene la información relacionada con las características individuales de cada especie en un código molecular presente en el núcleo de toda célula viviente. Es el componente de los veinte y tres pares de cromosomas que tienen un efecto determinante en todo, desde el sexo hasta el color de la piel, el pelo, y los ojos. El ADN desempeña dos funciones importantes, tales como la de su propia reproducción, y la del almacenamiento de toda la información genética del indivíduo.

2. *a*cido ribonu*cl*éico (ARN): uno de los dos tipos de factores químicos que contienen azúcar ribosa, la cual ayuda a descifrar las instrucciones, o información genética, que se halla en el ácido desoxirribonucléico, o ADN.

3. **an**emia falci*for*me: o en forma de hoz, es una forma de anemia hemolítica crónica hereditaria producida por la mutación de algunos genes, lo cual ocasiona cambios en los glóbulos rojos de la sangre al no tener la cantidad necesaria de oxígeno que tienen los globulos rojos normales, dando lugar a que un crecido número de glóbulos rojos afectados tomen la forma de una hoz, los cuales, al agruparse, obstruccionan los pequeños vasos sanguíneos en varios órganos impidiendo la circulación, y como consecuencia de esto, dolor y el funcionamiento anormal de los órganos afectados. Este mal de letales consecuencias afecta principalmente a niños de la raza negra.

Genetics

4. **genes**: a small part of the hereditary material present in the chromosomes within the nucleus of a person's cells responsible for the transmission of the individual's characteristics to the offspring. Every cell in the human body contains about 50,000 genes arranged in a different order, each gene having important activities to carry out and a specific number of responsibilities.

5. **mei*o*sis**: the process by which four sex cells form, or reproduce, by two successive cell divisions resembling mitosis. The chromosomes are duplicated only once before the first division, so that the number of chromosomes present in each of the four daughter cells is half that of the chromosomes found in the diploid body cell.

6. **mi*t*osis**: the usual process of cell reproduction by which it divides in two, after the DNA molecules or genetic material in the original cell have duplicated themselves, forming two exact daughter cells, each one with the same genetic material as the original, or mother, cell.

## RELATED TOPICS

## Cells and Their Structural Parts

Cells are the smallest units of living matter. Their basic structural and functional parts are responsible for the performance of all the bodily activities necessary for life by maintaining a strong and very sensitive physical and chemical balance in the human body. Cells, multicellular organisms with billions of different sizes, shapes, and structures, are surrounded by a fluid that has them in constant motion to keep them alive and active. The structural parts of a cell are: (a) The cell membrane, or cytoplasmic cell, which is a thin layer of fatty materials and proteins enclosing the cell to keep it together and isolated from the surrounding outside environment. It controls, or regulates, the passage of useful materials, as well as waste, in and out of the cell. (b) The cytoplasm, which is a liquid substance found only in cells that contain lipids, proteins, carbohydrates, and acids. Located between the cell membrane and the nucleus, it is an area of great movement and activity. A large number of very small, round structures called organelles are present, each one having a specific function, such as transporting proteins and fatty substances, manufacturing enzymes that yield amino acids, and providing the structures that play an important part in cell division. (c) The nucleus is the third structural part of a cell and the control center for every cell function. The presence of the DNA provides the code for the arrangement of amino acids in the proteins. Inside the nuclear membrane there is a small sphere, made up of a mass of fiber and specialized structures, of which the most important are the nucleolus and the chromatin granules. The nucleolus programs the information for all the cell functions, such as the manner

4. **los genes**: una parte pequeña del material hereditario presente en los cromosomas en el interior del núcleo de las células de una persona, y son los responsables de transmitir las características de un individuo a su descendencia. Cada célula del cuerpo humano contiene unos cincuenta mil genes organizados en órdenes diferentes, y cada uno con una misión importante que llevar a cabo, así como un número determinado de responsabilidades.

5. **la mei*o*sis**: el proceso por el cual cuatro células sexuales se forman, o se reproducen, por medio de dos divisiones celulares sucesivas, al estilo de la mitosis, pero en la meiosis los cromosomas se duplican solamente una vez antes de la primera división, y por ello el número de cromosomas presente en cada una de las cuatro células hijas tiene la mitad de los cromosomas de la célula diploide.

6. **la mi*to*sis**: el proceso normal de la reproducción celular por el cual se divide en dos, después que las moleculas del ADN, o el material genético en la célula original, se hayan duplicado entre sí para formar dos células hijas que son exactas la una a la otra, y cada una de ellas con el mismo material genético que la original, o célula madre.

## TEMAS RELACIONADOS

### Las células y sus partes estructurales

Las células son las unidades mas pequeñas de la materia y responsables de que se lleven a cabo todas las actividades del cuerpo necesarias para la vida manteniendo el balance físico y químico preciso en las células del cuerpo humano, organismo multicelular con billones de células de distinto tamaño, forma y estructura, y rodeadas de un líquido que las mantiene en constante movimiento para conservarlas vivas y en actividad. Las partes estructurales de la célula son: (a) La membrana celular, o célula citoplásmica, es una capa fina de material sebáceo y de proteínas que envuelve la célula para que no se desintegre y mantenerla aislada del ambiente que la rodea. Controla, o regula, el flujo hacia el interior o hacia el exterior de la célula de las substancias tanto las necesarias o indispensables como las desechables; (b) El citoplasma, una substancia líquida que sólo se encuentra en las células, y que contiene grasas, proteínas, carbohidratos, y ácidos. Está situado entre la membrana celular y el núcleo. Es un lugar de mucho movimiento y actividad, con un gran número de estructuras redondas muy pequeñas llamadas organelas, cada una con una función específica como la conducción de proteínas y substancias sebáceas; la producción de enzimas, que son las que producen los aminoácidos; suministrar las bases orgánicas estructurales que desempeñan un papel importante de la división celu-

in which body cells reproduce by mitosis. This is different from sex cells that reproduce by meiosis, or the division of the cell within the male and female sexual organs to produce the gametes, called sperm cells and ova, respectively. These cells differ from the parent cells because they have only one-half the number of chromosomes in the original or parent cell.

## Heredity

This is the transmission of the traits and characteristics from parents to offspring. It depends upon the presence of genes, or the genetic factor, in the chromosomes of the fertilized ovum from which the individual develops. When the body cells divide by mitosis, the two new cells have 46 chromosomes each, grouped into 23 pairs. One pair of the 23 pairs of chromosomes determines sex. This pair of chromosomes is called the heterochromosomes, or sexual chromosomes X and Y. Males generally have an XY chromosome pair in each of their sex cells, and females normally have an XX chromosome pair. When two sperm cells are formed by the division of the male chromosome pairs, one cell carries an X chromosome, and the other cell a Y chromosome. The sex chromosome in the egg cell is always an X cell, since it comes from an XX chromosome pair. When the egg and the sperm unite, the fetus that develops has one-half of its chromosomes from the mother, and the other half from the father. The sex of the offspring depends on whether an X chromosome or a Y chromosome sperm cell fertilizes the X chromosome in the egg cell.

The chromosomes direct the synthesis of the specific substances through the nucleic acid present in cells in two forms: the DNA and the RNA. The DNA is found only in the cellular nucleus in a constant, or fixed, amount, while the RNA is found in the nucleus as well as in the cytoplasm in variable amounts. The DNA is the real holder of the hereditary code, while the RNA is the messenger carrying the genetic or hereditary information. The total number of genes inherited by an individual from his parents is called the genotype, while the group of traits and characteristics of a person is called the phenotype. Some phenotypes, such as the blood groups, are linked to heredity, as are genetic disorders.

lar; (c) El núcleo es la tercera parte estructural de la célula, y el centro de control de todas las funciones celulares. La presencia del ácido desoxirribonucléico, ADN, en el núcleo facilita la clave para la organización de los aminoácidos en las proteínas. Dentro de la membrana nucleica se encuentra una pequeña esfera compuesta de mazos de fibra y estructuras especiales, de las cuales las dos más importantes son los nucleolos y los corpúsculos de cromatina. El nucleolo establece la programación con la información correspondiente para las funciones celulares, tales como la manera como se reproducen las células somáticas por mitosis, a diferencia de las células sexuales que se reproducen por meiosis, o la división de la célula en el interior de los órganos sexuales masculinos y femeninos para dar origen a los gametos, conocidos como las células espermáticas y las ováricas, las cuales son distintas de las células originales ya que cada una tiene solamente la mitad del número de cromosomas de la célula original.

## La Herencia

Esta es la transmisión de los rasgos y características de padres a hijos. Depende de la presencia de genes, o factor genético, en los cromosomas del óvulo fecundado del cual proviene el indivíduo. Al dividirse las células somáticas por mitosis, las dos nuevas células tienen 46 cromosomas cada una, agrupadas en 23 pares. Un par de los 23 pares de cromosomas determina el sexo, y se les denomina heterocromosomas, o cromosomas sexuales llamados X e Y. Los hombres tienen generalmente un par de cromosomas XY en cada célula espermática, y las mujeres normalmente tienen un par de cromosomas XX. Al formarse dos células espermáticas en la división de los pares de cromosomas masculinos, una de las células lleva un cromosoma X y la otra un cromosoma Y. El cromosoma sexual en el órgano femenino es siempre una célula X, ya que proviene de un par de cromosomas XX. Cuando el óvulo y el espermatozoide se unen en la fecundación, la criatura resultante tiene la mitad de sus 46 cromosomas de su madre y la otra mitad de su padre. El sexo de la criatura depende de si un cromosoma X o un cromosoma Y en la célula espermática fertilice, o fecunde, el cromosoma X en la célula ovular.

Los cromosomas dirigen la síntesis de las substancias específicas en el ácido nucléico, presente en todas las células en dos formas: el ácido desoxiribonucléico (ADN), y el ribonucléico (ARN). El primero se encuentra solamente en el núcleo celular en una cantidad fija, mientras que el ARN se puede encontrar en el núcleo al igual que en el citoplasma y en cantidades variables. El ADN es el verdadero depositario del código genético, mientras que el ARN es simplemente el mensajero que lleva la información genética, o hereditaria. El número total de genes de un indivíduo, heredado de sus padres, se denomina su genotipo, mientras que al conjunto de rasgos y características del indivíduo se le denomina su fenotipo. Algunos fenotipos, tales como los grupos sanguíneos, van acondicionados a la herencia, al igual que las anomalías o desórdenes genéticos.

## Genetic Disorders

Such disorders may be due to one or several mutations in the genetic material at the time when a cell divides into two daughter cells, and one of them is altered in its structural formation. These disorders, or anomalies, are classified as follows: (a) chromosomal, when the alterations are in the number of chromosomes, or in their structure; (b) unifactorial, when there is an alteration in one gene or in a pair of them. This type of change may be of two kinds, sex-linked and autosomal; (c) multifactorial, when certain factors in the environment have an added effect on several genes.

The autosomal hereditary disorders may occur in any of the 22 pairs of autosomal chromosomes, never in the remaining pair, or sex chromosomes, and may generally affect both sexes equally. If the disorder is inherited from one single dose of the defective gene in one of the parents, or from the previous generation, it is called autosomal dominant, as in the cases of dwarfism and of polydactility, or having an extra number of fingers or toes. It is called autosomal recessive when inherited in a double dose from apparently normal parents, but unknown to them that they are carriers of the defective recessive gene. Some examples of autosomal recessive disorders are cystic fibrosis and sickle-cell anemia.

The sex, or X-linked hereditary disorders, primarily in males, are caused by defects on the gene of one of the two X-chromosomes carried by an apparently normal mother. Examples of hereditary disorders are daltonism, hemophilia, and muscular dystrophy.

## Los Desórdenes Genéticos

Los desórdenes se deben a mutaciones en el material genético cuando la célula se divide en dos (mitosis) células hijas, y una de ellas sufre alteraciones en su estructura. Estos desórdenes se clasifican en: (a) desórdenes cromosómicos, cuando las alteraciones ocurren en el número de cromosomas, o en su estructura; (b) unifactoriales, cuando la alteración ocurre en un gen, o en un par de ellos. Existen dos clases, los ligados al sexo, y los autosomáticos; (c) unifactoriales, cuando ciertos factores ambientales a los que se ve sometido el indivíduo tienen un efecto aditivo en varios genes.

Los desórdenes autosomáticos hereditarios pueden ocurrir en cualquiera de los 22 pares de cromosomas autosomáticas, nunca en el par restante, o cromosomas sexuales, y pueden afectar a ambos sexos por igual. Si el desorden se hereda de una sola dosis del gen defectuoso de uno de los padres, o de la generación anterior, se le llama autosomático dominante, como sucede en los casos de enanismo y de polidactilia, o dedos extra en las manos y los pies. Se les llama autosomáticos recesivos cuando se heredan en dósis doble de padres aparentemente normales, pero que ambos, sin saberlo, son portadores del mismo gen recesivo defectuoso. Algunos ejemplos son la fibrosis quística, la anemia falciforme, y otros.

Los desórdenes hereditarios ligados al sexo ocurren mayormente en los varones por defectos en el gen de uno de los dos cromosomas X, de los cuales la madre es la portadora y no lo sabe. Ejemplos, el daltonismo, la hemofilia, la distrofia muscular, etc.

# SECTION 24

# HOW TO INTERPRET LABORATORY TESTS

## THE SEQUENTIAL MULTIPLE ANALYZER BLOOD TEST (SMAC)

### Chemical Components

1. **glucose (GLU)**: the most important carbohydrate in body metabolism, formed mainly during digestion. It is an energy-producing factor. Normal range: 65 to 115 mg/dl. High level (hyperglycemia) in faulty metabolism, diabetes mellitus, adrenal disorder, hyperthyroidism. Low level (hypoglycemia) in pancreatic disorder, hepatic insufficiency, Addison's disease, hypothyroidism, muscular dystrophy.

2. **blood urea nitrogen (BUN)**: a major waste product of protein breakdown. It is generated in the liver and normally excreted by the kidneys, and also in sweat. Normal range: 10 to 20 mg/dl. High level (uremia) in renal insufficiency, high protein diet, dehydration, congestive heart failure, acute myocardial infarction, obstruction of urinary tract. Low level in severe liver damage, poisoning, overhydration, pregnancy, Addison's disease, pancreatic cancer, poor nutrition.

3. **creatinine (Cr)**: one of the non-protein constituents of blood. It is filtered out by the kidneys as a waste product of creatine metabolism. Normal range: O.7 to 1.5 mg/dl. High level in renal insufficiency, muscle diseases.

4. **BUN/creatinine ratio**: normal ratio: 6 to 25. High ratio in compromised renal function, Cushing's syndrome.

# SECCIÓN 24

# COMO INTERPRETAR LOS ANÁLISIS DE LABORATORIO

## ANÁLISIS DE SANGRE MÚLTIPLE COMPUTARIZADO (SMAC)

### Componentes quimicos

1. **glucosa (GLU)**: es el carbohidrato más importante del metabolismo, el cual se forma mayormente durante la digestión. Es un gran productor de energía. Nivel normal: de 65 a 115 mg/dl. Nivel alto (hiperglicemia) en metabolismo defectuoso, diabetes melitus, problema adrenal, hipertiroidismo. Nivel bajo (hipoglicemia) en problemas pancreáticos, insuficiencia hepática, Mal de Addison, hipotiroidismo, distrofia muscular.

2. **urea sanguínea nitrogenada (BUN)**: un desecho químico importante, producto del deterioro proteínico. Se forma en el hígado, y normalmente se excreta por los riñones, y también en la transpiración, o sudor. Nivel normal: de 10 a 20 mg/dl. Nivel alto (uremia) en la insuficiencia renal, dieta rica en proteínas, deshidratación, fallo cardíaco, infarto del miocardio, obstrucción del tracto urinario. Nivel bajo en lesión hepática grave, envenenamiento, exceso de líquido, embarazo, Mal de Addison, cancer del páncreas, mala alimentación.

3. **creatinina (Cr)**: uno de los constituyentes non-proteínicos de la sangre. Es filtrado o eliminado por los riñones como un producto desechable del metabolismo de la creatina. Nivel normal: de 0.7 a 1.5 mg/dl. Nivel alto en insuficiencia renal, enfermedades musculares.

4. **proporción de la urea nitrogenada y la creatinina**: nivel normal: de 6 a 25. Nivel alto en problemas renales funcionales, el síndrome de Cushing.

5. **uric acid**: waste product from urine metabolism excreted mostly through the kidneys. Normal range: (M) 3 to 9 mg/dl, (F) 3 to 7.5 mg/dl. High level (hyperuricemia) in renal insufficiency, gout, Down's syndrome, renal and urinary tract calculi, dyscracias (or abnormal toxic blood conditions such as leukemias, hemolytic anemia, lymphomas, etc). Low level (hypouricemia) in liver diseases, lead poisoning, chlorosis, renal tubular reabsorption defects, and other.

6. **sodium (Na)**: inorganic element and a main component of blood, responsible for keeping the fluid balance in the body. It is important for the transmission or nerve impulses and the contraction of muscles. Normal range: 135 to 145 mEq/L. High level (hypernatremia) in abnormal excretion of urine, dehydration, nephritis, suprarenal tumor, renal insufficiency. Low level (hyponatremia) in acidosis, hyperglycemia, hyperlipidemia, chronic adrenal insufficiency, diabetic coma, nerve disorders, diuretic therapy, etc.

7. **potassium (K)**: mineral element that, together with sodium, keeps the balance of fluids necessary for muscle contraction and relaxation, especially the cardiac muscular tissue, or myocardium. Normal range: 3.5 to 5.2 mEq/L. High level (hyperkalemia) in chronic adrenal disease, excessive fluid imbalance, renal insufficiency, uremia, uncontrolled diabetes mellitus, Addison's disease. Low level (hypokalemia) in dehydration, gastrointestinal conditions, cancer of colon, muscle weakness, irregular heart rhythms (arrhythmia).

8. **chloride (G)**: inorganic element, which together with the other minerals regulates the balance of fluids in the body. Normal range: 96 to 106 mEq/L. High level (hyperchloremia) in dehydration, acute renal failure, nephritis, anemia and eclampsia, cardiac disease, prostate hypertrophy. Low level (hypochloremia) in emphysema, congestive heart failure, excessive sweating, pyloric obstruction, adrenocortical insufficiency, fevers, diabetes, pneumonia.

9. **carbon dioxide ($CO_2$)**: a waste product of body metabolism carried by the blood to the lungs where it is exhaled during respiration; also eliminated through the urine and in perspiration. Normal range: 22 to 32 mEq/L. High level in intestinal obstruction, asthma, emphysema, and other respiratory abnormalities.

5. **acido urico**: desecho producto del metabolismo de la orina. Se elimina mayormente por los riñones. Nivel normal: en los hombres, de 3 a 9 mg/dl, en las mujeres, de 3 a 7.5 mg/dl. Nivel alto (hiperuricemia) en la insuficiencia renal, la gota, el síndrome de Down, cálculos renales o del tracto urinario, discracias (condición anormal tóxica en la sangre, tales como leucemias, anemia hemolítica, linfomas, etc.). Nivel bajo (hipouricemia) en los males hepáticos, envenenamiento por plomo, defectos tubulares renales de reabsorción, y otros.

6. **sodio (Na)**: elemento inorgánico y uno de los componentes principales de la sangre, el cual es reponsable del mantenimiento del balance de líquidos en el cuerpo. Es un elemento importante en la transmisión de los impulsos o reflejos musculares, y en la contracción de los músculos. Nivel normal: de 135 a 145 mEq/L. Nivel alto (hipernatremia) en la eliminación exesiva de orina, deshidratación, tumor suprarenal, insuficiencia renal. Nivel bajo (hiponatremia) en acidosis, hiperglicemia, hiperlipidemia, insuficiencia adrenal crónica, coma diabético, desórdenes nerviosos, terapia diurética, etc.

7. **potasio (K)**: elemento mineral que, junto con el sodio, mantiene el balance de los líquidos necesarios para la contracción y relajación muscular, y muy en particular el músculo cardíaco, o miocardio. Nivel normal: de 3.5 a 5.2 mEq/L. Nivel alto (hipercalemia) en males renales crónicos, desbalance excesivo de los líquidos del cuerpo, insuficiencia renal, uremia, diabetes melitus incontrolada, Mal de Addison. Nivel bajo (hipocalemia) en deshidratación, estados gastrointestinales, cáncer del colon, debilidad mucular, arritmia.

8. **cloruro (G)**: elemento inorgánico, el cual junto con los otros minerales regula el balance de líquidos en el cuerpo. Nivel normal: de 96 a 106 mEq/L. Nivel alto (hipercloremia) en la deshidratación, fallo renal agudo, nefritis, anemia y eclamsia, enfermedad cardíaca, hipertrofia prostática. Nivel bajo (hipocloremia) en enfisema, fallo cardíaco, sudoración excesiva, obstrucción del píloro, insuficiencia adrenocortical, estados febriles, diabetes, neumonía.

9. **dióxido de carbono ($CO_2$)**: desecho producto del metabolismo del cuerpo, transportado por la sangre a los pulmones donde se exhala durante la respiración, o es eliminado también por la orina y en la transpiración. Nivel normal: de 22 a 32 mEq/L. Nivel alto en las obstrucciones intestinales, el asma, enfisema, y otras anormalidades respiratorias.

10. **calcium (Ca)**: the most abundant inorganic mineral element in the body. Essential for general good health, the transmission of nerve impulses, and muscular contraction; also for the growth and rigidity of bones, where it is deposited. Normal range: 8.5 to 10.5 mg/dl. High level (hypercalcemia) in parathyroid malfunction, excess intake of vitamin D, hematologic malignancies like myelomas, lymphomas, leukemia, calcinosis. Low level (hypocalcemia) in renal insufficiency, vitamin D deficiency, pancreatitis, osteomalacia, rickets.

11. **phosphorus (P)**: inorganic element which is an important source of energy in muscle contraction, in bone formation, and in carbohydrate metabolism. Normal range: 3.0 to 4.5 mg/dl. High level in nephritis, renal insufficiency, parathyroid gland malfunction, myelogenous leukemia, intestinal obstruction. Low level in rickets, osteomalacia, acute gout, vitamin D overdose, diabetes mellitus, hyperparathyroidism.

12. **proteins**: group of important biological organic compounds made up of amino acids. Proteins are found in all body cells and tissues because they are a structural part of them. The plasma major proteins are albumin and the globulins. Normal level: 6.0 to 8.0 gm/dl.

13. **albumin**: the plasma proteins most abundant in blood. They are produced by the liver from digested proteins. They help to regulate the distribution of liquids in the body, and bind to calcium to retain certain substances, thus avoiding being excreted by the urine. Normal range: 3.5 to 5.5 gm/dl. High level in renal damage, disorders in the filtering mechanism of the kidneys. Low level in chronic renal disease such as nephrosis, liver disorders, chronic infections.

14. **globulins**: group of proteins present in blood plasma that are a very important part of the immune system. Normal range: 1.8 to 3.5 g/dl. High level in malignant tumors, infectious diseases, nephrosis. Low level in cirrhosis and other liver problems.

15. **protein, albumin, globulin ratio (A/G)**: a comparative level of the two main proteins in the blood. Normal ratio: 1.0 to 2.2. Abnormal level, or altered ratio, in dehydration, chronic infection, certain types of cancer, and in helping to diagnose liver and kidney diseases.

10. **calcio (Ca)**: el elemento mineral orgánico más abundante en el cuerpo. Es esencial para la buena salud, para la transmisión de los impulsos nerviosos y la contracción muscular, así como también para el crecimiento y solidez de los huesos, donde está depositado. Nivel normal: de 8.5 a 10.5 mg/dl. Nivel alto (hipercalcemia) en el mal funcionamiento de la paratiroides, dosificación excesiva de vitamina D, enfermedades hematológicas como mieloma, linfomas, leucemia, calcinosis. Nivel bajo (hipocalcemia) en insuficiencia renal, deficiencia de vitamina D, pancreatitis, osteomalacia, raquitismo.

11. **fósforo (P)**: elemento inorgánico el cual es una fuente importante de energía en la contracción muscular, en la formación de los huesos, y en el metabolismo de los carbohidratos. Nivel normal: de 3.0 a 4.5 mg/dl. Nivel alto en nefritis, insuficiencia renal, mal funcionamiento de la paratiroides, leucemia mielógena, obstrucción intestinal. Nivel bajo en raquitismo y osteomalacia, ataque agudo de gota, sobredosis de vitamina D, diabetes melitus, hiperparatiroidismo.

12. **proteínas**: grupo importante de compuestos biológicos orgánicos, los amino ácidos. Las proteínas se encuentran en todas las células y tejidos del cuerpo ya que son parte estructural de las mismas. Las principales proteínas en el plasma son la albúmina y las glubulinas, Nivel normal: de 6.0 a 8.0 gm/dl.

13. **albúmina**: las proteínas del plasma mas abundantes en la sangre. Las produce el hígado de las proteínas ya digeridas. Contribuye a regular la distribución de liquidos en el cuerpo, y se une al calcio para la retención de ciertas substancias, evitando así el ser excretada por la orina. Nivel normal: de 3.5 a 5.5 gm/dl. Nivel alto en lesiones renales, desequilibrio de la filtración en los riñones. Nivel bajo en enfermedades renales crónicas tales como la nefrosis, desórdenes hepáticos, infecciones crónicas.

14. **globulinas**: un grupo de proteínas presentes en el plasma sanguíneo, las cuales son parte importante del sistema inmunológico. Nivel normal: de 1.8 a 3.5 g/dl. Nivel alto en tumores malignos, enfermedades infecciosas, nefrosis. Nivel bajo en la cirrosis y otros problemas hepáticos.

15. **proporción de proteínas, albúmina, y globulinas (A/G)**: indice o nivel comparativo de las dos proteínas más importantes en la sangre. Nivel normal: de 1.0 a 2.2. Nivel anormal en la deshidratación, en una infección crónica, ciertos tipos de cáncer, y en el diagnóstico de enfermedades hepáticas y renales.

16. **bilirubin**: a yellowish biliary pigment, waste product from the normal breakdown in the spleen of hemoglobin in the red blood cells. It is carried to the liver and the gall bladder, where it is excreted in bile through the feces, also through the kidneys as urobilinogen. Normal range: Total, 0.1 to 1.2 mg/dl; Direct, 0.1 to 0.4 mg/dl. High level in liver disorders, obstructed bile duct, gall stones, blood disorders, hemolytic anemia.

17. **alkaline phosphatase**: an enzyme present in bone and bile. Important in the absorption and the metabolism of carbohydrates, and in the calcification of bone. It is excreted by the liver. Normal range: 20 to 90 IU/L in adults, higher in children due to osteoblast activity. High level in bone diseases, bone metastases, liver diseases and liver cancer, bile duct obstruction, pancreatic disease. Low level in excess intake of vitamin D, hypophosphatasia, scurvy, hypothyroidism, malnutrition.

18. **serum glutamic pyruvic transaminase (SGPT)**: enzyme in blood, found primarily when liver cells are damaged. Normal range: 5 to 35 U/ml. High level in injured or diseased liver, viral hepatitis, acute and chronic hepatitis, hemorrhagic pancreatitis, arteriopathies.

19. **serum glutamic oxaloacetic transaminase (SGOT)**: an enzyme present in heart and liver tissue. Normal range: 5 to 40 U/dl. High level in myocardial infarction, liver diseases and active necrosis, acute pancreatitis, muscle diseases.

20. **lactic dehydrogenase (LDH)**: enzyme found in the blood as it is released by the tissues in the kidneys, lungs, liver, cardiac muscle, and others, due to their metabolic processes. Normal range: 100 to 190 U/L. High level in myocardial infarction, extensive malignant disease, megaloblastic and lymphocytic anemia, liver damage, pancreatitis, granulocytic leukemia, renal diseases, muscle diseases.

21. **cholesterol**: a most important lipid together with the triglycerides. It is an essential body substance present in the blood and related to fats, and manufactured in the body mostly by the liver. Important in body metabolism and in the formation of body cells and hormones. It combines with proteins in the blood to form molecules called lipoproteins. Normal range: 150 to 240 mg/100 dl. High level in familial cholesterolemia, fatty diet, obesity, nephrosis, diabetes, pancreatic disease, cirrhosis, hyperthyroidism. Low level in rare familial disorders, liver cell damage, chronic anemia, malnutrition, malabsorption.

Como interpretar los análisis de laboratorio

16. **bilirubina**: pigmento biliar de color amarillento, el cual es un desecho producto del deterioro normal en el bazo de la hemoglobina liberada de los hematíes maduros. Es transportada al hígado y a la vesícula biliar, donde es excretada en forma de bilis en las heces fecales, así como por los riñones en forma de urobilinógeno. Nivel normal: Total, de 0.1 a 1.2 mg/dl; Directa, de 0.1 a 0.4 mg/dl. Nivel alto, en problemas hepáticos, obstrucción del conducto biliar, cálculos biliares, problemas sanguíneos, anemia hemolítica.

17. **fosfatasa alcalina**: enzima que se halla presente en los huesos y en la bilis. Es importante en la absorción y el metabolismo de los carbohidratos, y en la calcificación de los huesos. Se elimina por el hígado. Nivel normal: de 20 a 90 IU/L en los adultos, más elevado en los niños debido a la actividad osteoblástica. Nivel alto en enfermedades de los huesos, en las metástasis óseas, enfermedades hepáticas y cáncer del hígado, obstrucción del conducto biliar, enfermedades del páncreas. Nivel bajo: en exceso de vitamina D, escorbuto, hipotiroidismo, desnutrición.

18. **transaminasa glutamicopirúvica (SGPT)**: enzimas que se encuentran en las células hepáticas y pasan a la sangre cuando las células estan dañadas. Nivel normal: de 5 a 35 U/ml. Nivel alto en afecciones hepáticas, hepatitis viral, hepatitis crónicas y agudas, pancreatitis hemorrágica, arteriopatías.

19. **transaminasa glutámica oxaloacética del suero (SGOT)**, o **suero hepático y cardíaco**: enzima que se encuentra en los tejidos del corazón y del hígado. Nivel normal: de 5 a 40 U/dl. Nivel alto en infarto cardíaco, enfermedades hepáticas y en la necrosis activa, pancreatitis aguda, males musculares.

20. **deshidrogenasa láctea (LDH)**: enzima presente en la sangre únicamente cuando es liberada por los tejidos renales, pulmonares, hepáticos, el músculo cardíaco y otros, debido a sus procesos metabólicos. Nivel normal: de 100 a 190 U/L. Nivel alto en infarto del miocardio, enfermedad maligna, anemias megaloblásticas y linfocíticas agudas, enfermedades hepáticas, pancreatitis, leucemia granulocítica, males renales y musculares.

21. **colesterol**: substancia grasa muy importante junto con los triglicéridos. Es una substancia esencial presente en la sangre relacionada con las grasas, y es elaborada principalmente por el hígado. Muy importante en el metabolismo del cuerpo y en la formación de células y hormonas. Se combina con las proteínas en la sangre para formar las moléculas llamadas lipoproteínas. Nivel normal: de 150 a 240 mg/100 dl. Nivel alto en la colesterolemia hereditaria, dietas altas de grasa, obesidad, nefrosis, diabetes, males pancreáticos, cirrosis, hipertiroidismo. Nivel bajo en raros desórdenes hereditarios, lesión en las células hepáticas, anemia crónica, desnutrición, malabsorción.

22. **triglycerides**: together with cholesterol, they are the plasma lipids of most interest in the diagnosis and management of lipoprotein disorders and secondary cardiovascular diseases. Normal range: 35 to 160 mg/dl. High level in uncontrolled diabetes mellitus, hypothyroidism, hepatopathy, alcoholism, high sugar caloric diet, drug induced and familial hypertriglyceridemias.

23. **high density lipoproteins (HDL)**: the "good form" of cholesterol because it carries the excess cholesterol back to the liver for excretion, diminishing the cholesterol plate formation in the arteries. Normal range: (M) 30 to 75 mg/dl, (F) 40 to 90 mg/dl. High level is desirable to decrease the risk of cardiovascular disease.

24. **low density lipoproteins (LDL)**: the "bad form" of cholesterol. It carries cholesterol from the liver to the cells. Normal range: 60 to 180 mg/dl. High level increases the risk of cardiovascular diseases.

25. **cholesterol, HDL/LDL ratio**: normal ratio: (M) 5.9 to 6.0, (F) 4.4 to 7.0. High ratio increases cardiovascular diseases.

26. **iron and ferritin (Fe)**: an essential mineral component of hemoglobin. It is absorbed from food in the small intestine and passes into the blood to the bone marrow for the formation of red blood cells. Important in the transportation of oxygen to the tissues. It is stored in the liver, spleen, and bone marrow in the form of ferritin in the absence of liver damage. Normal range for iron: (M) 80 to 160 mg/dl, (F) 50 to 200 mg/dl, but varies markedly during the day, and from day to day. Normal range for ferritin: (M) 20 to 200 mg/dl, (F) 10 to 150 mg/dl. High level in thalassemia major, aplastic or hemolytic anemias, acute and chronic liver damage or disease, viral hepatitis, cardiac insufficiency. Low level in iron deficiency anemia, chronic infection, nephrosis, rheumatoid arthritis.

27. **vitamin $B_{12}$**: organic chemical substance that plays an important part in the formation of red blood cells. Normal range: 200 to 400 ng/ml. High level in leukemias, Hodgkin's disease, liver disease, some cases of carcinoma. Low level in pernicious anemia, cancer of the stomach.

22. **triglicéridos**: junto con el colesterol, son los lípidos del plasma de mayor importancia en el diagnóstico y el control de los desórdenes lipoproteínicos y enfermedades cardiovasculares secundarias. Nivel normal: de 35 a 160 mg/dl. Nivel alto en la diabetes mellitus incontrolada, hipotiroidismo, hepatopatías, acoholismo, dieta alta en azúcar, hipertrigliceridemias hereditarias y las inducidas por drogas.

23. **lipoproteínas de alta densidad (HDL)**: llamadas el "colesterol bueno" porque devuelve para el hígado el exceso de colesterol para su eliminación, disminuyendo así la formación de placas de colesterol en las arterias. Nivel normal: en los hombres, de 30 a 75 mg/dl, en las mujeres, de 40 a 90 mg/dl. Se prefiere un nivel alto para así disminuir el riesgo de males cardiovasculares.

24. **lipoproteínas de baja densidad (LDL)**: llamado el "colesterol malo," pues lo lleva del hígado a las células, donde lo deposita. Nivel normal: de 60 a 180 mg/dl. Un nivel alto aumenta el riesgo de males cardiovasculares.

25. **proporción del colesterol y las lipoproteínas HDL y LDL**: proporción normal: en los hombres, de 5.9 a 6.0, en las mujeres, de 4.4 a 7.0. Un nivel alto aumenta el riesgo de males cardiovasculares.

26. **hierro y ferritin (Fe)**: mineral que es un componente esencial de la hemoglobina. Se absorbe de los alimentos en el intestino delgado, y pasa a la sangre y a la médula ósea para la formación de los glóbulos rojos. Es importante en la conducción del oxígeno a los tejidos. Se almacena en el hígado, el bazo, y la médula ósea en forma de ferritin cuando no hay lesión hepática. Nivel normal de hierro: en los hombres, de 80 a 160 mg/dl, en las mujeres, de 50 a 200 mg/dl, pero varía grandemente durante el día, así como de un día para otro. Nivel normal de ferritin: de 20 a 200 mg/dl en los hombres, de 10 a 150 mg/dl en las mujeres. Nivel alto en talasemias, anemias aplásticas y las hemolíticas, males hepáticos tanto los agudos como los crónicos, hepatitis viral, insuficiencia cardíaca. Nivel bajo en anemias ferropénicas, infecciones crónicas, nefrosis, artritis reumática.

27. **vitamina B$_{12}$**: substancia química orgánica que desempeña un papel importante en la formación de los glóbulos rojos. Nivel normal: de 200 a 400 ng/dl. Nivel alto en leucemias, mal de Hodgkins, males hepáticos, algunos casos de carcinomas. Nivel bajo en anemia perniciosa, cáncer del estómago.

28. **folic acid**: a vitamin essential for the chemical reactions that take place in the production of red blood cells. Normal range: 5 to 20 ng/ml. Low level in megaloblastic anemia, some cases of liver disease, chronic alcoholism.

29. **carcinoembrionic oncofetal antigen**: glucoprotein present in carcinoma cells, and in embrionic endodermic cells. Normal range: O to 5 mg/dl. High level in colon cancer.

30. **prostatic acid phosphatase (PAP)**: an enzyme present in the kidneys, semen, and concentrated in the prostatic gland. Normal range: 1.0 to 5.0 U/L. High level in prostatic carcinoma, various liver diseases, metastatic carcinoma of bone, spleen problems, excessive destruction of platelets. **Note**: False positive results may be obtained if this test is taken on the same day a manual rectal exam is performed.

31. **prostatic specific antigen (PSA)**: a glucoprotein present by secretion in the cytoplasm of the cells in the prostate gland, whose function is to help dissolve, or dilute the semen. Normal range: 0 to 4 mg/ml in young adults. High level in prostatic cancer, benign prostatic hyperplasia (BPH), or prostatitis.

32. **amylase**: enzyme found in the pancreatic juice and in saliva. It is very important in the digestion of starches converted into dextrine and maltose. Normal range: 25 to 125 U/L. High level in acute pancreatitis, obstruction of pancreatic duct, cancer of pancreas, acute cholecystitis, peritonitis, renal insufficiency. Low level in advanced cystic fibrosis, severe liver damage.

## Blood Cell Profile

33. **White blood cells (WBC)**, or **leukocytes**: different types of cells responsible for helping the body fight infections. They are manufactured mostly by the bone marrow, thymus, spleen, bowel lymphoid tissue, and the lymph nodes. Normal range: 5,000 to 10,000 per cubic millimeter. High level (leukocytosis) in acute infections, abnormal body conditions, leukemia. Low level (leukopenia) in anemia, drug or poison reaction, exposure to radiation, typhoid, malaria, and some viral infections.

34. **leukocyte differential**: normal ranges: segmented neutrophils 55 to 65%; lymphocytes 25 to 35%; monocytes 3 to 5%; eosinophils 1 to 3%; basophils 0 to 1%. **Note**: Variations of these ranges may be useful in diagnosis of different medical entities.

28. **acido fólico**: una vitamina esencial para las reacciones químicas que tienen lugar en la producción de glóbulos rojos. Nivel normal: de 5 a 20 ng/dl. Nivel bajo en anemias megaloblásticas, ciertas enfermedades hepáticas, alcoholismo crónico.

29. **antígeno oncofetal carciembrionario (CEA)**: glucoproteína presente en las células carcinógenas, y en las células embriónicas endodérmicas. Nivel normal: de 0 a 5 mg/dl. Nivel alto en cáncer del colon.

30. **fosfatasa prostática acida (PAP)**: enzima que se encuentra en los riñones, el semen, y concentrada en la próstata. Nivel normal: de 1.0 a 5.0 U/L. Nivel alto en carcinoma prostático, problemas del bazo, destrucción en masa de las plaquetas. **Nota**: Resultados positivos falsos pueden deberse si esta prueba se hace el mismo día en que se hace cl cxamen rectal.

31. **antígeno específico prostático (PSA)**: glucoproteína segregada en el citoplasma de las células prostáticas, cuya funcíon es la de ayudar a diluir el semen. Nivel normal: de 0 a 4 mg/ml en los adultos jóvenes. Nivel alto en el cáncer de la próstata, hiperplasia benigna de la próstata (BPH), o prostatitis.

32. **amilasa**: enzima que se encuentra en el jugo pancreático y en la saliva. Es muy importante en la digestión de los almidones que se convierten en dextrina y en maltosa. Nivel normal: de 25 a 125 U/L. Nivel alto en pancreatitis aguda, obstrucción del conducto pancreático, cáncer del páncreas, colecistitis aguda, peritonitis, insuficiencia renal. Nivel bajo en fibrosis quística avanzada, lesión hipática grave.

## Conteo Globular

33. **glóbulos blancos (WBC)**, o **leukocitos**: células de distintos tipos responsables de la defensa del organismo contra las infecciones. Son producidos principalmente por la médula ósea, el timo, el bazo, y tejidos linfoides intestinales, y los ganglios linfáticos. Nivel normal: de 5,000 a 10,000 por milímetro cúbico. Nivel alto (leucocitosis) en infecciones agudas, estados anormales del cuerpo, leucemia. Nivel bajo (leucopenia) en anemias, reacción por envenenamiento, exposición a las radiaciones, tifus, malaria y algunas infecciones del tipo viral.

34. **diferencial leucocitario**: niveles normales: neutrófilos segmentados de 55 a 65%; linfocitos de 25 a 35%; monocitos de 3 a 5%; eosinófilos de 1 a 3%; basófilos de 0 a 1%. **Nota**: Las variaciones en estos niveles pueden ser útiles en el diagnóstico de distintas afecciones.

35. **red blood cells (RBC)**, or **erythrocytes**: cells formed in the bone marrow, and are responsible for carrying oxygen from the lungs to the different tissues and other cells in the body, while taking carbon dioxide to the lungs where it is released. The main component of the cells is hemoglobin (HGB), an iron-rich, red pigmented protein. Normal range: (M) 4.5 to 6.1 million per cubic millimeter, (F) 4.0 to 5.5 million per cubic millimeter. High level in dehydration, myeloproliferative disorders. Low level (anemias) in chronic infections, iron and vitamin $B_{12}$ deficiency, hemorrhages, certain types of cancer, leukemias, thalassemias, hemoglobin disorders.

36. **hematocrit (HCT)**: test to find the total volume of erythrocytes in the blood. Normal range: (M) 42 to 52%, (F) 37 to 47%.

37. **platelets**, or **thrombocytes**: cells whose main role is to help coagulation of the blood by means of a clotting substance called "fibrin," which collects where there is an injured blood vessel and partly plugs the hole. Normal range: 140,000 to 440,000 per cubic millimeter. High level (thrombocytosis) in iron-deficient anemia, Kawasaki's disease, myeloproliferative disorders such as polycythemia vera, splenectomy. Low level in serious bleeding disorders, leukemia, acute infections.

## BLOOD TYPES

Based on the presence or absence of specific antigens and antibodies in the red blood cells and in plasma. Most important for blood transfusions. They are classified as O, A, B, and AB.

Persons with type O, or universal type, are the most common (45% of adults). They can give blood to A, B, AB, and O types. They can receive blood from 0 types.

Persons with type A (40% of adults) can give blood to A and AB types. They can receive blood from A and O types.

Persons with type B (10% of adults) can give blood to A and AB types. They can receive blood from B and O types.

Persons with type AB (5% of adults) can give blood to AB types. They can receive blood from A, B, AB, and O types.

**Note**: Since there are other subgroup systems in erythrocytes, blood transfusion should be done only after proper cross-matching by an expert.

35. **glóbulos rojos (RBC), eritrocitos**, o **hematíes**: células que se forman en la médula ósea y son las responsables de llevar el oxígeno de los pulmones a los distintos tejidos y células del cuerpo, mientras que a la vez llevan el dióxido de carbono a los pulmones de donde se elimina. El componente principal de los glóbulos rojos es la hemoglobina (HGB), una proteína de color rojo, rica en hierro. Nivel normal: hombres, de 4.5 millones a 6.1 millón por milímetro cúbico; mujeres, de 4.0 millones a 5.5 millones por milímetro cúbico. Nivel alto en la deshidratación, en lesiones mieloproliferativas. Nivel bajo (anemias) en infecciones crónicas, deficiencias de vitamina $B_{12}$ y de hierro, hemorragia interna, ciertos tipos de cáncer, leucemias, talacemias, problemas de la hemoglobina.

36. **hematocritos (HCT)**: prueba para hallar el volúmen total de glóbulos rojos en la sangre. Nivel normal: hombres, del 42 al 52%; mujeres, del 37 al 47%.

37. **plaquetas**, o **trombocitos**: células cuya misión principal es la de contribuir a la coagulación de la sangre por medio de una substancia coagulante llamada fibrina, la cual se acumula cada vez que hay una lesión en un vaso sanguíneo, y acude allí para tapar, u ocluir, la herida. Nivel normal: de 140,000 a 440,000 por milímetro cúbico. Nivel alto (trombocitosis) en la anemia por deficiencia de hierro, mal de Kawasaki, desórdenes mieloproliferativos tales como policitemia vera. Nivel bajo en problemas de hemorragia interna grave, leucemia, infecciones agudas.

## GRUPOS SANGUÍNEOS

Los grupos sanguíneos se basan en la presencia o la ausencia de grupos específicos de antígenos y de anticuerpos en los glóbulos rojos y en el plasma sanguíneo. Son de suma importancia para las transfusiones de sangre, y están clasificados de la forma siguiente: O, A, B, y AB.

Personas del grupo O, el tipo llamado universal, es el más común, pues el 45% de las personas adultas son de este grupo. Pueden dar sangre a los grupos A, B, AB, y O. Pueden recibirla de los del grupo O.

Personas del grupo A, en el 40% de los adultos. Pueden dar sangre a los grupos A y AB. Pueden recibirla de los grupos A y O.

Personas del Grupo B, en el 10% de los adultos. Pueden dar sangre a los grupos A y AB. Pueden recibirla de los grupos B y O.

Personas del grupo AB, en un 5% de los adultos. Pueden dar sangre a los del grupo AB. Pueden recibir sangre de los grupos AB, A, B, y O.

**Nota**: Ya que existen otros sub-grupos en los eritrocitos, las transfusiones se deben de hacer después de haber hecho las pruebas correspondientes por una experta.

## The Rhesus (Rh) Blood Factor

This is an antigen present in the red blood cells of about 85% of people, who are designated as Rh positive, and absent in 15% of people, who are designated as Rh negative. It is particularly important in pregnant women with an Rh negative factor, because an Rh positive factor from the fetus entering her blood will cause an Rh antibody formation by the mother that is capable of destroying the baby's red blood cells, unless proper measures are taken before and after delivery.

## URINALYSIS, OR URINE TEST

1. **color and appearance**: normal color: amber or clear yellow. Red, or red-brown in hematuria, or the presence of red blood cells, liver disease, acute nephritis, cystitis, cancer of the kidney and/or bladder, renal lithiasis (calculi), and certain drugs. Yellow or green-brown in jaundice. Whitish in phosphaturia, fever, rickets, tuberculosis. Milky in chyluria (fat globules in the urine), pyuria (pus), infection of genitourinary tract. Cloudy in lithuria (excessive uric acid, or urates), bacteria, urinary tract infection. Pale or colorless in polyuria of different causes, excessive water intake, diuresis.

2. **odor**: normal: faintly aromatic. Ammonia in urinary bladder disease. Ripe fruit in ketonuria (presence of acetone).

3. **specific gravity**, or **weight**: shows how the kidneys concentrate or dilute fluids. Normal range: 1.008 to 1.030.g High level in diabetes mellitus. Low level in renal insufficiency.

4. **Ph reaction**: acidity or alkalinity in urine. Normal range (somewhat acid): 5.0 to 7.0. High level in fevers, dehydration, diabetes mellitus, diet rich in proteins. Low level in alkalosis, a vegetarian diet, pyelonephritis, urinary tract infection.

5. **protein**: normal: negative. High level (proteinuria) in myeloma, diabetic nephropathy, nephritis, renal insufficiency. Positive in urinary tract infection.

6. **glucose**: sugar in the urine. Normal: negative. High level (glycosuria) in hyperglycemia, inflammatory renal disease, pancreatic disease, hypothyroidism, diabetes.

## El factor Rhesus (Rh) en la sangre

Es un antígeno en los glóblulos rojos de un 85% de las personas, aproximadamente, y designado como Rh positivo, y ausente en un 15% de las personas, en cuyo caso se designa como Rh negativo. Es de mucha importancia para las mujeres en estado (embarazadas) que tengan el factor negativo Rh porque la unión del factor positivo Rh del feto causa la formación de un anticuerpo Rh por parte de la madre, lo cual puede destruir los glóbulos rojos de la criatura al menos que se tomen las medidas pertinentes antes y después del parto.

## URINÁLISIS, O EXAMEN DE ORINA

1. **color y aspecto**: color normal: ambarino o amarillo claro. Rojo, o Rojo-oscuro en hematuria, o la presencia de hematíes, mal hepático, nefritis aguda, cistitis, cáncer de los riñones y/o de la vejiga, litiasis renal (cálculos), y ciertas drogas. Amarillo, o verde oscuro en ictiricia. Blancuzco en fosfaturia, estado febril, raquitismo, tuberculosis. Lechoso en la quiluria (glóbulos de grasa en la orina), piuria (pus), infección del tracto genitourinario. Opaco en la lituria (exceso de ácido úrico, o uratos), bacterias, infección del tracto urinario. Pálido, o descolorido en casos de poliuria por distintas causas, exceso de agua ingerida, diuresis.

2. **olor**: normal: ligeramente aromático. Amoníaco en mal de la vejiga. Fruta madura en cetonuria (presencia de acetona).

3. **gravedad específica**, o **peso**: para mostrar como los riñones concentran o diluyen los líquidos. Nivel normal: de 1.008 a 1.030. Nivel alto en la diabetes mellitus. Nivel bajo en insuficiencia renal.

4. **reacción del Ph**: el estado de acidez, o de alcalinidad de la orina. Nivel normal (ligeramente ácida): de 5.0 a 7.0. Nivel alto en estado febril, deshidratación, diabetes mellitus, dieta rica en proteínas. Nivel bajo en alcalosis, dieta vegetariana, pielonefritis, infección del tracto urinario.

5. **proteína**: normal: negativo. Nivel alto (proteinuria) en mielomas, nefropatía diabética, nefritis, insuficiencia renal. Positivo en infección del tracto urinario.

6. **glucosa**: azúcar en la orina. Normal: negativo. Nivel alto (glicosuria) en hiperglicemia, mal renal inflamatorio, afección pancreática, hipotiroidismo, diabetes.

7. **ketones**: a product of the metabolism of fats. Normal: negative. High level in hyperthyroidism, ketonuria, or presence of acetone, metabolic conditions, dietary conditions, serious diabetes condition, malnutrition.

8. **uric acid**: organic waste product, excreted mostly by the kidneys. High level in leukemia; polyglobulia. Low level in gout.

9. **albumin**: normal: negative. High level in renal disease, albuminuria.

10. **amino acids**: high level in hepatic insufficiency, renal insufficiency, lead poisoning.

11. **creatine**: normal range: 100 mg/24 hrs. High level in endocrine disease, infection, leukemia, lupus. Low level in hyperthyroidism.

12. **creatinine**: normal range: 1.0 to 1.6 gm/24 hrs. High level in fevers, pregnancy, raw meat diet, endocrine disease. Low level in muscular atrophy, renal insufficiency.

13. **urea**: normal: 20 gm/L. High level (azoturia) in protein rich diet, internal bleeding, serious renal affection, fever, lithuria. Low level in serious liver insufficiency, kidney or renal insufficiency.

14. **potassium**: normal: 25-100 mEq/24 hr. High level in fever, Cushing's syndrome. Low level in Addison's disease, renal insufficiency, uremia.

15. **calcium**: normal level: 150 mg/24 hrs; high level in urinary calculi, hypercalcemia, renal tubular acidosis. Low level in renal failure, rickets, hyperparathyroidism.

16. **phosphorus**: normal: 1 gm. High level (hyperphospharuria) in hyperparathyroidism. Low level in parathyroid insufficiency, osteomalacia, vitamin D deficiency.

17. **bilirubin**: normal: negative. High level in jaundice, bile duct disease, liver disease.

18. **urobilinogen**: normal range: 0 to 4 mg. High level in liver disease, fevers, diabetes, hemolytic anemias. Low level in complete biliary obstruction, renal insufficiency.

7. **cetonas**: es un producto del metabolismo de las grasas. Normal: negativo. Nivel alto en hipertiroidismo, cetonuria, o presencia de cetona, estados metabólicos, estados dietéticos, estado grave de diabetes, desnutrición.

8. **acido urico**: substancia orgánica desechable, y eliminada mayormente por los riñones. Nivel alto, en leucemia, la poligloburia. Nivel bajo en la gota.

9. **albúmina**: normal: negativo. Nivel alto en males renales, albuminuria.

10. **amino acidos**: nivel alto en las insuficiencias renales y hepáticas, envenenamiento con plomo.

11. **creatina**: nivel normal: 100 mg/24 hrs. Nivel alto en enfermedades endocrinas, infecciones, leucemia, lupus. Nivel bajo en hipertiroidismo.

12. **creatinina**: nivel normal: de 1.0 a 1.6 gm/24 hrs. Nivel alto en estados febriles, estado de gestación, dieta de carne cruda, enfermedad endocrina. Nivel bajo en atrofia muscular, insuficiencia renal.

13. **urea**: normal: 20 gm/L. Nivel alto (azoturia) en dietas ricas en proteínas, sangramiento interno, afección renal grave, estados febriles, lituria. Nivel bajo en insuficiencia hepática graves, insuficiencia renal.

14. **potasio**: normal: 25-100 mEq/24 hrs. Nivel alto en estados febriles, el síndrome de Cushing. Nivel bajo en el mal de Addison, insuficiencia renal, uremia.

15. **calcio**: nivel normal: 150 mg/24 hrs; nivel alto en cálculos del tracto urinario, hipercalcemia, acidosis tubular renal. Nivel bajo en insuficiencia renal, raquitismo, hiperparatiroidismo.

16. **fósforo**: normal: 1 gm. Nivel alto (hiperfosforuria) en hiperparatiroidismo. Nivel bajo en insuficiencia de la paratiroides, osteomalasia, deficiencia de vitamina D.

17. **bilirubina**: normal: negativo. Nivel alto en ictiricia, afección del conducto biliar, mal hepático.

18. **urobilinógeno**: nivel normal: de 0 a 4 mg. Nivel alto en males hepáticos, estados febriles, diabetes, anemias hemolíticas. Nivel bajo en obstrucción biliar total, insuficiencia renal.

19. **blood**, or **red blood cells**: normal: negative. High level in urinary system hemorrhage, cancer of the bladder, renal tumor.

20. **squamous epithelial cells**: present in urinary sediment. An indication of contamination and/or malignancy affecting the ureters, inflammation of bladder.

21. **lactic dehydrogenase (LDH)**: normal range: 80 to 120 U/L at 30°C. High level in carcinoma of kidney, bladder and prostate, and renal disease.

22. **sedimentation**: leukocytes in infection, inflammation of urinary tract due to pus. RBC in hemorrhage in urinary tract. Cylinders in renal disease. Crystals in uric acid, urates, oxalates. Pus, germs, or bacteria, in cystitis, pyelitis, infection of genitourinary tract, renal disease.

## EXAMINATION OF FECES (STOOL)

Feces, Stool, Excreta, Excrement. Body waste discharged from the bowels by way of the anus.

1. **quantity**: normally from 100 to 300 grams daily, depending on the type of diet. A habitual and considerable increase may be an indication of malabsorption syndromes, pancreatic insufficiency, or gastrointestinal problems, while difficult defecation and often infrequent passage of fecal matter may result from constipation and other causes.

2. **form and consistency**: normally soft and formed, with 70 to 75% water. Hard and dry in constipation. Fluid or mushy in diarrheas due to dysentery, and/or enterocolitis. Semi-fluid and frothy in intestinal dyspepsia and inflammation. Flat, or ribbon-like, in spastic colitis or rectal obstruction. Fatty or greasy in cancer of the pancreas, pancreatic calculi, jaundice.

3. **color**: normally brown, but lighter in vegetarian diets. Golden yellow in babies during lactation. Tarry, or very dark, in gastric hemorrhage, duodenal or intestinal ulcer, hepatic cirrhosis, the use of certain medications, and cancer. Bloody to bright red in rectal hemorrhage, cancer of the colon or of the lower G.I. tract, ulcers, gastric carcinoma, rectal polyps, hemorrhoids, and septicemia. Clay color or whitish in lack of biliary pigments, hepatobiliary diseases.

4. **fat**: jaundice, cancer of pancreas, pancreatogenous steatorrhea.

19. **sangre**, o **glóbulos rojos**: normal: negativo. Nivel alto en hemorragia del sistema urinario, cáncer de la vejiga, tumor renal.

20. **células epiteliales escamosas**: presentes en el sedimento de la orina. Es una señal de que hay alguna contaminación o mal que afecta los uréteres, inflamación de la vejiga.

21. **deshidrogenasa láctea (LDH)**: nivel normal: de 80 a 120 U/L a 30°C. Nivel alto en carcinoma renal, de la vejiga, o de la próstata, mal renal.

22. **sedimentación**: leucocitos en infecciones, inflamación del tracto urinario a causa de pus. Glóbulos rojos en hemorragia del tracto urinario. Cilindros en males renales. Cristales en ácido úrico, uratos, oxalatos. Pus, gérmenes, o bacteria en cistitis, pielitis, infección del tracto genitourinario, mal renal.

# ANÁLISIS DE LAS HECES FECALES

Las heces fecales, o excremento, son los desechos del organismo expulsados de los intestinos a través del ano.

1. **cantidad**: normalmente de 100 a 300 gramos diarios, según el tipo de dieta que lleve la persona. Un aumento considerable y habitual puede ser una indicación de síndromes de mala absorción, insuficiencia pancreática, de problemas gastrointestinales, mientras que la defecación dificultuosa y poco frecuente, como en el estreñimiento, puede deberse a múltiples razones.

2. **forma y consistencia**: es normalmente suave y moldeada, con un 70 a un 75% de agua. Dura y seca en estreñimiento. Líquida y astosa en las diarreas debidas a disentería, y/o enterocolitis. Semi-líquida y espumosa en la dispepsia intestinal e inflamación. Aplastada, o en forma de cinta, en la colitis espástica, o en la obstrucción rectal. Grasienta en cancer del páncreas, cálculos en el páncreas, ictiricia.

3. **color**: normalmente carmelita, o pardo, pero más claro en las dietas vegetarianas. Amarillo dorado en los bebés durante la lactancia. Negruzco o muy oscuro en hemorragia gástrica, úlceras intestinales o duodenales, cirrosis hepática, cáncer, el uso de ciertas medicinas. Sangriento al rojo vivo en hemorragia rectal, cáncer del colon, o del intestino grueso, úlceras, carcinoma gástrico, pólipos en el recto, hemorroides, septicemia. Blancuzco en la falta de pigmento biliar, males hepatobiliares.

4. **grasas**: en ictiricia, cáncer del páncreas, esteatorrea pancreatógena.

5. **urobilinogen**: high level in hemolytic anemias. Low level in complete biliary obstruction, severe liver disease, alteration of intestinal bacterial flora, decreased hemoglobin turnover.

6. **mucus**: high level in inflamed conditions of intestines or rectum, dysenteric, enterocolitis, mucus colitis. Abnormally high in ulcerative colitis.

7. **pus**: large quantities in ulcerative colitis, chronic and bacillary dysentery, ulcerating diverticulitis, intestinal abscess.

8. **bacteria**: normal: E. Coli and other saprophyte type. Abnormal: salmonellosis, pathogenic E. Coli, shigellosis, Vibrio cholerae, staphylococcus, etc.

9. **parasites**: none, normally, but oxyuris or pinworm, ascaris, tapeworms, Necator Americanus, trichocephalus, entamoebas, Giardia lamblia, and others may be found.

10. **viruses**: pathogenic types may be seen causing enteric illness.

5. **urobilinógeno**: alto, en anemias hemolíticas. Bajo, en obstrucción biliar total, enfermedad hepática grave, alteración de la flora intestinal, baja producción de hemoglobina.

6. **mucosidad**: nivel alto en condiciones inflamatorias intestinales o del recto, disentería, enterocolitis, colitis mucosa. Alto nivel en colitis ulcerosa.

7. **pus**: cantidades grandes en la colitis ulcerosa, divertículos ulcerados, abceso intestinal.

8. **bacteria**: normal: E. Coli y otros del tipo saprofítico. Anormal: salmonelosis, E. Coli patogénica, shigellosis, Vibrio cólera, estafilococos, etc.

9. **parásitos**: ninguno, normalmente, pero pueden encontrarse los oxiuros, ascaris, solitarias, Necator Americanus, tricocéfalos, entoamebas, Giardia lamblia, y otros.

10. **virus**: suelen encontrarse los del tipo patogénico los cuales causan males intestinales.

# SECTION 25

# FIRST AID IN EMERGENCIES

First Aid is a series of established emergency measures that are administered to someone who is suddenly ill, injured in an accident, or disabled. The goal of the person administering the first aid should be to save the victim's life, promote his recovery, and/or prevent any further damage from occurring.

Today many cities, communities, and public and private organizations offer first aid training courses and issue certificates of attendance and proficiency after passing an exam. Colleges and other higher-education institutions offer various graduate programs for paramedics on emergency medical techniques and services, involving intensive training in pharmacology, cardiology, trauma, endotracheal and esophageal intubation, intravenous therapy, and advanced airway techniques.

Hospitals in many large cities are establishing sophisticated trauma centers with special equipment and personnel for trauma victims who have suffered serious injuries and who are initially attended by paramedics at the site of the accident, and later flown on a specially equipped helicopter to the hospital. The helicopter lands either on the roof or on a landing pad of the trauma center. From there, the victim is rushed to the special resuscitation room where he is revived and stabilized, and is then taken to surgery or to other parts of the trauma center, thus increasing the possibility that his life will be saved.

## EVALUATION OF THE EMERGENCY

Before administering first aid in any emergency, one must assess the nature and extent of the injury or illness. Steps should also be taken to avoid any possibility of making a mistake while waiting for the assistance of a medical professional.

# SECCIÓN 25

# PRIMEROS AUXILIOS DE EMERGENCIA

Por primeros auxilios se entiende la ayuda establecida prestada a alguien que se hay enfermado repentinamente, se haya lesionado en un accidente, o esté imposibilitado, aplicándole una serie de medidas de emergencia de vital importancia para la víctima ayudándolo a que se recupere, a evitar daños mayores, y a prevenir que pueda morirse.

Hoy en día muchas ciudades, comunidades, organizaciones publicas y privadas ofrecen cursos de primeros auxilios, con sus correspondientes certificados de asistencia y de aptitud después de haber pasado los exámenes de rigor. Las universidades y otras instituciones educacionales ofrecen una variedad de programas en sus cursos para los paramédicos, los cuales están basados en las diferentes técnicas para emergencias y otros servicios similares, que incluyen estudios en farmacología cardiología, el trauma clínico, la intubación traqueal y del esófago, la terapia intravenosa, y técnicas avanzadas en las vías respiratorias.

Los hospitales en muchas grandes ciudades están estableciendo centros avanzados para el trauma, con equipos y personal especializados para tratar las víctimas de trauma que hayan tenido lesiones graves, ya atendidas inicialmente por los paramédicos en el lugar del accidente, y que después son puestos en un helicóptero especialmente equipado para ser trasladados rápidamente al hospital. El helicóptero aterriza o bien en el techo o en el espacio preparado para el aterrizaje en el centro de trauma, y la víctima es llevada con rapidez a la sala especial de resusitación donde es revivida y estabilizada, y de allí es llevada al salón de cirugía o a alguna otra parte del centro de traumas, aumentando así la posibilidad de que se le pueda salvar la vida.

## EVALUACIÓN DE LA EMERGENCIA

Antes de tratar de prestar ayuda en cualquier amergencia es necesario evaluar la naturaleza y gravedad de la misma, así como los primeros pasos a tomar para evitar la posibilidad de cualquier error que pueda empeorar la situación mientras se espera por la ayuda de un profesional de la medicina.

1. Act quickly to evaluate the victim's condition. Check such things as the circulation of blood, pulse rate, blood pressure, breathing and condition of airway passage or trachea, state of consciousness and the possible need for artificial respiration or CPR, and any possible injuries and/or fractures.

2. Do not attempt to move the victim with serious injuries unless it is necessary for his own safety. Be sure to keep him quiet and warm. Look for anything on his person that will alert you to particular allergies and diseases requiring special attention.

3. If bleeding, try to control it by working first on wounds requiring the most urgent attention.

4. If the victim is unconscious or semiconscious, do not give him anything by way of mouth.

5. Look for visible signs of possible acid intoxication, such as burns in the mouth and lips. The size of the pupils, if both dilated and unresponsive to light, is an indication of drug intoxication or death.

6. Look for visible signs of shock, such as a pale or bluish skin hue or a cool and clammy skin texture.

7. Remain calm at all times and speak quietly to the victim, reassuring him to help control his fear and possible state of panic.

## APOPLEXY (STROKE)

An apoplexy, or stroke, is a sudden and severe cardiovascular accident that generally affects persons over 60 years of age. When a stoke occurs, the supply of blood to a particular area of the brain decreases, damaging it to such an extent that it cannot function properly. A stroke may be caused by a cerebral hemorrhage, an arterial blood clot causing a cerebral thrombosis, an embolism, or by an aneurysm.

### Symptoms (may vary depending on site of brain damage)

1. Sudden collapse and loss of consciousness.

2. Distended eyeballs with vision disturbances.

3. Difficulty in breathing and/or swallowing.

1. Actúe con rapidez en la evaluación del estado de la víctima. Cosas tales como la circulación de la sangre, el pulso, la presión arterial, la respiración y estado de las vías respiratorias o la tráquea, si está consciente, y la necesidad de aplicarle la respiración artificial o el RCP, observar si hay fracturas y otras lesiones.

2. No intente mover o cambiar de lugar a la víctima, al menos que sea necesario para su seguridad personal, manteniéndolo tranquilo y con calor. Busque en la ropa del lesionado algo que indique alguna alergia o enfermedades que requieran una atención especial.

3. Si está sangrando, trate de controlarlo, atendiendo primero aquellas lesiones o heridas que requieran su atención mas inmediata.

4. Si la victima está inconsciente, o semi-inconsciente, no le dé nada de tomar.

5. Observe si existen signos visibles de intoxicación con ácidos, como quemaduras en la boca y labios, y el tamaño de las pupilas, pues si ambas están muy dilatadas y no reaccionan a la luz, es la señal de intoxicación con algún tipo de droga, o de estar muerto.

6. Observe si hay señales visibles de choque, como palidez o amoratamiento de la piel, así como que se sienta pegajosa.

7. Permanezca en calma, y háblele al paciente sin agitación para que se sienta tranquilo y ayudarlo que pierda el miedo y el estado de pánico.

# APOPLEJÍA O STROKE

La apoplejía es un ataque cardiovascular abrupto y severo que afecta generalmente a personas de más de 60 años, ocasionando la disminución del flujo sanguíneo a un área en particular del cerebro, dañándola de tal manera que deja de funcionar como de costumbre. Puede ser motivada por una hemorragia o derrame cerebral, por un coágulo que obstruccione una arteria causando una trombosis cerebral, por una embolia, o por un aneurisma.

## Síntomas (pueden variar según el lugar de la lesión cerebral)

1. Colapso súbito, o repentino, y pérdida del conocimiento.

2. Ojos distendidos, o muy abiertos, con problemas visuales.

3. Dificultad para respirar y/o tragar.

4. Convulsions—face becomes red and congested.

5. Mouth may be gradually drawn to one side, with drooling of the saliva.

6. Ability to speak may be affected.

7. Dizziness and confusion.

8. Numbness and/or paralysis involving one side of the body, affecting limbs and facial muscles.

9. Subnormal temperature of the skin which may be covered with a clammy sweat.

10. Loss of bladder and bowel control.

## Procedure

1. Lie victim down, elevating his head and shoulders with pillows.

2. Refrain from moving victim, unless he is in a dangerous area.

3. Loosen all clothing, belts, etc., and remove dentures if any.

4. Apply artificial respiration mouth-to-mouth, or CPR if breathing and pulse have stopped.

5. If unconscious and choking, turn victim's head sideways for the secretions to come out, using your fingers, if necessary, to stop secretions from entering the lungs.

6. Do not give victim anything by way of mouth.

## BLEEDING

Bleeding is the abnormal loss of blood, either from an injury, wound, or an internal bleeding disorder. If the blood comes from an artery, it is bright red and comes out in spurts; if it is from a vein, it is dark red and flows continuously. The rapid loss of blood can cause a sudden collapse of blood pressure, a weak pulse, fainting, paleness, sweating, and shock. The loss of one-half the total volume of blood, or about two and one half quarts, could mean death.

4. Convulsiones. La cara se va tornando roja y congestionada.

5. La boca se va virando gradualmente hacia un lado, con babeo o segregación de saliva espesa.

6. Puede afectarse el habla.

7. Sensación de mareo y de confusión.

8. Entumecimiento y/o parálisis de un parte del cuerpo, afectando las extremidades y músculos facialies del lado afectado.

9. Temperatura de la piel, o cutánea, más baja de lo normal, y cubierta de un sudor pegajoso.

10. Pérdida del control para orinar y defecar.

## Procedimiento

1. Acostar a la víctima y elevarle la cabeza y los hombros con almohadas.

2. Evitar mover a la víctima, al menos que se encuentre en un área peligrosa.

3. Aflójele toda la ropa, cinturones, etc., y la dentadura postiza si la tuviere.

4. Aplíquele la respiración artificial, o la cardiopulmonar, si la respiración y el pulso han dejado de funcionar.

5. Si está inconsciente y asfixiándose, vírele la cabeza para un lado para que las secreciones salgan, usando los dedos si fuere necesario, para evitar que las secreciones pasen a los pulmones.

6. No darle nada por la vía oral.

## SANGRAMIENTO

El sangrar, o sangramiento, es la pérdida anormal de sangre, ya sea por una lesión o herida, o por un desorden sanguíneo interior. Si la sangre sale de una arteria, es de color rojo vivo y sale a borbotones; si es de una vena, es de color rojo oscuro y brota continuamente. La pérdida rapida de sangre puede ocasionar un descenso rápido de la presión arterial, pulso débil, desmayo, palidez, sudoración profusa, y un estado de choque. La pérdida de la mitad del volúmen total de la sangre, o séa unos dos litros y medio, podría ocasionar la muerte.

Cuts or wounds, in general, are a break in the skin injuring the tissues under it and may be caused by an accident, violence, or surgery. They are classified into two groups, open and closed, depending on whether the cut leaves the subcutaneous tissues exposed or open. If the cut is not very deep, it is considered a closed wound. Open wounds may be divided into several categories: (a) contused, or subcutaneous, producing a hemorrhage of variable intensity, according to the extent of damage to neighboring tissue; (b) penetrating, caused by a knife or other sharp instrument; (c) lacerating, when the skin is torn and leaves jagged edges. Cuts may be closed by suturing, but surgery may be required if the damage includes blood vessels, nerves, or tissues under the skin, which may bleed profusely, depending on how deep they are, or on the extent of the damage.

## Procedure

1. Wash or rinse the area with running, warm water. Dry it and apply a disinfectant.

2. Dress the wound with sterile gauze held in place by a bandage or adhesive tape.

3. If bleeding continues, raise the injured part as high as possible, applying firm pressure to control the bleeding. Don't remove the initial dressing to avoid disturbing the clot. Instead, wrap more gauze around the wound and apply firm pressure, taking care not to cut off circulation.

4. Large and deep wounds may require stitching and/or a blood transfusion to replace the amount of blood lost if the bleeding is severe.

## Pressure Points

To limit or to control arterial bleeding, press the artery firmly with the fingers, straight not curved, against the bone under the artery. The main pressure points are in the upper arm, between the armpit and the elbow if bleeding is in the arm, in the groin or inguinal region for bleeding in the upper leg, and behind the knee if bleeding is in the lower part of the leg.

Las heridas, o cortes en general son un rompimiento de la piel, lesionando los tejidos debajo de la misma, y pueden ser causadas por un accidente, por violencia, o por una intervención quirúrgica. Se clasifican en dos grupos, abiertas y cerradas, dependiendo de si el corte deja al descubierto los tejidos subcutáneos, y cerrada cuando no es muy profunda. Las heridas abiertas se pueden dividir en varias categorías, como sigue: (a) contusas, o subcutáneas, que producen una hemorragia de variada intensidad de acuerdo con los daños causados a los tejidos aledaños; (b) penetrantes, causadas por un cuchillo u otro objeto afilado; (c) lacerantes, cuando hay desgarramiento de la piel y deja bordes irregulares. Pueden ser cerradas con suturas, pero requieren cirugía si el daño incluye lesiones de los vasos sanquíneos, los nervios, y los tejidos subcutáneos. Sangran abundantemente dependiendo de su profundidad y de la gravedad de los daños ocasionados.

## Procedimiento

1. Lave o enjuague el área con agua tibia corriente. Séquela y aplíquele algún tipo de desinfestante.

2. Vende la herida con gasa estéril, sujetada al lugar con un vendaje de sujeción o esparadrapo.

3. Si continúa sangrando, levante la parte lesionada en algo más alto al mismo tiempo que presiona firmemente con la mano para tratar de controlar la sangre. No quite el vendaje incial para así evitar quitar la sangre ya coagulada, sino siga añadiendo más vendaje alrededor de la herida mientras continúa ejerciendo más presión, pero no mucha para no cortar la circulación.

4. Las heridas grandes y profundas pueden necesitar la aplicación de puntos, o suturas, y quizás la transfusión de sangre para reemplazar la cantidad perdida si la hemorragia ha sido intensa.

## Puntos principales de presión

Los puntos principales de presión para limitar o controlar el sangramiento arterial apretando firmemente la arteria con los dedos extendidos contra el hueso correspondiente debajo de la arteria son en la parte superior del brazo, entre la axila y el codo, si el sangramiento está en el brazo, en la región inguinal si el sangramiento está en la parte superior de la pierna, y en la parte de atrás de la rodilla si está en la parte inferior de la pierna.

# BURNS

Burns may be classified as follows: (a) those produced by fire or extremely hot materials such as water, steam, and explosives; (b) those produced by chemical products, such as strong acids and alkalies; (c) those produced by a long exposure to the sun; and (d) electrical burns produced by contact with electricity, radiation, or lightning.

According to their intensity, burns may be classified as first, second, or third degree. First degree burns affect only the external layer of the skin, or epidermis, causing an erythema, or skin redness. If intensive, they may bring about fever, mild pain, headache, and restlessness. Second degree burns cause damage to the deep layer of the skin. Third degree burns are the most severe if the thickness of the skin is destroyed, with possible exposure of muscles and bones. Second and third degree burns may cause a state of shock, with tachycardia, and a rapid state of hypotension. Any burn affecting a large area (over 10% of the entire body surface) may be considered serious; 50% and over may cause death.

## Procedure for Minor Burns

1. Submerge the burned skin area immediately in cold, not icy, running water.

2. Apply a cloth or compress soaked in ice cold water, changing it after the pain subsides. Avoid using any ointments or lotions.

3. Remove clothing, trinkets, and belts from the area before it swells.

4. Dress the area with clean and sterile material. Never use adhesive dressing directly on burns, and do not try to break or drain blisters, if any.

## Procedure for Major Burns

1. If the victim's clothing is on fire or smoldering, try to stop it by rolling the victim on the ground, dousing him with cold, not icy, water, and then covering him with a blanket.

2. Cut clothing away from the burned area, but do not pull it loose.

## QUEMADURAS

Las quemaduras, desde el punto de vista de su causa, pueden clasificarse como sigue: (a) las ocasionadas por fuego, o por materiales extremadamente calientes, tales como agua hirviendo, vapor de agua, y por materiales explosivos; (b) las producidas por productos químicos, tales como los alcalíes y ácidos fuertes; (c) los que se deben a una larga e intensa exposición a los rayos solares; (d) las producidas por contacto con la electrididad, la radiación, o el haber sido alcanzado por una descarga eléctrica, o un rayo.

De acuerdo con su intensidad, y la profundidad o alcance de la lesión, las quemaduras se clasifican de Primer, Segundo, o Tercer Grado. Las de Primer Grado, afectan solamente la capa de la piel. Si han sido de carácter intensivo pueden ocasionar fiebre, dolor no muy intenso, dolor de cabeza, y ansiedad. Las quemaduras de Segundo Grado son las que han causado daño a la capa profunda de la piel. Las de Tercer Grado son las más severas si el espesor, o grueso de la piel, ha sido destruído, con la posibilidad de que los músculos y huesos hayan quedado expuestos. Las quemaduras de segundo y tercer grado pueden ocasionar un estado de choque, con taquicardia, y un rápido descenso de la presión arterial. Cualquier quemadura que afecte una extensa área de más del diez por ciento de la superficie del cuerpo se considera grave. Un 50 por ciento puede ocasionar la muerte.

## Procedimiento para quemaduras menores

1. Sumerja el área quemada de la piel inmediatamente en agua fría corriente.

2. Apliquele una compresa empapada en agua helada, cambiándola a menudo hasta que se alivie el dolor. Evite el uso de cualquier untura o loción.

3. Quite, o remueva la ropa, cualquier ornamento y cinturones del área afectada antes que se hinche o inflame.

4. Debe de vendarse el área afectada con material limpio y estéril. Nunca use material adhesivo directamente en las quemaduras, ni trate de romper o reventar las ampollas si hubiese alguna.

## Procedimiento para quemaduras mayores

1. Si la ropa de la víctima está ardiendo, o humeando y algo encendida, trate de apagarla haciendo rodar a la víctima por el suelo, echándole al mismo tiempo agua fría, no helada, y luego cubrirla con una frazada.

2. Corte la ropa en el área quemada, pero no tire de ella para desprenderla.

3. Cover the exposed burn with a dry, clean sheet, or sterile dressing to exclude the air from it and avoid possible contamination.

4. Rush victim to a burn control center or a trauma center.

## SUNBURN

Overexposure to direct sunlight, particularly in hot weather, affects the tiny blood vessels in the epidermis, or surface of the skin, which may appear burned and be accompanied by peeling, dryness, redness, tenderness, swelling, itching, chills, and the possibility of blistering and fever. Use of sunscreen lotions that protect against the ultraviolet rays of the sun is advised. If at the beach, apply sunscreen before and after getting into the water, or after sweating profusely. Exposure to the sun should be avoided at high noon.

## Procedure

1. If skin is red, but without blisters, soak the area in cold, not icy, water, or apply cold compresses to area.

2. Do not apply any greasy lotions.

3. Give plenty of fluids, especially slightly salted water.

4. If skin is blistered, apply wet dressings previously dipped in a solution of baking soda and corn starch, one teaspoon of each in about two quarts of cold, not icy, water.

## CARDIOPULMONARY RESUSCITATION (CPR)

Cardiopulmonary resuscitation is the combination of mouth-to-mouth resuscitation plus external cardiac compression, or massage, to quickly restore the flow of blood to the brain within four minutes after the victim has been stricken, and thus avoid any serious and irrevocable brain damage.

## Procedure

1. Lay the victim flat on his back on a firm and hard surface.

3. Cúbrase, o tápese la quemadura con una sábana limpia y seca, o con un vendaje esterilizado para excluir el aire, aliviar el dolor, y evitar una posible contaminación.

4. Llévese a la víctima lo más rápidamente posible a un centro de control para quemaduras, o a un centro de traumas.

## QUEMADURAS DEL SOL

Causadas por la excesiva exposición directa al sol, afectando los pequeños vasos capilares en la epidermis, o superficie de la piel, la cual presenta los efectos de una quemadura acompañada de despellejamiento, sequedad, picazón, rojez, sebsibilidad, hinchazón, escalofríos, y la posibilidad de ampollas y fiebre. Es aconsejable el uso de lociones protectoras contra los rayos ultravioleta del sol, antes y después de entrar en el agua, o después de haber sudado profusamente. No se aconseja tomar el sol al medio día.

### Procedimiento

1. Si la piel está roja, pero sin ampollas, remoje el área con agua fría, no halada, o aplíquele compresas frías.

2. No le ponga lociones grasas.

3. Déle de beber líquido bastante, especialmente agua con un poco de sal.

4. Si hay ampollas, aplíquele compresas mojadas previamente en una solución de bicarbonato de sodio y de maicena, una cucharadita de cada una en aproximadamente dos litros de agua fría, no helada.

## LA RESUSCITACIÓN CARDIOPULMONAR (RCP)

La resuscitación cardiopulmonar es una combinación de la resuscitación de boca a boca conjuntamente con la compresión cardíaca externa, o masaje, para que la sangre fluya al cerebro lo más rápido posible, dentro de los cuatro minutos de haberle ocurrido el problema a la víctima, para tratar de evitar que el cerebro sufra un daño irreversible.

### Procedimiento

1. Ponga a la víctima boca arriba en una superficie firme y dura.

2. Check the pulse and breathing rhythms to see if the heart has stopped, or if the victim has just fainted.

3. If not breathing and no pulse or heartbeat is detected, start mouth-to-mouth resuscitation, keeping his chin up to open the air passage.

4. Start external heart compression, with your shoulder placed directly above your hands, arms held stiff, with the back of the hand pushing down 1.5 to 2 inches directly and firmly, with your back and body over the lower 1/3 of the breastbone, never the tip, and away from the victim's ribs.

5. Relax pressure without removing your hands from the victim's chest between compressions, at the rate of 80 to 100 per minute, stopping briefly after 15 compressions to give two quick breaths.

6. Continue the rhythm of compressions and breaths until pulse returns. After one hour without results, resuscitation has failed.

**Note**: The use of CPR procedures by untrained persons is not advisable. For infants and small children, the procedure requires less pressure and is somewhat different than for adults.

## ARTIFICIAL RESPIRATION FOR ADULTS

Artificial, or mouth-to-mouth respiration, is used in situations where spontaneous breathing in an adult person is very difficult, or has stopped entirely but the heart is still beating. If there is no neck injury, the easiest and the simplest way of forcing air into the victim's lungs is as follows:

1. Place the victim on his back on something firm, and immediately clear the mouth and air passage of any foreign substance with your fingers, if necessary. Loosen tight clothing around neck and chest.

2. Place the back of the palm of your hand on the victim's forehead to gently tilt back the head and to keep the chin pointing upward, while the other hand is placed under the victim's neck to lift it up.

2. Tómele el pulso y observe la respiración para así ver si el corazón ha dejado de funcionar, o si es que la víctima ha sufrido un desmayo.

3. Si no respira y no se observan pulsaciones ni latidos del corazón, comience la respiración de boca a boca, manteniéndo a la víctima con el mentón hacia arriba para facilitar el paso del aire.

4. Comience la compresión externa del corazón, con el hombro en posición directamente sobre las manos, los brazos rígidos, y con el dorso de la mano derecha, o de la izquierda, empujando hacia abajo con el cuerpo 1.5 a 2 pulgadas directa y firmemente sobre 1/3 de la parte baja del esternón, nunca en el extremo inferior ni cerca de las costillas.

5. Afloje la presión sin remover las manos del pecho de la víctima entre una compresión y la otra, a razón de 80 a 100 por minuto, deteniéndose brevemente después de 15 compresiones para así poderle insuflar aire rápidamente dos veces más.

6. Continúe el ritmo de las compresiones y el aire hasta que le vuelva el pulso a la víctima. Si después de una hora no ha habido resultado alguno, se considera que el esfuerzo ha fracasado.

**Nota**: El uso de los precedimientos de RCP no es aconsejable para las personas no entrenadas. Para los niños y chicos jóvenes, el procedimiento requiere menos presion y difiere del procedimiento para los adultos.

## RESPIRACIÓN ARTIFICIAL PARA ADULTOS

La respiración artificial de boca a boca se usa en ocasiones en que la respiración espontánea sea muy deficiente, o que haya cesado por completo, pero el corazón sigue latiendo. Si no hay lesión en el cuello, la manera más simple y fácil de forzar aire en los pulmones de la víctima es:

1. Acueste a la víctima boca arriba sobre algo firme, y enseguida extráigale de la boca con los dedos cualquier cuerpo extraño que tenga. Aflójele la ropa ceñida al cuello y el pecho.

2. Ponga la parte inferior de la palma de la mano suya en la frente de la víctima para inclinarla hacia atrás suavemente y así mantener la barbilla hacia arriba mientras que la otra mano se coloca debajo del cuello para levantarlo.

3. Pinch the nostrils closed with the thumb and index fingers of the hand on the victim's head. Take a deep breath while placing your open mouth tightly over the victim's open mouth to seal it, and blow hard four times in rapid sequences, pausing for five seconds between breaths to inhale. Stop when the victim's chest is expanded and he starts to breathe spontaneously.

4. Keep the victim covered to retain body heat and check pulse frequently.

**Note**: Inexperienced persons should not use this technique.

## EMERGENCY CHILDBIRTH (NORMAL)

The following material should be ready beforehand, if possible: Rust-free scissors, a new razor blade, strips made of clean cloth, all of which should be sterilized in boiling water for 20 minutes, leaving them covered to cool off, or wrapped in a clean and sterile cloth. Other necessary materials are sterile gauze, sanitary napkins, an oil cloth or plastic sheeting, a soft cotton baby blanket, a pail, and a heavy duty plastic bag.

## Symptoms

Contractions occur every two minutes or more often. The baby's head may become visible without separating the lips of the vagina. The dilation of the opening of the birth canal is more apparent, and the sac of water, or amniotic fluid, may break.

## Procedure

1. The expectant mother should lie on her back on a bed or flat surface, undressed or partially covered with a sheet, with a pillow under her head and propped up with another pillow under her buttocks. Her legs and thighs should be spread apart, knees bent, and feet firmly flat on the bed. Do not allow her to go to the bathroom or to try to cross her legs to delay delivery.

2. After shaving the hair in the pubic area, wash the area with boiled, warm soapy water. The person assisting should also wash his or her hands thoroughly and rinse them with alcohol.

3. Apriétele las narices para cerrarla, usando el dedo pulgar y el índice de la mano en la frente de la víctima. Respire profundamente al mismo tiempo que le coloca la boca abierta suya sobre la de la víctima, soplando cuatro veces seguidas y descansando cinco segundos entre soplo y soplo otro trago deténgase cuando el pecho de la víctima se haya expansionado y comience a respirar expontáneamente.

4. Mantenga cubierta a la víctima para mantenerle el calor del cuerpo, y tómele el pulso frecuentemente.

**Nota**: Las personas sin experiencia no deben usar este método.

## PARTO DE URGENCIA (NORMAL)

Los materiales siguientes deben estar listos con tiempo, si es posible: Un par de tijeras sin herrumbre, una hoja de rasurar nueva, tiras de tela estéril todo lo cual se debe esterilizar en agua hirviendo por espacio de 20 minutos, dejándolos enfriar tapados, o envueltos en un paño limpio y estéril. Otros materiales necesarios son gasa estéril, toallas sanitarias, un hule o material plástico, una frazada o manta de algodón suave para el bebé, un cubo o balde, y una bolsa plástica.

### Síntomas

Contracciones cada dos o tres minutos, o con más frecuencia. La cabeza del niño se hace visible sin que se hayan separado los labios de la vagina. La dilatación del orificio de salida se hace mas aparente, y se puede producir la rotura de la bolsa de las aguas o líquido amniótico.

### Procedimiento

1. La parturienta debe de estar acostada boca arriba en una superficie plana, sin ropa, o tapada parcialmente con una sábana, y con una almohada debajo de la cabeza; otra alhoada se le pondrá debajo de las nalgas para calzarla y levantarla un poco. Las piernas y muslos bien separados, las rodillas dobladas, y los pies apoyados firmemente en la cama. No se le debe permitir ya ir al baño, ni cruzar las piernas para tratar de retrasar el parto.

2. Después de haberle rasurado los vellos del pubis deberá lavarse el exterior solamente con agua hervida tibia enjabonada. La persona que la asiste deberá tener las manos bien lavadas también y luego enjuagárselas con alcohol.

3. Once the baby is visible through the vagina, it begins to emerge head first. Then, very slowly, the forehead appears. At this stage, an episiotomy, or surgical incision of the perineum, the area between the vulva and the anus, may be advisable to prevent a serious tear in the tissues. Once the head has emerged, support and cradle it with your cupped hands to guide it gently through the canal, without pulling or twisting it. As the nose, mouth and chin come out, they should be kept free at all times of any fluid or other secretions. If the baby is still in the sac of water, quickly and carefully tear the sac with your fingers to let the baby breathe freely. Should the umbilical cord be wrapped or twisted around the baby's neck, quickly slip it gently over the head.

4. Once the head is out, wipe the baby's mouth with a finger wrapped in a piece of gauze. Do nothing to the eyes, nose, and ears, or to the white material on the baby's body because it protects the skin. As a rule, the head turns around for the upper shoulder to emerge. Never pull on the baby's head. Next, the baby will turn around toward the other side for the other shoulder to emerge. At this stage, support the baby under the armpits, and the rest of the body and the lower extremities will come out easily. The umbilical cord may then be cut, or held temporarily with a clamp.

5. If the baby fails to breathe or cry, gently clean the mouth and under the nose with a piece of gauze. Hold the baby upside down by the legs to allow any secretions to run out, and blow short and quick puffs of air into the baby's lungs every five seconds until it starts to breathe. If this fails, apply mouth-to-mouth resuscitation every three seconds.

6. Watch the umbilical cord. When it is limp and stops pulsating, tie it firmly in two places. The first knot should be about five inches away from the baby's body, and the second knot two to four inches beyond that. Cut the cord between the knots with the scissors or the razor blade, which have been previously sterilized. Wrap the baby, except his face, in a warm towel or blanket, and place him sideways on the mother's abdomen, with his head somewhat lower than the rest of his body to allow any secretions to come out.

3. Cuando se vea salir la cabeza de la criatura por el orificio de la vagina, primero saldrá la cabeza, y luego después, muy lentamente, la frente. En esta etapa, puede ser necesario practicarle una episiotomía, o un ligero corte en el perineo, o sea, en la membrana entre la vulva y el ano para evitar un desgarramiento de los tejidos. Una vez que la cabeza haya salido, se debe de sujetarla con las palmas de las dos manos para guiarla hacia abajo por el canal, sin halarla ni torcerla, según van saliendo la nariz, la boca, y el mentón o barbilla de la criatura, las cuales deberán mantenerse limpias y libre de cualquier líquido, sangre, u otras secreciones. Si la criatura está todavía cubierta por la bolsa de las aguas rásguela o perfórela rápida y cuidadosamente con los dedos para que salga el líquido y aparte las membranas de la cara del niño para que pueda respirar libremente. Si el cordón umbilical está enredado o torcido alrededor del cuello del niño, deslícelo rápidamente con suavidad por sobre la cabeza del niño.

4. Una vez que toda la cabeza haya salido, límpiele suavemente la boca con un dedo cubierto de un pedazo de gasa. No le haga nada a los ojos, la nariz y orejas u oídos, ni tampoco trate de quitarle el material blanco que cubre y protege la piel del niño. Generalmente la cabeza gira un poco hacia un lado para permitir que salga el hombro anterior. Nunca trate de halar la cabeza. Seguidamente, la cabeza girará hacia el otro lado para permitir la salida del otro hombro. En esta etapa sujete al niño por debajo de las axilas y así podrán salir más facilmente el resto del cuerpo y las extremidades. El cordón umbilical lo pueden cortar, o sujetarlo firmemente con unas pinzas temporalmente.

5. Si la criatura no respira o llora de inmediato, límpiele suavemente la boca y debajo de la nariz con un pedazo de gasa. Sujételo con una mano boca abajo por los pies para que salgan las secreciones, y sóplele aire rápida y suavemente cada cinco segundos hasta que comience a respirar, y si no lo hace aplíquele la resucitación de boca a boca, insuflándole aire suavemente cada tres segundos.

6. Esté al tanto del cordón umbilical, y cuando esté flácido y haya dejado de pulsar, amárrelo firmemente en dos lugares. Uno a cinco pulgadas, más o menos, del cuerpo del niño, y el otro a unas dos o cuatro pulgadas más abajo del primer nudo. Luego corte con las tijeras, o la navaja, ya esterilizadas, entre los dos nudos. Envuelva a la criatura, menos la cara, en una toalla o una manta calientita y póngala de costado sobre el abdomen de la madre, con la cabeza algo más baja que el resto del cuerpo para que salgan las secreciones.

7. Wait calmly for the placenta, or the afterbirth, to be expelled without pulling it. This usually takes ten to fifteen minutes. Save the placenta in a plastic bag for the doctor to examine. After the placenta is out, examine the perineum. If an episiotomy has been performed or there is any laceration or tear, it should be cleaned and stitched.

8. Place one hand on the mother's lower abdomen and gently massage the area in a circular motion every five minutes for an hour, until it feels firm and contracted. Finally, wash the vaginal area with warm, soapy, and sterilized water. After rinsing it, place a towel, a clean cloth, or a sanitary napkin over the mother's vulva in case there is any bleeding.

9. Keep the baby and the mother covered with a blanket or with a towel to keep them warm. Do not cover the baby's face, keeping his mouth and nose free from any matter.

10. After the delivery process is over, immediate transportation to the hospital should be considered, whether there are any complications or not.

# CHOKING

Choking is the inability to breathe because there is an obstruction in the air passage, or windpipe. It may lead to accidental death unless it is controlled within the first five minutes after the onset. A choking victim, if conscious, grasps his throat to tell that something is blocking the air duct, and he begins to turn blue because of the lack of oxygen, not to be confused with a heart attack because in that case the victim may be able to talk and breathe initially, while the choking victim cannot.

## Procedure

If the victim is sitting or standing use the Heimlich maneuver as follows:

1. Stand behind the victim and put your arms above his waist.

2. If victim is sitting, place your fist with the thumb side against the victim's abdomen, between the navel and the lower part of the rib cage.

7. Espere sin apuro que la placenta y membranas fetales salgan, sin tirar de ellas, lo cual toma de 10 a 15 minutos, y guárdelas en una bolsa plástica para que el médico las examine. Después que la placenta haya salido, observe el perineo, o área entre la vulva y el ano, para ver si ha habido alguna lesión o resgadura, en cuyo caso debe de proceder a lavar esa área y luego darle unos puntos o suturas, y también en caso de que le hayan hecho una episiotomía durante el parto.

8. Colóquele una mano en el bajo vientre de la parturienta y déle un masaje suave con un movimiento circular cada cinco minutos durante una hora, hasta que el útero se sienta firme y contraído. Finalmente, limpie el área vaginal con agua tibia esterilizada, y cúbrale el área con una toalla sanitaria por si acaso tiene alguna pérdida después del parto y la retirada de la placenta.

9. Tape a la criatura y a la madre con una frazada, o con una toalla, para mantenerles el calor. No le tape la cara al niño, y quítele de la boca y de la nariz cualquier materia que haya.

10. Después del parto, se debe de considerar llevar a la madre y al niño al hospital, haya o no hay habido complicación alguna.

# ASFIXIA

La asfixia por atragantamiento es la imposibilidad de respirar debido a alguna obstrucción en el conducto respiratorio, la cual puede a veces ocasionar la muerte accidental al menos que se pueda controlar dentro de los primeros cinco minutos de haber comenzado. La víctima del ahogo, o asfixia, si está consciente, se echa mano a la garganta para indicar que algo le está obstruccionando el paso del aire, esto a medida que la cara se le va poniendo azulosa por la falta de oxígeno, lo cual no debe de confundirse con un ataque cardíaco porque en ese caso la víctima puede hablar al principio y respirar en ese momento, mientras que el que está atragantado no puede hacerlo.

## Procedimiento

Si la víctima está sentada o de pie, use el procedimiento de Heimlich:

1. Párese detrás de la víctima y póngale sus brazos un poco más arriba de la cintura.

2. Si la víctima está sentada, póngale el puño cerrado con el dedo pulgar contra el abdomen de la víctima, entre el ombligo y la parte inferior de las costillas.

3. Grasp your wrist with your other hand and suddenly press it upwards and with a quick force into the victim's abdomen. Repeat the action several times if necessary to dislodge the foreign object.

If victim is collapsed or lying down:

1. Place him face up, while you kneel straddling his hips.

2. With one of your hands on top of the other, place the back of your hand on the abdomen, just above the navel and below the rib cage.

3. Press down into the victim's abdomen with a quick upward motion.

If victim is extremely fat or markedly pregnant:

1. Stand behind the victim and place your arm under his or her armpits, not on the ribs.

2. Without squeezing the chest, apply four rapid blows on his or her back, between the shoulder blades.

3. Place the thumb side of your fist and the other hand in the middle of the breastbone, not on the lower tip of it, and press sharply inward so as to compress the chest and force the air out of the lungs.

4. If the object is expelled and there is neither breathing nor pulse, perform mouth-to-mouth resuscitation and/or CPR.

If the victim is an infant:

1. Hold him upside down in your lap or your arm.

2. With the palm of your hand give him four sharp blows in the back, between the shoulder blades, before applying the abdominal thrusts which should be lighter than for an adult person.

3. If the child can breathe or make any sounds and is coughing, do not interfere as he may be able to expel the object. Interfering with the partial blockade may cause a total obstruction.

3. Agarre fuertemente su puño con la otra mano y apriete firmemente hacia arriba contra el abdomen de la víctima. Repítase varias veces si fuese necesario para desalojar el cuerpo extraño.

Si la víctima está acostada, o ha sufrido un colapso:

1. Póngala boca arriba mientras usted se arrodilla con las piernas abiertas sobre sus caderas.

2. Con una de sus manos encima de la otra póngale la parte de abajo de la mano que está debajo en el abdomen, un poco más arriba del ombligo y más abajo de las costillas.

3. Presione rápida y vigorosamente en sentido ascendente el abdomen de la víctima.

Si la víctima es extremadamente gruesa, o está en estado de gestación:

1. Párese detrás de la víctima y póngale el brazo debajo de las axilas de la víctima, pero no en las costillas.

2. Sin apretarle el pecho con los brazos, déle cuatro golpes rápidos en la espalda entre las escápulas.

3. Póngale el puño con el dedo pulgar y la otra mano en el centro del esternón, no en el extremo de abajo, y empuje o apriete vigorosamente hacia adentro para comprimir el pecho y forzar el aire de los pulmones.

4. Una vez que el objeto haya sido expulsado y la víctima no esté respirando y no tenga pulso, apliquele la resucitación de boca a boca y/o la cardiopulmonar (RCP).

Si la victima es un niño:

1. Póngalo boca abajo en las piernas suyas, o en el brazo.

2. Con la palma de la mano déle cuatro golpes rápidos en la espalda entre la escápula antes de aplicar la presión abdominal, la cual debe ser con menos fuerza que para un adulto.

3. Si el niño puede respirar o emitir algún sonido y esta tosiendo, déjelo que tosa para que pueda expulsar el objeto extraño, pues la interferencia podría causarle una obstrucción total.

# FRACTURES

A fracture is a broken bone generally caused by an accident, fall, or disease such as cancer or osteoporosis. Fractures are accompanied, at the onset, by an excruciating pain at the slightest motion.

There are two main types of fractures, depending on whether the end of the broken bone project through the skin and soft tissues with severe bleeding. If this is the case, it is called an open or compound fracture. A closed or simple fracture remains within the skin and there is no external bleeding. Open fractures are extremely serious because there is great danger of infection as the wound is exposed to the air.

According to the pattern of the break, fractures are classified as follows: (a) comminuted, when the bone is broken into several fragments or pieces; (b) impacted, when one of the bones is wedged into the interior of the other; (c) incomplete, when the line of fracture does not include the whole bone; (d) complicated, when the broken bone has injured some internal organ; (e) greenstick, common in children because their bones are flexible and the injured bone is partially bent as if it were a green stick or branch in a tree; (f) transverse, when the bone is broken straight across in two at a right angle with the diaphysis; (g) oblique, when the break is diagonal, or slanted.

A dislocation is different from a fracture and occurs when one or two bones that make a joint separate without breaking.

Some of the most important fractures are: (a) The vertebrae of the neck, the lumbar, and the dorsal vertebrae; (b) The cranial bones, known as frontal, parietal, temporal, occipital, sphenoid, and ethmoid; (c) The breastbone and the thoracic bones including the ribs; (d) The bones in the arms, the radius, the cubit, and the wrist; (e) The leg bones, such as the femur, tibia, fibula, peroneum, and the knee cap or patella; (f) The bones of the feet, such as the tarsus, metatarsus, the phalanges, the astragalus, and the calcaneus; (g) The pelvic, hip, and pubic bones; (h) The clavicle and the scapula; (i) The bones of the hand, such as the carpals, metacarpals, and phalanges; (j) The fingers, namely the thumb, index, middle, ring, and the little finger; (k) The toes, including the big toe and the little toe.

## Symptoms

1. Inability to normally move the part involved.

2. Acute pain at the place of the fracture.

## FRACTURAS

Una fractura es un hueso partido, cuyo causa ha sido generalmente un accidente de alguna índole, una caída, o una enfermedad, o mal, tal como algún tipo de cáncer, osteoporosis, etc. Las fracturas van acompañadas en su comienzo de algún dolor intenso al más leve movimiento.

Son dos los tipos principales de fracturas, dependiendo de si las puntas del hueso partido se han salido, perforando la piel y los tejidos blandos con un sangramiento profuso, en cuyo caso se considera una fractura abierta o compuesta, a diferencia de la fracutra cerrada o simple, en cuyo caso el hueso partido permanece cubierto por la piel y no hay sangramiento externo. Las fracturas abiertas son de extrema gravedad porque existe un gran peligro de infección al estar expuesta la herida al aire.

De acuerdo con la forma de la partidura, las fracturas se clasifican como sigue: (a) conminuta, cuando el hueso se ha partdo en varias astillas o esquirlas; (b) enclavado, o por impacto, cuando uno de los huesos está metido o enclavado dentro del otro; (c) incompleta, cuando la línea de la fractura no se extiende a todo el hueso; (d) complicada, cuando el hueso partido ha interesado o lesionado algun órgano interno; (e) en tallo verde, muy común en los niños ya que sus huesos están aún flexibles, y el hueso dañado está doblado parcialmente como si fuera la ramita verde de un árbol; (f) transversal, cuando el hueso se ha partido en dos en ángulo recto a la diáfisis; (g) oblícua, cuando la rotura es en forma diagonal o inclinada.

Una luxación, o dislocación, a diferencia de la fractura, ocurre cuando uno o dos huesos que constituyen una articulación se separan sin que haya fractura.

Algunas de las fracturas de mayor importancia son: (a) Las de las vértebras del cuello, las lumbares y las dorsales; (b) Los huesos del cráneo, tales como el frontal, el parietal, el temporal, el occipital, el esfenoides, y el etmoides; (c) Las del esternón y los huesos del tórax, incluyendo las costillas; (d) Los huesos de los brazos, tales como el húmero, el radio y el cúbito y de la muñeca; (e) Las de las piernas, tales como el fémur, la tibia, la fíbula o peroné, y los de la rótula o patela; (f) Los de los pies, tales como el tarso, metatarso, las falanges, el astrágalo, y el calcáneo; (g) Los huesos de la pelvis, las caderas y el púbico; (h) Las fracturas de los huesos de la clavícula y del omóplato; (i) Las de los huesos de las manos, el carpo, metacarpo y las falanges; (j) Las de los dedos, llamados pulgar, el índice, el dedo medio, el anular, y el meñique; (k) Los dedos, el dedo gordo, y el dedo chiquito.

### Síntomas

1. Pérdida de la función del movimiento normal de la parte afectada.

2. Dolor intenso en el sitio de la fractura.

First Aid in Emergencies

3. Swelling and deformity of injured area, with possible discoloration of skin.

4. Bleeding, if it is a compound or open fracture.

5. Grogginess and/or possible loss of consciousness if it is a neck fracture.

## Procedure for Simple Fractures

1. Control bleeding, if any.

2. Keep injured part immovable by using a regular splint, or a provisional one made with a rolled blanket, towel, magazines or newspapers. Upper extremities should be supported in a sling. For a lower limb, the person should remain lying down, making no attempt to walk until further treatment, such as partial immobilization with a splint, a plaster cast, etc.

## Procedure for Compound Fractures

1. Handle as gently as possible to avoid further damage.

2. Clear area of any clothing.

3. Control bleeding before treating the fracture, and clean wound with an antiseptic.

4. Keep victim warm to retain body heat and to prevent traumatic shock.

5. Watch breathing and pulse closely, and give artificial respiration if necessary.

6. Put on sterilized dressing secured by a bandage, and support the limb with splints to immobilize it.

7. Do not try to straighten the bone yourself unless necessary.

8. If neck or spinal fracture is suspected, any attempt to move victim may cause paralysis. Give artificial respiration if necessary without tilting the head backwards or sideways. Don't give any food or liquid in case the victim requires anesthesia for surgery.

3. Hinchazón y deformidad en el área de la lesión, con la posible esquimosis o cambio de color de la piel.

4. Sangramiento si la fractura es abierta o compuesta.

5. Confusión y/o posible pérdida del conocimiento si la fractura es del cuello.

## Procedimiento para fracturas simples

1. Controlar el sangramiento, si lo hubiese.

2. Mantener inmóvil la fractura usando una tablilla normal, o una provisional con una frazada, toalla, revistas o periódicos enrollados. Si la fractura es en una extremidad superior, debe de sujetarse con un cabestrillo. Si es en una extremidad inferior, la persona debe permanecer acostada y no tratar de caminar hasta que lo atiendan de nuevo, inmovilizándole parcialmente la pierna con una tablilla, o enyesándosela, etc.

## Procedimiento para fracturas compuestas

1. Mueva la víctima con el mayor cuidado posible para evitar daños mayores.

2. Remueva la ropa que esté cubriendo el área.

3. Controle el sangramiento antes de atender la fractura, y limpie la herida con un antiséptico.

4. Mantenga tapada a la victima para retener el calor del cuerpo y tratar de evitar el choque traumático.

5. Observe la respiración y el pulso con sumo cuidado, y aplíquele la respiración artificial si fuese necesario.

6. Póngale un vendaje estéril sujetado con esparadrapo y bien asegurado con una tablilla para inmovilizarlo.

7. No trate de enderezar el hueso usted mismo, al menos que sea necesario.

8. Si se sospecha que haya fractura de la columna, cualquier intento de mover a la víctima podría ocasionarle una parálisis. Aplíquele la respiración artificial, si fuese necesario, sin inclinarle la cabeza hacia atrás, ni moverla hacia los lados. Tampoco le debe de dar nada de comer, ni líquidos, en caso que le tengan que dar anestesia para operarla.

9. In case of skull fracture, maintain open airway by clearing blood and vomit from mouth. Use light pressure to try to stop severe bleeding, except from ears and eyes.

10. Rush victim to hospital as soon as possible.

## HEAT STROKE AND SUN STROKE

Results from a long exposure to excessive heat, indoors or outdoors, and/or direct exposure to sun rays. Symptoms may include: high fever up to 106°F, and above; rapid pulse becoming weak; shallow breathing; possible muscular cramps; dizziness; headache; fainting; weakness and nausea; possible loss of consciousness.

## Procedure

1. Place victim in a cool, shady place, with feet slightly higher than the head. Remove clothing.

2. Try lowering the victim's body temperature with cold, not icy, water, or wrap him in wet towels.

3. Check temperature every ten minutes. It should never be below 97°F (38°C).

4. Do not use ice bags or cold packs.

5. If unconscious, give victim cool and lightly salted water, or cold drinks like iced tea every 15 minutes until he recovers.

6. Do not give victim any stimulants.

## HEART ATTACK (MYOCARDIAL INFARCTION)

A myocardial infarction is the cessation of blood supply and oxygen to an area of the heart, with subsequent necrosis of the heart muscle. It is brought about by an obstruction of the coronary artery causing the cessation of the heart beat, resulting in fatal consequences in many cases. It is more common in males over 40 years of age, and the risk is increased by fatigue or overwork, hypertension, high cholesterol level, a diet rich in fats, sugar and salt, obesity, smoking, a sedentary life, heredity, and diabetes.

9. En caso de que hubiese fractura del cráneo, manténgale abierto el conducto respiratorio quitándole la sangre o el vómito de la boca. Hágalo con suavidad al tratar de evitar la sangre, menos cuando sea de los oídos y los ojos.

10. Conduzca o lleve a la víctima al hospital lo más pronto posible.

## ATAQUE POR EL CALOR E INSOLACION

Son el resultado de haber estado expuesto por largo tiempo a un calor excesivo bajo techo y/o a la intemperie, al igual que a los rayos directos del sol. Síntomas pueden incluir: fiebre alta hasta los 106 grados F, y aún más; el pulso rápido que luego va debilitándose; respiración débil, posibles calambres musculares; vértigo, dolor de cabeza; desmayo, debilidad y náusea; posible pérdida del conocimiento.

### Procedimiento

1. Ponga a la víctima en un lugar fresco y a la sombra, con los pies algo más elevados que la cabeza. Quítele la ropa.

2. Trate de bajarle la temperatura con agua fría, no helada, envolviéndolo en toallas mojadas.

3. Obsérvele la temperatura cada diez minutos, evitando que baje a menos de 97 grados F (38 grados Celsius).

4. No use compresas de hielo, ni bolsas de hielo.

5. Si está consciente, déle de beber agua fresca ligeramente salina, o también bebidas como té frío cada 15 minutos hasta que se recupere.

6. No se le debe de dar ningún estimulante.

## ATAQUE CARDÍACO (INFARCTO DEL MIOCARDIO)

Es el cese del suministro de sangre y oxígeno en un área determinada del corazón, con la consiguiente necrosis, o muerte, del músculo cardíaco. Es debido a una obstrucción en la arteria coronaria que ocasiona que el corazón deje de latir, lo cual es de consecuencias fatales en la mayoría de los casos. Es de más frecuencia en los varones mayores de 40 años, y el riesgo es aún major en casos de fatiga por exceso de trabajo, la hipertensión, el nivel alto del colesterol, la dieta rica en grasas, el azúcar, y la sal, la obesidad, el fumar, la vida sedentaria, la herencia genética, y la diabetes.

## Symptoms

1. Severe, sudden, and persistent pain in the center of chest, spreading into the neck, shoulders, upper arm, and jaw.

2. Extreme shortness of breath, with signs of anxiety and suffocation.

3. Heavy sweating and possible loss of consciousness.

4. Possibility of nausea and vomiting.

5. Weakness and irregular pulse.

6. Cold, sticky, and very pale skin.

## Procedure

1. Lie victim down in a semi-sitting position with legs extended.

2. Loosen tight clothing, belts, etc., and avoid moving victim.

3. Watch breathing closely, monitor the pulse and blood pressure for any signs of failure of blood circulation.

4. If no heartbeat, give external heart massage. Apply CPR if needed.

5. If vomiting, turn head sideways to prevent choking. If unconscious and choking, turn victim's head sideways for the secretions to come out, using your fingers, if necessary, to avoid secretions from entering the lungs.

6. Do not give victim anything by way of mouth.

## LACK OF OXYGEN

The following are some of the visible and clinical signs and symptoms of the lack of oxygen, a condition which may have serious consequences, including heart failure.

1. Dyspnea, or difficulty in breathing.

## Síntomas

1. Severo dolor, súbito y persistente, en la parte media del pecho, extendiéndose al cuello, los hombros, la parte superior del brazo, y la mandíbula.

2. Gran dificultad para respirar, con señales de ansiedad y ahogo.

3. Sudor profuso y posible pérdida del conocimiento.

4. Posibilidad de náuseas y vómito.

5. Debilitad y pulso irregular.

6. Palidez, acompañada de la piel fría y pegajosa.

## Procedimiento

1. Coloque a la víctima en posición semi-sentada, con las piernas extendidas.

2. Aflójele la ropa que esté apretada, cintos, etc., y evite moverlo.

3. Vigílele la respiración, el pulso, la presión arterial, por si ocurre algun fallo circulatorio.

4. Aplíquele la respiración artificial, o la cardiopulmonar, si la respiración y el pulso han dejado de funcionar.

5. Si vomita, o si está inconsciente y asfixiándose, vírele la cabeza para un lado para que las secreciones salgan, usando los dedos si fuere necesario, para evitar que las secreciones pasen a los pulmones.

6. No darle nada por la vía oral.

# FALTA DE OXÍGENO

Los siguientes son algunos de los signos y síntomas visibles y clínicos de la falta de oxígeno, condición que puede tener fatales consecuencias, incluso el fallo cardíaco.

1. Disnea, o dificultad para respirar.

2. Cyanosis, or the bluish coloration of the skin and mucous membranes, most obvious on the base of the finger and toe nails, on the lips, and tongue.

3. A marked increase in the breathing rate followed by depression and total stoppage.

4. Chest pain on the left side, close to the heart.

5. Sudden rise of the blood pressure with a subsequent decrease.

6. Fast pulse rate, and a quick descent of same to a complete lack of it.

7. Muscular spasms, followed by a quick relaxation of them.

8. Dilation of the eye pupils.

9. Complete lack of breathing due to possible causes such as skull fracture, a cerebrospinal disease, trauma, drug overdose, etc.

## POISONING

Poisoning, either accidental or deliberate, occurs when a highly toxic substance is inhaled, ingested, or injected into the body. A substance may be toxic in relatively small amounts, and can destroy life or impair health by interfering with the normal functioning of the body's cells. There is also the possibility of toxic substances developing inside the body itself due to various functional disorders and bacterial or pathogenic infections.

Intoxication is the temporary lack of control of the normal mental and physical powers, brought about by the introduction into the body of a particular substance. The substance itself may be toxic or become toxic when taken in quantities larger than normally tolerated. These substances may be ingested (drug overdose, contaminated food, etc.), inhaled (gases and certain chemicals), or injected (subcutaneous or intramuscular) and the effects are generally considered chronic or acute. Intoxication is considered chronic when the toxic substance enters into the system gradually in small quantities, and the signs and symptoms of intoxication do not appear suddenly, but insidiously, such as lack of appetite, sleepiness, irritability, weakness, and a gradual loss of coordination. On the other hand, intoxication is considered acute when the toxic substance shows its harmful effects shortly after it enters the body.

2. Cianosis, o la coloración azulosa de la piel y las membranas mucosas, lo cual es más obvio en la base de las uñas de los dedos de la mano y de los pies, así como en los labios y lengua.

3. Un marcado aumento de la respiración, seguido de depresión, y el cese completo de la misma.

4. Dolor precordial en el lado izquierdo del pecho, cerca del corazón.

5. Súbito aumento de la presión arterial, para luego descender rápidamente.

6. Aumento del número de pulsaciones por minuto, par luego descender por completo.

7. Espasmos musculares, seguidos de una rápida flaccidez.

8. Dilatación de las pupilas.

9. La falta completa de respiración motivada por causas tales como fractura del cráneo, enfermedad cerebroespinal, trauma, sobredosificación de drogas, etc.

# ENVENENAMIENTO

El envenenamiento, ya sea casual o deliberado, es el estado o condición producido por la entrada en el organismo, ya sea por ingestión, inyección, o por la inhalación de distintas substancias altamente tóxicas, aunque sea en cantidades relativamente pequeñas, las cuales tienen la tendencia de poner fin a la vida, o de deteriorar seriamente la salud al interferir en el funcionamiento normal de las células del cuerpo y su estructura. Existe también la posibilidad de que las substancias nocivas surjan en el interior del cuerpo motivadas por algún desequilibrio funcional o una infección bacterial o patogénica, etc.

La intoxicación es la falta transitoria del control de las facultades mentales y físicas ocasionadas por la entrada en el cuerpo de un tipo de substancia que a la larga puede ser tóxica; o también cualquier otra substancia ingerida en cantidades mayores que las toleradas normalmente. Dichas substancias pueden ser ingeridas (sobredosis de fármacos, alimentos contaminados, etc.), por inhalación (gases y ciertos productos químicos), o por inyección (subcutánea o intramuscular), y los efectos de las mismas se consideran crónicos o agudos. Se consideran crónicos cuando la substancia tóxica entra en el sistema gradualmente en cantidades pequeñas, y los síntomas no se presentan de pronto, sino subrepticiamente, tales como la falta de apetito, somnolencia, mal humor, flojera, y la falta gradual de coordinación. Se considera aguda cuando la substancia tóxica tiene un efecto nocivo casi al momento de su presencia en el organismo.

# SUBSTANCE ABUSE

## Barbiturates, Hallucinogens, Stimulants, and Alcohol

Barbiturates are a series of pharmaceutical products used in medicine as sedatives, hypnotics, and antispasmodics, such as seconal, phenobarbital, and others. They are prescribed to treat sleeplessness and anxiety.

Hallucinogens are intoxicant and narcotic substances, such as lysergic acid (LSD), mescaline, etc., that produce a psychedelic state, mental visions, hallucinations, euphoria, and other severe mental disorders.

Stimulants are substances that temporarily increase functional activity according to the organ upon which they act. Some of them are the amphetamines, marijuana, cocaine (crack), anabolic steroids, illicit drugs, and some over-the-counter remedies. Some are under strict control because they are habit forming, widely abused, and may be fatal if consumed in a large dose or mixed with alcohol.

Ethyl alcohol, as contained in beer, wine, whiskey, brandy, etc., acts as a sedative, depressing the central nervous system. Consumed in small quantities, it has a tranquilizing and relaxing effect on some people, while it tends to stimulate others. In large quantities, by habitual heavy drinkers, it has intoxicating results, impairing muscular coordination, memory, and judgment. Over a long period of time it may cause permanent brain damage, as well as heart and liver damage, and even death.

## Symptoms

Depending on the substance and dose ingested, one or more of the following may occur: nausea and vomiting; confusion; restlessness/drowsiness; cramps; aggressive behavior; excitement, followed by a profound depression; hallucinations; impairment or lack of motor coordination; slurred speech; dilated pupils; tachycardia, or weak and rapid pulse; unconsciousness; breathing difficulty; coma; and possible death from respiratory or cardiac failure.

## Procedure

1. Lie the person down and cover him to retain body heat, unless it is very warm and the skin is not clammy.

2. If conscious, try to find out what, when, and how much was taken.

# EL USO EXCESIVO DE LA SUBSTANCIA

## Barbitúricos, Alucinógenos, Estimulantes, y Alcohol

Los barbitúricos son una serie de fármacos usados en la medicina como sedantes, hipnóticos, y anti-espasmódicos, tales como el seconal, el fenobarbital, y otros que se recetan para tratar los casos de insomnio y de ansiedad.

Los alucinógenos son substancias tóxicas y narcóticas, tales como el ácido lisérgico (LSD), la mescalina, etc., que producen un estado siquedélico, de fantasía mental, alucinaciones, euforia, y otros trastornos mentales serios.

Los estimulantes son substanicas químicas que aumentan temporalmente la actividad funcional de acuerdo con el órgano sobre el cual actúen. Algunos de ellos son los anfetamínicos, la marihuana, la cocaína (crack), los esteroides anabólicos, las drogas ilícitas, y ciertos medicamentos que se expenden sin receta médica. Algunos están sujetos a un control estricto porque tienden a establecer el hábito o dependencia si se abusa de ellos extensamente, y pueden tener consecuencias lefales si se consumen en grandes dosis, o si se mezclan con alcohol.

El alcohol etílico, presente en cervezas, vinos, whiskis, y cognacs, etc. actúa como sedante que deprime el sistema nervioso central. Cuando se consume en pequeñas cantidades, tiene un efecto tranquilizante y de relajamiento en ciertas personas, mientras que en otras personas tiende a estimularlas. En cantidades grandes ingeridas por los bebedores habituales, tiene efectos intoxicantes que afectan la coordinación muscular, la memoria, y el juicio. Al cabo de algún tiempo puede ocasionar un daño irreparable al cerebro, así como al corazón y al hígado, y hasta puede ocasionar la muerte.

## Síntomas

Dependiendo del tipo de substancia y de la dosis ingerida: náuseas y vómito; confusión intranquilidad; cólicos; agresividad; excitación seguida de una profunda depresión; alucinaciones; falta de coordinación muscular; el hablar confuso; pupilas dilatadas; taquicardia, o pulso débil y rápido; pérdida del conocimiento; dificultad al respirar; coma; y una muerte posible debida a un paro respiratorio o a un paro cardíaco.

## Procedimiento

1. Acueste a la persona y tápela para mantener el calor del cuerpo, al menos que haya mucho calor y la piel no se sienta pegajosa.

2. Si está consciente, trate de averiguar lo que tomó, cuando, y la cantidad ingerida.

3. Make victim vomit, unless he is unconscious and certain symptoms would not make it advisable for fear of choking, or if the substance taken is corrosive, in order to avoid further burning damage to the esophagus and pharynx. If unconscious, do not give him anything to drink.

4. Wash out stomach and give respiratory assistance if needed.

5. If breathing or pulse have stopped, apply artificial respiration and/or CPR.

# SHOCK

The state of shock may be defined as a general depression of all the body functions, due primarily to an insufficiency of the peripheral vascular system or of all the blood vessels in the body, except those in the heart. The state of shock may be caused by the loss of a large quantity of blood due to a serious internal or external injury, acute dehydration, intensive burns, surgery of long duration, or other causes that may give rise to an internal or an external hemorrhage or a sudden and acute abdominal pain such as liver and kidney spasms.

The state of shock should not be confused with fainting. In the latter case it is generally of short duration, and usually without any serious consequences, while in a state of shock the brain ceases to function adequately because of the lack of irrigation and of oxygen, a condition which may cause death.

## Symptoms

Partial or complete unconsciousness; pale, cool, and clammy skin; blood pressure usually much below normal; a rapid and weak pulse; bluish lips, gums, and nails; muscular weakness; dilation of pupils; confusion; shallow and irregular breathing; blurred vision.

## Procedure

1. Keep victim lying down, and loosen any tight clothing.

2. If unconscious, or if there is any abdominal injury, elevate legs without disturbing rest of body.

3. Keep him covered to minimize loss of body heat. Too much heat may also be harmful.

3. Procure que la víctima vomite, al menos que esté inconsciente o que haya algún síntoma que no lo aconseje por temor a que pueda ahogarse, o si la substancia ingerida es corrosiva, para evitar mayor quemadura al esófago y a la faringe. Si está inconsciente, no le dé nada de beber tampoco.

4. Hágale un lavado de estómago, y déle respiración artifical si lo necesita.

5. Si la respiración o el pulso han cesado, aplíquele la respiración artifical o la cardiopulmonar.

## CHOQUE

El estado de choque puede definirse como una depresión general de todas las funciones del cuerpo, debida principalmente a una insuficiencia funcional del sistema vascular periférico, o de todos los vasos sanguíneos, menos los del corazón. Este estado puede ser producido por la pérdida de una cantidad grande de sangre debida a una lesión grave interna o externa, a un estado de deshidratación agudo, a quemaduras intensivas, o a una intervención quirúrgica que haya durado largo tiempo y a otras causas que puedan dar motivo a una hemorragia interna o externa, o a un dolor súbito e intenso en la región abdominal como los espasmos hepáticos y nefríticos.

El estado de choque no debe de confundirse con el desmayo. En este último caso, es generalmente de corta duración y sin consecuencias mayores por regla general, mientras que en un estado de choque el cerebro no funciona adecuadamente por la falta de irrigación sanguínea y de oxígeno, condición la cual puede ocasionar la muerte.

### Síntomas

Semi-consciente o completamente inconsciente; la piel pálida y pegajosa; presión arterial generalmente muy por debajo de lo normal; el pulso rápido y débil; los labios, encías, y uñas azulosas; flacidez muscular; dilatación de las pupilas; confusión; respiración irregular y poco profunda; visión borrosa.

### Procedimiento

1. Mantenga a la víctima acostada, y aflójele toda la ropa que le apriete.

2. Si está inconsciente, o si hay alguna lesión abdominal, elévele las piernas sin molestarle el resto del cuerpo.

3. Manténgalo tapado para disminuir la pérdida del calor normal del cuerpo. No es aconsejable mucho calor porque puede serle perjudicial.

4. If bleeding, try to control it immediately.

5. In case of intensive hemorrhage, or of dehydration, give him a blood transfusion, plasma, and/or saline solution intravenously.

6. Do not give him anything to drink, particularly very hot drinks.

4. Si está sangrando, trate do controlar el sangramiento inmediatamente.

5. Si hay hemorragia intensa y/o deshidratación, póngale una transfusión de sangre, plasma sanguíneo, y/o solución salina por vía intravenosa.

6. No le dé nada de beber, y muy en particular bebidas muy calientes.

# APPENDIX A/APÉNDICE A

## Medical Abbreviations/Abreviaturas Médicas

| | | |
|---|---|---|
| a.c. | Before meals | Antes de las comidas |
| A.D.L. | Activities of daily living | Actividades de la vida diaria |
| A.P.L. | Anterior-posterior and lateral X-ray | Radiografías del frente, del dorso y del costado |
| aq. | Water | Agua |
| A and R | Apical and radial pulse | Pulso radial y apical |
| A.S.H.D. | Arteriosclerotic heart disease | Enfermedad arterioesclerótica del corazón |
| A.S.(T)O. | Antistreptolysin | Antiestreptolisina |
| A&T | Adenotonsillectomy | Extirpación de las amígdalas y las adenoides |
| B.I.D. | Twice a day | Dos veces al día |
| B.M. | Bowel movement | Evacuar el intestino |
| B.M.R. | Basal metabolic rate | Metabolismo basal |
| B.P. | Blood pressure | Presión sanguínea, o arterial |
| B.R.P. | Bathroom privileges | Uso del cuarto de baño |
| B.S.P. | Bromsulfophthalein test | Prueba de la bromosulfoftaleína |
| B.T. | Brain tumor | Tumor cerebral |
| B.U.N. | Blood urea nitrogen | Urea en la sangre |
| C.B.C. | Complete blood count | Conteo globular completo |
| C.C. | Chief complaint | Síntoma más importante |
| cc. | Cubic centimeters | Centimetros cúbicos |
| cg. | Centigram | Centígramo |
| Circ. | Circumcision | Circuncisión |
| cm. | Centimeter | Centímetro |
| C.N.S. | Central nervous system | Sistema nervioso central |
| c/o | Complaining of | Se queja de |
| C.P. | Cerebral palsy | Parálisis cerebral |
| C.R.P.A. | C-reactive protein agglutination | Aglutinación de proteína C-reactiva |
| C.S. | Cesarean section | Operación cesárea |
| C.S.F. | Cerebrospinal fluid | Líquido cerebroespinal |
| C.V. & R.S. | Cardiovascular and respiratory | Sistemas cardiovascular y respiratorio |
| C.V.A. | Cardiovascular accident | Accidente cardiovascular |
| D&C | Dilatation and curettage | Dilatación y curetaje |

Apéndice A

| | | |
|---|---|---|
| D.A.N.D. | Discharge at nurse's discretion | Dar de alta a discreción del enfermero |
| Diet. ad lib. | Diet as tolerated | Dieta según la tolere |
| D.O.A. | Dead on arrival | Llegó ya cadáver |
| D.N.W. | Do not waken | No despertarle |
| Dx | Diagnosis | Diagnóstico |
| E.C.G./E.K.G. | Electrocardiogram | Electrocardiograma |
| E.D.C. | Expected date of confinement | Fecha en que espera dar a luz |
| E.E.G. | Electroencephalogram | Electroencefalograma |
| E.E.N.T. | Eye, ear, nose, and throat | Garganta, nariz, ojos y oídos |
| E.N.T. | Ear, nose, and throat | Garganta, nariz y oídos |
| E.S.R. | Erythrocyte sedimentation rate | Eritrosedimentación |
| F.B.S. | Fasting blood sugar | Azúcar sanguínea (glicemia) en ayunas |
| F.H.T. | Fetal heart tone | Latido cardíaco fetal |
| F.U.O. | Fever of unknown origin | Fiebre de origen desconocido |
| G.B. | Gallbladder | Vesícula biliar |
| G.I. | Gastrointestinal | Gastrointestinal |
| Gtts. | Drops (Gtt = drop) | Gotas |
| G.U. | Genitourinary | Genitourinario |
| Gyn. | Gynecology | Ginecología |
| Hct. | Hematocrit | Hematocrito |
| Hgb. | Hemoglobin | Hemoglobina |
| H.O.B. | Head of bed | La cabecera de la cama |
| H.S. | Hours of sleep | Horas de dormir |
| H.W.B. | Hot water bottle | La bolsa caliente |
| I.M. | Intramuscular | Intramuscular |
| I.P.P.B. | Intermittent positive pressure breathing | Presión intermitente de respiración positiva |
| IV. | Intravenous | Intravenoso |
| I.V.P. | Intravenous pyelogram | Pielograma intravenoso |
| K.U.B. | Kidney, ureter, bladder | Riñon, uréter y vejiga |
| L and W | Living and well | Está vivo y bien |
| Lap. | Laparotomy | Laparatomía |
| L.E. | Lower extremity | Extremidad inferior |
| L.M.P. | Last menstrual period | La última menstruación |
| L.T.B. | Laryngotracheal bronchitis | Bronquitis laringotráqueal |
| Ms. | Morphine sulfate | Sulfato de morfina |
| M.S. | Multiple sclerosis | Esclerosis múltiple |
| N.P.N. | Nonprotein nitrogen | Nitrógeno no proteinado |
| N.P.O. | Nothing by mouth | Nada por la vía oral |
| $O_2$ | Oxygen | Oxígeno |

Appendix A

| | | |
|---|---|---|
| OB | Obstetrical | Relativo a la obstetricia |
| OBG | Obstetrics and Gynecology | Obstetricia y ginecología |
| O.O.B. | Out of bed | Levantado |
| O.P.D. | Out-patient department | Departamento de Pacientes no Recluídos |
| O.T. | Occupational therapy | Terapia ocupacional |
| p.A. X-ray | X-ray of the chest-from front to back to front | Radiografía del tórax, con individuo de espalda |
| P.B.I. | Protein-bound iodine | Proteína que se combina con el yodo |
| P.E.R.L.A. | Pupils equal, react to light and accommodation | Pupilas simétricas, reacción a la luz y a la acomodación |
| P.O. | Per oral, or by mouth | Por la boca |
| P.P.S. | Postpartum sterilization | Esterilización después del parto |
| P.R.N. | When needed | Cuando sea necesario |
| P.S.P. | Phenosulfonphthalein test | Prueba de la fenosulfonftaleína |
| P.T. | Physical therapy | Fisioterapia |
| Q.I.D. | Four times a day | Cuatro veces al día |
| R.B.C. | Red blood count | Conteo de glóbulos rojos |
| Rx | Treatment | Tratamiento |
| S and H | Speech and hearing | Hablar y oir |
| S.B.R. | Strict bed rest | Descanso absoluto en cama |
| S.C.B. | Strictly confined to bed | Sin poder levantarse para nada |
| S.G.O.T. | Serum glutamic-oxaloacetic | Transaminasa glutámica oxalacética |
| S.M.R. | Submucous resection | Resección submucosa |
| S.O.B. | Shortness of breath | Falta de aire |
| S.O.S. | If necessary | Si fuese necesario |
| s.s. | Social service | Servicio social |
| T & A | Tonsillectomy and adenoids | Extirpación de las amígdalas y las adenoides |
| $T_3$ Test | Thyroid hormone test | Prueba de hormona tiroídea |
| T.I.D. | Three times a day | Tres veces al día |
| T.O. | Telephone order | Orden telefónica |
| T.P.R. | Temperature, pulse, respiration | Temperatura, pulso, respiración |
| T.U.R. | Transurethral resection | Resección transuretal |
| U.E. | Upper extremity | Extremidad superior |
| U.G.I. | Upper gastrointestinal | El gastrointestinal superior |

| | | |
|---|---|---|
| U.R.I. | Upper respiratory infection | Infección de la parte superior del aparato respiratorio |
| U.T.I. | Urinary tract infection | Infección de las vías urinarias |
| V.D. | Venereal disease | Enfermedad venérea |
| V.O. | Verbal order | Orden verbal |
| V.S. | Vital signs | Signos vitales |
| W.A. | While awake | Mientras esté despierto |
| W.B.C. | White blood count | Conteo de glóbulos blancos |
| W.N.L. | Within normal limits | Dentro de limites normales |

# APPENDIX B

## MENUS

### Breakfast

1. Juice: (a) Orange  (b) Tomato  (c) Grapefruit  (d) Pineapple

2. Bread: (a) Dry toast  (b) Cinnamon toast  (c) French toast  (d) Rolls  (e) Donuts

3. Eggs: (a) Poached  (b) Scrambled  (c) Fried  (d) Soft-boiled  (e) Hard-boiled

4. Meat: (a) Bacon  (b) Ham  (c) Sausage

5. Hot cakes and syrup

6. Coffee or tea

7. Milk: (a) Skim  (b) Low fat  (c) Whole

8. Cereal: (a) Corn flakes  (b) Oatmeal  (c) Cream of wheat

9. Jam: (a) Orange  (b) Grape  (c) Apple  (d) Strawberry

10. Fruit: (a) Cantaloupe  (b) Grapefruit

11. Butter or margarine

### Lunch

1. Soup: (a) Tomato  (b) Consommé  (c) Bouillon  (d) Chicken and noodles  (e) Mushroom

2. Fish: (a) Broiled mackerel  (b) Baked salmon  (c) Tuna sandwich  (d) Fish sandwich

3. Chicken: (a) Fried  (b) Salad  (c) Potpie

# APÉNDICE B

## MENÚS

### Desayuno

1. Jugo: (a) Naranja  (b) Tomate  (c) Toronja  (d) Piña

2. Pan: (a) Tostadas sin nada  (b) Tostadas con canela  (c) Torrejas  (d) Panecillos  (e) Rosquillas

3. Huevos: (a) Pochés  (b) Revueltos  (c) Fritos  (d) Pasados por agua  (e) Duros

4. Carnes: (a) Tocineta  (b) Jamón  (c) Salchichas

5. Tortas con sirope

6. Café o té

7. Leche: (a) Descremada  (b) Con poca grasa  (c) Con toda su crema

8. Cereales: (a) Hojuelas de maíz  (b) Avena  (c) Crema de trigo

9. Mermelada: (a) Naranja  (b) Uva  (c) Manzana  (d) Fresa

10. Frutas: (a) Meloncillo  (b) Toronja

11. Mantequilla o margarina

### Almuerzo

1. Sopa: (a) Tomate  (b) Consomé  (c) Buyón  (d) Pollo y fideos  (e) Champiñón

2. Pescado: (a) Caballa a la parrilla  (b) Salmón al horno  (c) Sandwich de atún  (d) Sandwich de pescado

3. Pollo: (a) Frito  (b) Ensalada  (c) Pastel

Appendix B

4. Meats: (a) Hamburger with pickle  (b) Hot dogs with sauerkraut  (c) Roast lamb  (d) Baked ham with raisin sauce  (e) Lamb chops with applesauce  (f) Liver and onions with bacon  (g) Meat loaf

5. Potatoes: (a) Baked  (b) French fries  (c) Mashed  (d) Scalloped  (e) Boiled

6. Vegetables: (a) Green beans  (b) Peas  (c) Lima beans  (d) Pork and beans  (e) Raw carrots

7. Beverage: (a) Coffee  (b) Tea  (c) Milk  (d) Soda

8. Salad: (a) Lettuce and cucumber  (b) Watercress with Italian dressing  (c) Coleslaw  (d) Lettuce and tomatoes with oil and vinegar

9. Bread: (a) White  (b) Whole wheat  (c) Rye  (d) Gluten  (e) French  (f) Biscuits  (g) Rolls  (h) Bread sticks  (i) Soda crackers

10. Dessert: (a) Chocolate pudding  (b) Rice pudding  (c) Bread pudding  (d) Sherbet  (e) Vanilla ice cream  (f) Lemon chiffon pie

## Dinner

1. Soup: (a) Asparagus  (b) Clam chowder  (c) Split-pea

2. Fish: (a) Crab meat with mayonnaise  (b) Filet of sole  (c) Broiled trout  (d) Fish cakes  (e) Shrimp salad  (f) Fried scallops  (g) Fried clams

3. Fowl: (a) Chicken and rice  (b) Barbecued chicken  (c) Roast chicken  (d) Chicken fricassee  (e) Roast turkey with giblet sauce and dressing

4. Meats: (a) Ham croquettes  (b) Pot roast  (c) Roast beef with gravy  (d) Stuffed green pepper  (e) Irish stew  (f) Pork chops with apple sauce  (g) Sirloin steak (rare, medium, or well-done)  (h) Breaded veal cutlet  (i) Meatballs with spaghetti and meat sauce

5. Vegetables: (a) Harvard beets  (b) Carrot slices with butter sauce  (c) Peas and carrots  (d) Succotash  (e) Squash  (f) Onion rings  (g) Okra

4. Carnes: (a) Hamburguesa con pepinillo (b) Perro caliente con col agria (c) Cordero asado (d) Jamón al horno con salsa de pasas (e) Chuletas de cordero con salsa de manzana (f) Hígado de ternera con cebollas y tocineta (g) Carne moldeada

5. Patatas (papas): (a) Asadas (b) Fritas (c) En puré (d) Al horno con queso (e) Hervidas

6. Vegetales: (a) Frijoles tiernos (b) Guisantes (c) Habas limas (d) Frijoles con puerco (e) Zanahorias crudas

7. Para tomar: (a) Café (b) Té (c) Leche (d) Refresco

8. Ensalada: (a) De lechuga y pepino (b) Berro con aliño, o aderezo italiano (c) Col cruda (d) Lechuga y tomates con aceite y vinagre

9. Pan: (a) Blanco (b) Integral de trigo (c) Centeno (d) Glúten (e) Francés (f) Panecillos (g) Bolillos (h) Palitroques (i) Galletas de soda

10. Postre: (a) Natilla de chocolate (b) Arroz con leche (c) Pudín de pan (d) Sorbete (e) Helado de vanilla (f) Pastel de limón con merengue

## Comida

1. Sopa: (a) Espárragos (b) Almejas (c) Chícharos

2. Pescado: (a) Carne de cangrejo con mayonesa (b) Filete de lenguado (c) Trucha a la parrilla (d) Frituras de pescado (e) Ensalada de camarones (f) Escalopines fritos (g) Almejas fritas

3. Aves: (a) Arroz con pollo (b) Pollo a la barbacoa (c) Pollo asado (d) Pollo en fricasé (e) Pavo (guajolote) asado con salsa de menudos

4. Carnes: (a) Croquetas de jamón (b) Carne asada en cazuela (c) Rosbíf con salsa (d) Ají relleno (e) Carne con papas y zanahorias (f) Chuletas de puerco (g) Bistec de filete (a la inglesa, término medio o bien cocido) (h) Ternera empanizada (i) Albóndigas con spaguetis y salsa

5. Vegetales: (a) Remolachas encurtidas (b) Ruedas de zanahorias con mantequilla (c) Guisantes y zanahorias (d) Crema de maíz con habas limas verdes (e) Calabaza (f) Ruedas de cebolla empanizadas (g) Quimbombó

Appendix B

6. Salad: (a) Tossed salad with Roquefort dressing  (b) Radishes and celery

7. Beverage: (a) Iced tea  (b) Iced coffee  (c) Chocolate milk  (d) Lemonade  (e) Orangeade  (f) Sugar-free soda

8. Dessert: (a) Baked apple  (b) Chocolate ice cream  (c) Pies (apple, peach, or pumpkin)  (d) Pear halves  (e) Peaches with cottage cheese  (f) Custard  (g) Gelatin  (h) Strawberry shortcake  (i) Cheesecake  (j) Cookies

9. Fruits: (a) Banana  (b) Cherries  (c) Honeydew melon  (d) Pineapple slices  (e) Tangerines

10. Nuts: (a) Pecans  (b) Walnuts  (c) Cashews  (d) Almonds  (e) Peanuts

Apéndice B

6. Ensalada: (a) Ensalada mixta con aliño de queso Roquefort  (b) Rábanos y apio

7. Para tomar: (a) Té helado  (b) Café helado  (c) Leche con chocolate  (d) Limonada  (e) Naranjada  (f) Refresco carbonatado sin azúcar

8. Postre: (a) Manzana asada  (b) Helado de chocolate  (c) Pastel (de manzana, de melocotón o de calabaza)  (d) Peras en almibar  (e) Melocotones con requesón  (f) Natilla  (g) Gelatina  (h) Bizcocho de fresas  (i) Bizcocho de queso  (j) Galleticas

9. Frutas: (a) Banana  (b) Cerezas  (c) Melón blanco  (d) Piña enlatada  (e) Mandarinas

10. Nueces: (a) Pacanas  (b) Nueces  (c) Semilla de marañón tostado  (d) Almendras  (e) Cacahuetes (manís)

# APPENDIX C/APÉNDICE C

## MISCELLANEOUS/MISCELÁNEA

### I. Marital and Family Relations/Estado civil y parentesco

| | | | |
|---|---|---|---|
| single | soltero(a) | uncle, aunt | tio(a) |
| married | casado(a) | nephew, niece | sobrino(a) |
| divorced | divorciado(a) | cousin | primo(a) |
| separated | separado(a) | first cousin | primo(a) |
| widowed | viudo(a) | father-in law | suegro |
| husband | esposo (marido) | mother-in-law | suegra |
| wife | esposa (mujer) | son-in-law | yerno |
| fiancé, fiancée | novio(a) | daughter-in-law | nuera |
| boyfriend | novio | brother-in-law | cuñado |
| girlfriend | novia | sister-in-law | cuñada |
| parents | padres | stepfather | padrastro |
| father, dad | padre, papá | stepmother | madrastra |
| mother, mom | madre, mamá | stepchild | hijastro(a) |
| grandparents | abuelos | orphan | huérfano(a) |
| grandchildren | nietos | adopted | adoptado(a), adoptivo(a) |
| grandson | nieto | | |
| granddaughter | nieta | fist name | nombre |
| grandfather | abuelo | family name | apellido |
| grandmother | abuela | maiden name | apellido de soltera |
| son, daughter | hijo(a) | | |
| brother, sister | hermano(a) | nickname | apodo |
| twins | mellizos(as), gemelos(as) | | |

## II. Numbers/Numeros

## Cardinals/Cardinales

| 0 | 1 | 2 | 3 |
|---|---|---|---|
| zero | one | two | three |
| cero | uno(a) | dos | tres |

| 4 | 5 | 6 | 7 |
|---|---|---|---|
| four | five | six | seven |
| cuatro | cinco | seis | siete |

| 8 | 9 | 10 | 11 |
|---|---|---|---|
| eight | nine | ten | eleven |
| ocho | nueve | diez | once |

| 12 | 13 | 14 | 15 |
|---|---|---|---|
| twelve | thirteen | fourteen | fifteen |
| doce | trece | catorce | quince |

| 16 | 17 | 18 | 19 |
|---|---|---|---|
| sixteen | seventeen | eighteen | nineteen |
| dieciseis | diecisiete | dieciocho | diecinueve |

| 20 | 21 | 22 | 23 |
|---|---|---|---|
| twenty | twenty-one | twenty-two | twenty-three |
| veinte | veintiuno(a) | veintidós | veintitrés |

| 24 | 25 | 26 | 27 |
|---|---|---|---|
| twenty-four | twenty-five | twenty-six | twenty-seven |
| veinticuatro | veinticinco | veintiseis | veintisiete |

| 28 | 29 | 30 | 33 |
|---|---|---|---|
| twenty-eight | twenty-nine | thirty | thirty-three |
| veintiocho | veintinueve | treinta | treinta y tres |

| 36 | 39 | 40 | 44 |
|---|---|---|---|
| thirty-six | thirty-nine | forty | forty-four |
| treinta y seis | treinta y nueve | cuarenta | cuarenta y cuatro |

| 48 | 50 | 55 | 60 |
|---|---|---|---|
| forty-eight | fifty | fifty-five | sixty |
| cuarenta y ocho | cincuenta | cincuenta y cinco | sesenta |

Appendix C

| 66 | 70 | 77 | 80 |
|---|---|---|---|
| sixty-six | seventy | seventy-seven | eighty |
| sesenta y seis | setenta | setenta y siete | ochenta |

| 88 | 90 | 99 | 100 |
|---|---|---|---|
| eighty-eight | ninety | ninety-nine | one hundred |
| ochenta y ocho | noventa | noventa y nueve | cien |

| 101 | 102 | 200 | 300 |
|---|---|---|---|
| one hundred one | one hundred two | two hundred | three hundred |
| ciento uno(a) | ciento dos | doscientos | trescientos |

| 400 | 500 | 600 | 700 |
|---|---|---|---|
| four hundred | five hundred | six hundred | seven hundred |
| cuatrocientos | quinientos | seiscientos | setecientos |

| 800 | 900 | 1,000 | 1950 |
|---|---|---|---|
| eight hundred | nine hundred | one thousand | nineteen fifty |
| ochocientos | novecientos | mil | mil novecientos cincuenta |

| 1970 | 1980 | 1990 | 2000 |
|---|---|---|---|
| nineteen seventy | nineteen eighty | nineteen ninety | two thousand |
| mil novecientos setenta | mil novecientos ochenta | mil novecientos noventa | dos mil |

## Ordinals/Ordinales

| 1st | 2nd | 3rd | 4th |
|---|---|---|---|
| first | second | third | fourth |
| primero(a) | segundo(a) | tercero(a) | cuarto(a) |

| 5th | 6th | 7th | 8th |
|---|---|---|---|
| fifth | sixth | seventh | eighth |
| quinto(a) | sexto (a) | séptimo(a) | octavo(a) |

| 9th | 10th | | |
|---|---|---|---|
| ninth | tenth | | |
| noveno(a) | décimo(a) | | |

Apéndice C

## Fractions/Quebrados (Fracciones)

| | | | |
|---|---|---|---|
| 1/2 | 1/4 | 1/8 | 1/3 |
| half | one fourth | one eighth | one third |
| media(o) | un cuarto | un octavo | un tercio |
| la mitad | cuarta parte | octava parte | tercera parte |

| | |
|---|---|
| 2/3 | 1/10 |
| two thirds | one tenth |
| dos tercios | un décimo |
| dos terceras partes | décima parte |

## III. Temperature/Temperatura

Fahrenheit/Farenjeit              32°  50°  68°  86°  98.6°  100°  104°  106°
Celsius (Centigrade)/Centigrados   0°  10°  20°  30°  37.8°   38°   40°   41°
degrees = grados

## IV. Weights and Measures/Pesos y medidas

### Weights/Pesos

| METRIC | U.S. | 1 kilogram | 35.274 oz. |
| MÉTRICO | EE.UU. | (1,000 grams) | |
| | | | |
| 1 gram | 0.035 ounces | un kilogramo | 35,274 onzas |
| 1 gramo | 0,035 de onza | (1.000 gramos) | |
| | | | |
| 28.35 grams | one ounce (1 oz.) | 1 kilogram | 2.20 lbs. |
| 28,35 gramos | una onza | un kilogramo | 2,20 libras |
| | | | |
| 453.59 grams | one pound (1 lb.) | | |
| 453,59 gramos | una libra | | |

| METRIC | U.S. |
| MÉTRICO | EE.UU. |

365

## Length/Longitud

| METRIC<br>MÉTRICO | U.S.<br>EE.UU. | METRIC<br>MÉTRICO | U.S.<br>EE.UU. |
|---|---|---|---|
| 1 mm. (millimeter)<br>un milímetro | 0.039 inches<br>0,039 pulgadas | one meter<br>un metro | 1.09 yards<br>1,09 yardas |
| 1 cm. (centimeter)<br>un centímetro | 0.394 inches<br>0,394 pulgadas | one kilometer<br>(1,000 meters)<br>un kilómetro<br>(1.000 metros) | 0.6214 miles<br><br>0,6214 millas |
| 2.54 centimeters<br>2,54 centímetros | one inch<br>una pulgada | | |
| 30.48 centimeters<br>30,48 centímetros | one foot<br>un pie | one kilometer<br>un kilómetro | 3,280 feet<br>3.280 pies |
| 91.44 centimeters<br>91,44 centímetros | one yard<br>una yarda | 1.60 kilometers<br>1,60 kilómetros | one mile<br>una milla |
| one meter<br>(100 cm.) | 39.37 inches | 1,609 meters<br>1.609 metros | one mile<br>una milla |
| un metro<br>(100 centímetros) | 39,37 pulgadas | 1,760 yards<br>1.760 yardas | one mile<br>una milla |
| one meter<br>un metro | 3.28<br>3,28 pies | 1 league<br>una legua | three miles<br>tres millas |

## Volume/Volumen (Capacidad)

| METRIC<br>MÉTRICO | U.S.<br>EE.UU. | METRIC<br>MÉTRICO | U.S.<br>EE.UU. |
|---|---|---|---|
| 29.57 cubic<br>centimeters<br>29,57 centímetros<br>cúbicos | one fluid ounce<br><br>una onza líquida | 1 liter (1,000 cc.)<br>un litro (mil<br>centímetros<br>cúbicos) | 33.81 fl. oz.<br>33,81 onzas<br>líquidas |
| 0.473 liter<br>0,473 de litro | one pint<br>una pinta | 1 liter<br>un litro | 2.11 pints<br>2,11 pintas |

Apéndice C

| METRIC | U.S. | METRIC | U.S. |
| MÉTRICO | EE.UU. | MÉTRICO | EE.UU. |

| 946 cubic centimeters | one quart | 1 liter | 1.05 quarts |
| 946 centímetros cúbicos | un cuarto | Un litro | 1,05 cuartos |
| | | 1 liter | 0.26 gallon |
| | | un litro | 0,26 de galón |
| 32 fluid ounces | one quart | | |
| 32 onzas líquidas | un cuarto | | |

## V. Time/Hora

| midnight | la medianoche |
| morning (a.m.) | la mañana |
| noon | el mediodía |
| afternoon (p.m.) | la tarde |
| It's 1:15. | Es la una y cuarto (quince). |
| It's 2:30. | Son las dos y media (treinta). |
| At 1:00. | A la una. |
| At 2:10. | A las dos y diez. |

## VI. Calendar/Calendario

### Days of the Week/Días de la semana

| Monday | lunes | Friday | viernes |
| Tuesday | martes | Saturday | sábado |
| Wednesday | miércoles | Sunday | domingo |
| Thursday | jueves | | |

### Months of the year/Meses del año

| January | enero | July | julio |
| February | febrero | August | agosto |
| March | marzo | September | septiembre |
| April | abril | October | octubre |
| May | mayo | November | noviembre |
| June | junio | December | diciembre |

Appendix C

# Dates/Fechas

January 1, 1990      1 de enero de 1990

on January 1st       el primero de enero

August 12, 1999      el 12 de agosto de 1999

on August 12th       el doce de agosto

## Seasons of the Year/Estaciones del año

| | |
|---|---|
| winter | invierno |
| spring | primavera |
| summer | verano |
| fall | otoño |

# VII. Time Expressions/Expresiones de tiempo

| | | | |
|---|---|---|---|
| year | año | half hour | media hora |
| yearly | anualmente | minute | minuto |
| month | mes | second | segundo |
| monthly | mensualmente | day after tomorrow | pasado mañana |
| week | semana | | |
| weekly | semanalmente | tomorrow | mañana |
| day | día | today | hoy |
| daily | diariamente | tonight | esta noche |
| hour | hora | last night | anoche |
| hourly | cada hora | yesterday | ayer |
| day before yesterday | anteayer | never | nunca |
| | | sometimes | a veces |
| two days ago | hace dos días | lately | últimamente |
| in the morning | por la mañana | now | ahora |
| every morning | todas las mañanas | right away | ahora mismo |
| all morning | toda la mañana | before | antes |
| in the afternoon | por la tarde | after | después |
| every afternoon | todas las tardes | later | más tarde |
| all afternoon | toda la tarde | next | próximo |
| in the evening | por la noche | until | hasta |
| every night, every evening | todas las noches | as soon as | tan pronto como |
| | | at the same time | al mismo tiempo |

Apéndice C

| all night, all evening | toda la noche | a short time | poco rato |
| | | a long time | rato largo |
| | | always | siempre |

## VIII. Activities, Conditions, and Positions of the Body/ Actividades, condiciones y posiciones del cuerpo

| active | activo | breathing | respiración |
| alive | vivo | to breathe | respirar |
| asleep | dormido | to breathe in | aspirar |
| to be cold | tener frío | to breathe out | exhalar |
| to be hot | tener calor | to chew | masticar |
| to be hungry | tener hambre | | (mascar) |
| to be sleepy | tener sueño | consciousness | conocimiento |
| to be thirsty | tener sed | to crawl | gatear |
| to be tired | estar cansado | | (arrastrarse) |
| to bend over | inclinarse | to defecate | defecar (corregir) |
| blood pressure | presión sanguínea | to digest | digerir |
| to blow | soplar | digestion | digestión |
| to have a bowel movement | evacuar (corregir) | dislocation | luxación |
| | | to draw breath | aspirar |
| breath | aliento | to dream | soñar |
| to eat | comer | to drink | beber (tomar) |
| to expectorate | expectorar (desgarrar) | to lie face down | acostarse boca abajo |
| fall | caída | to lift | levantar |
| to fall | caerse | to lose weight | adelgazar |
| to fast | ayunar | numbness | entumecimiento |
| to feel | sentir | to oversleep | dormir demasiado |
| to feel bad | sentirse mal | | |
| to feel well | sentirse bien | pain | dolor |
| flatulence | acumulación de gases | pregnant | e n c i n t a  (e n estado) |
| to get up | levantarse | pulse | pulso |
| to go out | salir | reflexes | reflejos |
| to go down | bajar | to relax | relajar |
| to go up | subir | to rest | descansar |
| to go to bed | acostarse | to roll over | dar la vuelta |
| to grasp | agarrar (asir) | to scratch | rascarse |
| to grow | crecer | sexual intercourse | relación (contacto) sexual |
| growth | crecimiento | | |
| health | salud | | |

369

Appendix C

| | | | |
|---|---|---|---|
| hear | oír | sight | vista |
| hard of hearing | medio sordo | to sit down | sentarse |
| heartbeat | latido | to sit up | enderezarse en la cama |
| to jump | saltar (brincar) | | |
| to kneel | arrodillarse | to sleep | dormir |
| to laugh | reírse | smell | olfato |
| to lean against | apoyarse de | to smile | sonreír |
| to lean on | apoyarse en | to spit | escupir |
| to lie awake | desvelarse | to stand up | pararse |
| to lie down | acostarse | to stick out | sacar |
| stool | heces fecales (excremento) | to take | tomar |
| | | to take a nap | dormir la siesta |

## IX. Periods of Human Growth and Development/ Etapas del crecimiento y desarrollo humano

| | | | |
|---|---|---|---|
| embrionic | embrionario | puberty | pubertad |
| fetal | fetal | adulthood | mayoría de edad |
| neonatal | recién nacido | senior years | setentón |
| infancy | infancia | old age | vejez |
| childhood | niñez | death | muerte |
| adolescence | adolescencia | | |

## X. Professions Related to Medicine/ Profesiones relacionadas con la medicina

| | | | |
|---|---|---|---|
| allergist | alergista | endocrinology | endocrinología |
| anesthetist | anestesista | gastroenterologist | gastroenterólogo |
| apothecary | farmacéutico | gynecologist | ginecólogo |
| bacteriologist | bacteriólogo | gynecology | ginecología |
| biologist | biólogo | lab technician | técnico de laboratorio |
| cardiologist | cardiólogo | | |
| chiropodist | quiropedista | neurologist | neurólogo |
| dermatologist | dermatólogo | neurology | neurología |
| dermatology | dermatología | nurse | enfermero |
| dental assistant | ayudante dental | obstetrician | obstetra, tocólogo, obstétrico |
| dentist | dentista | | |
| dietetics | dietética | | |
| dietician | dietista | obstetrics | tocología, obstetricia |
| endocrinologist | endocrinólogo | | |

370

| | | | |
|---|---|---|---|
| oculist | oculista | pediatrician | pediatra |
| oncologist | oncólogo | pediatrics | pediatría |
| oncology | oncología | pharmacist | farmacéutico |
| ophthalmologist | oftalmólogo | pharmacy | farmacia |
| optician | óptico | physician | médico |
| optometrist | optometrista | plastic surgeon | cirujano plástico |
| optometry | optometría | podiatrist | podiatra |
| orderly | ayudante de hospital | psychiatrist | psiquiatra |
| orthodontist | ortodontista | psychiatry | psiquiatría |
| orthopedia | ortopedia | psychologist | psicólogo |
| orthopedic | ortopédico | radiologist | radiólogo |
| orthopedist | ortopedista, ortopédico | surgeon | cirujano |
| | | urologist | urólogo |
| osteopath | ostiópata | X-ray technician | técnico en rayos X |
| pathologist | patólogo | | |

## XI. Equipment and Materials/Equipos y materiales

| | | | |
|---|---|---|---|
| adhesive tape | esparadrapo | enema | lavado (enema) |
| ambulance | ambulancia | ether | éter |
| anesthesia | anestesia | forceps | fórceps |
| artificial limb | miembro artificial | headboard | cabecera de la cama |
| bandage | vendaje | hot water bag | bolsa de agua caliente |
| bed | cama | | |
| bed linen | ropa de cama | hypodermic | inyección |
| bedpan | chata (cuña) | ice pack | bolsa de hielo |
| bed sheets | sábanas | incubator | incubadora |
| blankets | mantas | intravenous feeding | suero intravenoso |
| braces | soportes de metal | | |
| cane | bastón | iron lung | pulmón de hierro |
| catheter | catéter | jelly | jalea (vaselina) |
| contraceptive | anticonceptivo | laboratory | laboratorio |
| cotton | algodón | mask | máscara |
| crutches | muletas | mattress | colchón (colchoneta) |
| delivery room | sala de partos | | |
| doctor's office | consulta | operating room | quirófano (sala de operaciones) |
| dropper | cuentagotas (gotero) | | |
| | | oxygen | oxígeno |
| electrocardiograph | electrocardiógrafo | oxygen tent | cámara de oxígeno |
| emergency | emergencia | pillow | almohada |

Appendix C

| | | | |
|---|---|---|---|
| plaster cast | enyesado | stretcher | camilla |
| recovery room | sala postoperatoria | sutures (stitches) | suturas (puntos) |
| rubber gloves | guantes de caucho | thermometer | termómetro |
| sanitary napkin | toalla sanitaria | truss | braguero |
| scale | balanza (pesa) | tweezer | pinzas |
| scalpel | bisturí | waiting room | sala de espera |
| scissors | tijeras | wheelchair | silla de ruedas |
| sprayer | atomizador (pulverizador) | | |

# APPENDIX D/APÉNDICE D

## MEDICAL ETYMOLOGY/ETIMOLOGÍA MÉDICA

Many medical terms are formed from word parts of Greek or Latin origin. The following are among the most commonly used. The italicized letters in the examples indicate the stressed syllable.

a, an (not, without)
   anor*e*xia: lack of appetite

aden (gland, ganglion)
   aden*o*ma: epithelial tumor similar to a gland

adip (fat)
   adi*po*sis: abnormal accumulation of fat in the body

algia (pain)
   neur*a*lgia: severe pain along the course of a nerve

ambi, amphi (both, around)
   ambi*dex*trous: using both hands with equal skill

angi (vessel)
   angio*plas*ty: plastic surgery on a blood vessel

asthenia (weakness)
   myas*the*nia: excessive muscular weakness

Mucha terminología médica se forma de partes de palabras de origen griego o latino. Los siguientes vocablos están entre los que más se usan. Los letras en cursiva en los ejemplos indican la sílaba acentuada.

a, an (no, sin)
   anor*e*xia: falta de apetito

aden (glándula, ganglio)
   aden*o*ma: tumor epitelial parecido a una glándula

adip (grasa)
   adi*po*sis: acumulación anormal de grasa en el cuerpo

algia (dolor)
   neur*a*lgia: dolor a lo largo de un nervio

ambi, amfi (ambos, alrededor)
   ambi*dies*tro: que usa ambas manos con igual facilidad

angi (vaso)
   angio*plas*tia: cirugía plástica de un vaso sanguíneo

astenia (debilidad)
   mias*te*nia: debilidad muscular excesiva

373

Appendix D

bio (life)
    *bi*opsy: extraction of living tissue for examination

brachy (shortness)
    brachy*ceph*aly: abnormal shortness of the head

bronch (windpipe)
    bron*chi*tis: inflammation of the bronchi

caco (bad)
    caco*gen*esis: defective development

calc (calcium, stone)
    *cal*culus: stone formation in an organ or duct

carcin, chancr (cancer)
    carcino*gen*ic: producing cancer

cardi (heart)
    *car*diogram: tracing of the heart's movements

centesis (puncture)
    paracen*tes*es: puncture to extract liquid from a body cavity

cephal (head)
    hydro*ceph*aly: abnormal accumulation of fluid within the cranial vault

cervic (neck)
    *cer*vical: pertaining to the neck area or the neck (cervix) of the uterus

bio (vida)
    bi*op*sia: extracción de tejido vivo para analizarlo

braqui (acortamiento)
    braquice*fa*lia: cabeza desproporcionalmente corta

bronq (traque, bronquios)
    bron*qui*tis: inflamación de los bronquios

caco (malo)
    cacog*én*esis: desarrollo anormal

calc (calcio, piedra)
    *cál*culo: endurecimiento pétreo en un órgano o conducto

carcin, cancr (cáncer)
    carcino*gén*ico: que produce cáncer

cardi (corazón)
    cardio*gra*ma: trazo de los movimientos del corazón

centesis (punción)
    para*cen*tesis: punción para extraer líquido de una cavidad del cuerpo

cefal (cabeza)
    hidroce*fa*lia: acumulación anormal de líquido en la cavidad craneana

cervic (cuello)
    cervi*cal*: relacionado con el cuello, o con el cuello (cerviz) del útero

Apéndice D

chol (bile, gall)
    cholecys*t*itis: inflammation of the gallbladder

circum (around)
    circum*c*ision: cutting around the prepuce

colp (vagina)
    col*p*itis: inflammation of the vagina

col, colon (lower intestine)
    co*l*itis: inflammation of the colon

crani (skull)
    cran*io*tomy: opening the skull by surgery

cut, derm (skin)
    derma*t*itis or cu*t*itis: inflammation of the skin

cyst (bladder)
    cys*t*itis: inflammation of the bladder and uterus

cyt (cell)
    cy*tol*ogy: study of the structure and function of cells

dys (bad, difficulty)
    dys*lex*ia: difficulty in reading

emia (related to blood)
    septi*cem*ia: infection of the blood

encephal (brain)
    encepha*l*itis: inflammation of the brain

cole (bilis)
    colecis*t*itis: inflamación de la vesícula biliar

circun (alrededor)
    circunci*sión*: corte alrededor del prepucio

colp (vagina)
    col*p*itis: inflamación de la vagina

col, colon (intestino grueso)
    co*l*itis: inflamación del colon

crane (cráneo)
    craneoto*mí*a: perforación del cráneo por medios quirúrgicos

cut, derm (piel):
    derma*t*itis o cu*t*itis: inflamación de la píel

cist (vejiga)
    cis*t*itis: inflamación de la vejiga y uréteres

cito (célula)
    citolo*gía*: estudio de la estructura y funcionamiento de las células

dis (mal, dificultad)
    dis*lex*ia: dificultad para leer

emia (relacionado con sangre)
    septi*cem*ia: infección de la sangre

encefal (cerebro)
    encefa*l*itis: inflamación del cerebro

## Appendix D

entero (intestine)
  enteritis: inflammation of the intestine

gangli (swelling, knot)
  gangliectomy: excision of one or more ganglia

gen (heredity, origin)
  genetics: study of heredity and its variations

hema, sang (blood)
  hematoma: blood tumor

hemi, semi (half)
  hemiplegia: paralysis of half the body

hepat (liver)
  hepatitis: inflammation of the liver

hyster (womb, uterus)
  hysterectomy: partial or total excision of the uterus

infra (below)
  infracostal: below the ribs

iso (equal)
  isotope: chemical element with nearly identical nuclear properties

itis (inflammation)
  neuritis: inflammation of a nerve

kine, cine (movement)
  kinesia: motion sickness

entero (intestino)
  enteritis: inflamación del intestino

gangli (inflamación, nudo)
  gangliectomía: excisión de uno o varios ganglios

gen (herencia, origen)
  genética: estudio de los rasgos y sus variantes

hema, sang (sangre)
  hematoma: tumor de sangre

hemi, semi (mitad)
  hcmiplegia: parálisis de mitad del cuerpo

hepat (hígado)
  hepatitis: inflamación del hígado

hister (útero)
  histerectomía: excisión del útero en totalidad o en parte

infra (por debajo)
  infracostal: por debajo de las costillas

iso (igual)
  isótopo: elemeto químico con propiedades nucleares casi idénticas

itis (inflamación)
  neuritis: inflamación de un nervio

kine, quine, cine (movimiento)
  cinesis: mareo causado por el movimiento

# Apéndice D

leuk, leuc (white)
*leu*kocyte: white blood cell

lipo, adip (fat)
lipo*so*luble: soluble in fats

mamm, mast (breast)
mam*mo*tomy or mas*tec*tomy: excision of one or both breasts

men, mens (monthly)
ameno*rrhe*a: absence of menstruation

my (muscle)
myas*the*nia: abnormal muscle weakness

myc (fungus)
my*co*sis: disease caused by fungus

myel (marrow)
mye*li*tis: inflammation of the bone marrow

nephr (kidney)
ne*phro*sis: disease of the kidney

oma, onco (tumor, mass)
on*co*logy: branch of medicine dealing with tumors

oss, osteo (bone)
ossifi*ca*tion: conversion into bone

leuc (blanc)
leuco*ci*to: glóbulo blanco de la sangre

lipo, adip (grasa)
lipo*so*luble: que se desuelve en grasa

mamo, mast (pechos)
mamoto*mía* o mastecto*mía*: excisión de uno o los dos pe-chos

men, mens, (mensual)
ameno*rre*a: falta de la menstruación

mio, mia (músculo)
mias*te*nia: debilidad anormal de los músculos

mico (hongo)
mi*co*sis: enfermedad ocasionada por hongos

miel (médula)
mie*li*tis: inflamación de la médula ósea

nefro (riñon)
ne*fro*sis: enfermedad del riñón

oma, onco (tumor, masa)
oncolo*gía*: rama de la medicine relacionada con los tumores

os, osteo (hueso)
osifi*ca*ción: proceso de convertirse en hueso

377

Appendix D

patho (suffering, sickness)
pathology: study of the nature
and cause of disease

peps (digestion)
dyspepsia: disorder of the digestive function

phleb (vein)
phlebitis: inflammation of a vein

plegia (stroke, paralysis)
quadriplegia: paralysis affecting all four limbs

pneum, pulmo (lung, air)
pneumonia: inflammation of the lungs

sepsis, tox (poison)
antiseptic: substance that slows or destroys the growth of microorganisms

thrombo (clot, lump)
thrombophlebitis: inflammation of a vein developing before the formation of a clot

uro, uria (urine)
urinalysis: analysis of the urine

vert (to turn)
diverticulitis: inflammation of an abnormal sac, or weakened part of the colon

pato (padecimiento, enfermedad)
patología: estudio de la naturaleza y causa de enfermedad

peps (digestión)
dispepsia: alteración del proceso digestivo

fleb (vena)
flebitis: inflamación de una vena

plegia (parálisis)
cuadriplegia: parálisis que afecta las cuatro extremedades

pneumo, pulmo (pulmón, aire)
pneumonía: inflamación de los pulmones

sepsia, tox (veneno)
antiséptico: substancia que detiene o controla el desarrollo de microoganismos

trombo (coágulo)
tromboflebitis: inflamación de una vena antes de la formación de un coágulo

uro, uria (orina)
urinálisis: análisis de la orina

vert (voltear)
diverticulitis: inflamación de una bolsa de formación anormal por debilitamiento en una parte del colon